高等职业教育本科药学类专业规划教材

浙江省高职院校"十四五"重点立项建设教材

药学服务综合实训

（供药学、药事服务与管理、护理学等专业用）

主　编　姚晓敏　邵静萍　叶晓兰
副主编　郜金华　张　慧　辛传伟　陈　成　徐明丽
编　者　（以姓氏笔画为序）

于　佳（大连医科大学附属第二医院）　　　王　硕（浙江药科职业大学）

王建美（金华职业技术学院）　　　　　　　叶晓兰（浙江省人民医院）

叶继锋（温州医科大学附属第二医院）　　　乔丽曼（温州医科大学附属第二医院）

刘爱萍（甘肃卫生职业学院）　　　　　　　羊红玉（浙江大学医学院附属第一医院）

严艾文（江苏食品药品职业技术学院）　　　杨　辉（浙江药科职业大学）

吴娇芬（宁波市医疗中心李惠利医院）　　　辛传伟（浙江省立同德医院）

张　慧（温州医科大学附属第二医院）　　　陈　成（苏州大学附属第一医院）

邵静萍（浙江药科职业大学）　　　　　　　郑　姗（贵阳康养职业大学）

胡　蔚（浙江英特电子商务有限公司）　　　郜金华（浙江英特怡年药房连锁有限公司）

姚晓敏（浙江药科职业大学）　　　　　　　贾　琦（黑龙江护理高等专科学校）

徐明丽（甘肃卫生职业学院）　　　　　　　黄燕娟（上海健康医学院）

曹伟娟（浙江药科职业大学）　　　　　　　崔　虓（温州医科大学附属第二医院）

曾丽媛（重庆三峡医药高等专科学校）　　　谢　炯（宁波大学附属第一医院）

赖雪芳（浙江英特怡年药房连锁有限公司）

中国健康传媒集团
中国医药科技出版社

内 容 提 要

　　《药学服务综合实训》是浙江省高职院校"十四五"首批重点立项建设教材，也是药学（职业本科）教学资源库配套教材。全书涵盖从事药师岗位工作的药学服务知识与技能，共六个模块，包括药师职业道德与药学服务规范、处方调剂实训、临床药学实训、药库管理实训、静脉药物配置实训、常见疾病的用药咨询与指导实训。本教材为"书网融合"教材，即纸质教材有机融合数字化教学资源，师生可通过扫描教材中的二维码进行学习查看，也可登陆"医药大学堂"在线学习平台进行阅读学习。

　　本教材可供药学、药事服务与管理、护理学以及药学类相关职业本科专业教学使用。

图书在版编目（CIP）数据

药学服务综合实训/姚晓敏，邵静萍，叶晓兰主编 . —北京：中国医药科技出版社，2024.6

高等职业教育本科药学类专业规划教材

ISBN 978 - 7 - 5214 - 4355 - 4

Ⅰ.①药⋯　Ⅱ.①姚⋯ ②邵⋯ ③叶⋯　Ⅲ.①药物学 - 高等职业教育 - 教材　Ⅳ.①R9

中国国家版本馆 CIP 数据核字（2023）第 250834 号

美术编辑　陈君杞

版式设计　友全图文

出版　**中国健康传媒集团** | 中国医药科技出版社

地址　北京市海淀区文慧园北路甲 22 号

邮编　100082

电话　发行：010 - 62227427　邮购：010 - 62236938

网址　www.cmstp.com

规格　889mm × 1194mm $\frac{1}{16}$

印张　19 $\frac{1}{4}$

字数　553 千字

版次　2024 年 6 月第 1 版

印次　2024 年 6 月第 1 次印刷

印刷　北京京华铭诚工贸有限公司

经销　全国各地新华书店

书号　ISBN 978 - 7 - 5214 - 4355 - 4

定价　**65.00** 元

获取新书信息、投稿、为图书纠错，请扫码联系我们。

数字化教材编委会

主　编　姚晓敏　邵静萍　叶晓兰
副主编　郜金华　张　慧　辛传伟　陈　成　徐明丽
编　者（以姓氏笔画为序）

于　佳（大连医科大学附属第二医院）　　　王　硕（浙江药科职业大学）

王建美（金华职业技术学院）　　　　　　　叶晓兰（浙江省人民医院）

叶继锋（温州医科大学附属第二医院）　　　乔丽曼（温州医科大学附属第二医院）

刘爱萍（甘肃卫生职业技术学校）　　　　　羊红玉（浙江大学医学院附属第一医院）

孙红亚（宁波大学附属人民医院）　　　　　严艾文（江苏食品药品职业技术学院）

杨　辉（浙江药科职业大学）　　　　　　　吴娇芬（宁波市医疗中心李惠利医院）

辛传伟（浙江省立同德医院）　　　　　　　张　慧（温州医科大学附属第二医院）

陆燕萍（宁波大学附属人民医院）　　　　　陈　成（苏州大学附属第一医院）

邵静萍（浙江药科职业大学）　　　　　　　郑　姗（贵阳康养职业大学）

胡　蔚（浙江英特电子商务有限公司）　　　郜金华（浙江英特怡年药房连锁有限公司）

姚晓敏（浙江药科职业大学）　　　　　　　贾　琦（黑龙江护理高等专科学校）

徐　琨（宁波大学附属人民医院）　　　　　徐明丽（甘肃卫生职业学院）

黄燕娟（上海健康医学院）　　　　　　　　曹伟娟（浙江药科职业大学）

崔　虓（温州医科大学附属第二医院）　　　曾丽媛（重庆医药高等专科学校）

谢　炯（宁波大学附属第一医院）　　　　　赖雪芳（浙江英特怡年药房连锁有限公司）

陈冠宇（宁波大学附属第一医院）

为贯彻落实习近平总书记关于职业教育工作和教材工作的重要指示批示精神，全面贯彻党的二十大精神，落实立德树人根本任务，突显职业教育类型特色，对标《高等职业学校药学专业教学标准》的要求，启动编写浙江省高职院校"十四五"首批重点教材《药学服务综合实训》，也是药学（职业本科）教学资源库配套教材，由药学专业教师、一线岗位的执业药师和医院临床药师共同组成编委会进行编写，可供药学、药事服务与管理、护理学以及药学类相关职业本科专业使用。

药学服务综合实训是一门高职本科药学专业的专业核心课程，也是综合实训课程，通过学习本课程为后续从事药学服务岗位工作奠定基础。本教材的编写具有四个鲜明的特色：一是教材重点突出药师岗位工作训练，按照"理论知识＋岗位对接"的结构组织内容，每一模块包括相对应的药学岗位所需要的专业知识与技能；二是体现新形态教材特色，即作为药学职业本科教学资源库配套教材，将"重要知识点"和"关键技能点"加工成配套的数字资源，力求既符合实际岗位工作情境，又满足学校教学需求，同时体现融媒体教材的新优势和新特点；三是体现教材内容"新"，即教材中涉及的治疗药物均参考最新的药学服务岗位技能，参考最新的临床指南，并对每一项目进行工作岗位情境模拟训练，提升学习者药学服务能力；四是实现"岗课赛证"融通，对接药师工作岗位，根据高职本科药学专业"1＋X"证书和药师证书要求，"赛证聚焦"中重点编写"药学技能竞赛""执业药师"和"医药购销员"考试真题和练习题供学习者学习。

本教材涵盖从事药师岗位工作的药学服务知识与技能，共分为六个模块，包括药师职业道德与药学服务规范、处方调剂实训、临床药学实训、药库管理实训、静脉药物配置实训、常见疾病的用药咨询与指导实训。六个模块中每项任务均是"理论知识＋岗位对接"，岗位对接实训项目供实践教学。上述编写内容均配有相应的动画、微视频、临床指南、练习题等数字资源供学习者扫码学习。

本教材在编写过程中参考了大量的临床指南、政策法规、药师考试指南以及执业药师考试指南等相关资料；采用职业教育药学（职业本科）教学资源库的视频、动画等数字资源；在此，一并致以衷心的感谢。

本教材的编写与出版是药学职业本科新形态教材的初次探索和尝试，全体编者尽心尽力编写出本教材。由于编者学识水平有限，书中如有疏漏和不妥之处，敬请广大读者批评指正，以便进一步修订和完善！

编　者
2023 年 11 月

CONTENTS **目录**

模块三　临床药学实训

模块四　药库管理实训

模块五　静脉药物配置实训

模块一
药师职业道德与
药学服务规范

项目一　药师职业道德

学习目标

1. **掌握**　药师的执业行为准则。
2. **熟悉**　药师的执业理念。
3. **了解**　药师的职业道德规范。
4. 能够制定各类疾病的治疗方案；能够审核各类疾病的处方；能够完成各类疾病的用药宣教。
5. 培养各种疾病的药学服务技能。

岗位情景模拟

情景描述　医务部有一患者投诉：你院 XX 科给我使用注射用头孢曲松，药品说明书上明确标注"对头孢菌素类抗生素过敏者禁用"，所以本人要求皮试后再用药，但护士说按医院规定无需进行皮试，本人认为 XX 科操作不规范、存在药物过敏风险，我要投诉！

讨论　医院要求药学部出面协调，作为一名药师，你应该如何给患者作出合理解释？

理论知识

一、药师的职业道德规范

药品是一种特殊的商品，它担负着维护人们身体健康的特殊使命，与人的生命、生活质量有着重要联系，影响着社会的发展与稳定，是特殊的、重要的社会职业领域。这种特殊性和重要性，决定了药师职业道德规范有着自己特殊的道德原则和道德规范。《中国执业药师职业道德准则》的颁布，旨在加强从业人员的职业道德培养，提升道德素养，自觉用执业药师的道德准则来指导、调节、约束自己的行为，发挥着保障人们用药安全有效，维护公众和药师本人的合法权益，以及提高药师职业荣誉的重要作用。

药学职业道德规范是指药学工作人员在药学工作中应遵守的道德规则和道德标准，是社会对药学工作人员行为要求的概括。

1. 药师应当以维护患者、公众的生命安全和健康利益为最高行为准则，用自己的专业知识、技能和良知，尽心、尽职、尽责为患者及公众服务。

2. 药师应当以救死扶伤、实行人道主义为己任，时刻为患者着想，竭尽全力为患者解除病痛。

3. 在患者和公众生命安全存在危险的紧急情况下，为了患者及公众的利益，药师应当提供必要的药学服务和救助措施。

4. 药师应当树立敬业精神，遵守职业道德，全面履行自己的职责，为患者及公众提供高质量的药品和药学服务。

5. 药师应当言语、举止文明礼貌，热心、耐心、平等对待患者，不得有任何歧视性或其他不道德的行为。

6. 药师应当尊重患者隐私，对在执业过程中知晓的患者隐私，不得无故泄漏。

7. 执业过程中，除非确有正当合法的理由，药师不得拒绝为患者调配处方、提供药品或药学服务。

8. 药师应当满足患者的用药咨询需求，提供专业、真实、准确、全面的药学信息，不得在药学专业服务的项目、内容、费用等方面欺骗患者。

9. 药师应当遵守药品管理法律、法规，恪守中国药师职业道德准则，依法独立执业，认真履行职责，科学指导用药，确保药品质量和药学服务质量，保证公众用药安全、有效、经济、适当。

10. 药师应当按规定进行注册，参加继续教育，并依法执行药学服务业务。

11. 药师应当在合法的药品零售企业、医疗机构从事合法的药学技术业务活动，不得在执业场所以外从事经营性药品零售业务。

12. 药师应当关注药品不良反应并注意收集药品不良反应信息，自觉严格执行药品不良反应报告制度。

13. 药师应当积极参加药师自律组织举办的有益于职业发展的活动，珍视和维护职业声誉，模范遵守社会公德，提高职业道德水准。

14. 药师应当积极主动接受继续教育，不断完善和扩充专业知识，关注与执业活动相关的法律法规的变化，以不断提高执业水平。

15. 药师应当积极参加社会公益活动，深入社区和乡村为城乡居民提供广泛的药品和药学服务，大力宣传和普及安全用药知识和保健知识。

16. 药师应当遵守行业竞争规范，公平竞争，自觉维护执业秩序，维护药师的职业荣誉和社会形象。

17. 药师不得并抵制采用有奖销售、附赠药品或礼品等销售方式向公众促销药品，干扰、误导购药者的购药行为。不得以牟取自身利益或所在执业单位及其他单位的利益为目的，利用自己的职业声誉和影响以任何形式向公众进行误导性或欺骗性的药品及药学、医疗服务宣传和推荐。

18. 药师在执业过程中不得饮酒，在面对面提供药学服务的过程中不得有吸烟、饮食及其他与所提供药学服务无关的行为。

19. 药师应当对涉及药学领域内任何成员的不道德或不诚实的行为以及败坏职业荣誉的行为进行揭露和抵制。

20. 药师不得与药品生产、经营企业及其业务人员、医疗机构及其医师、护理人员等执业相关人员共谋不合法利益，不得利用药师身份开展或参与不合法的商业活动。

21. 药师应当尊重同行，同业互助，公平竞争，共同提高执业水平，不应诋毁、损害其他药师的威信和声誉。

22. 药师应当加强与医护人员、患者之间的联系，保持良好的沟通、交流与合作，积极参与用药方案的制订、修订过程，提供专业、负责的药学支持。

23. 药师应当与医护人员相互理解，以诚相待，密切配合，建立和谐的工作关系。发生责任事故时应分清自己的责任，不得相互推诿。

🔗 **知识链接**

　　潘某与王某系朋友关系，共同经营一家医药公司。在某年1月至次年9月期间，潘某身为执业药师，明知王某购进的"筋骨疼消丸"无任何手续的情况下，为牟利仍伙同王某对外累计销售"筋骨疼消丸"10600盒，购买者大多为老年群体。销售金额共计159000元，二人获利共计31800元。经药监部门认定，涉案的"筋骨疼消丸"为假药。

　　法院判决：

　　综合考虑二被告人具有自首、认罪认罚等情节，二人的悔罪表现、退赃及缴纳罚金的能力等情况，法院最终判处潘某（执业药师）有期徒刑一年三个月，并处罚金；判处王某有期徒刑一年三个月，缓刑一年六个月，并处罚金，并对其宣告禁止令。同时，依法予以追缴二被告人的违法所得31800元。

二、药师的执业理念

药师经过高等药学教育，取得相关资格证书，在从事药学活动中，应坚持以患者为中心的执业理念，即患者至上，一切以患者利益为中心。做任何决策时，首先考虑的因素是患者的权利，将患者作为药物治疗方案的重要考量因素。以患者为中心应做到以下内容。

1. 能够做到人文关怀，关心患者需求。
2. 能够将患者需求放在首位，并能因人而异理解患者的不同需求。
3. 能运用专业知识帮助患者。
4. 能帮助患者得到正确有效的药物治疗和药物咨询。
5. 辩证地告知患者药物的期望疗效。
6. 能够成为患者药物治疗相关的权益维护者。
7. 能够对药物治疗的合法性和可获得性负责。
8. 能够及时告知患者在何种情况下需要去咨询其他的专家。

三、药师的执业行为准则

（一）救死扶伤，不辱使命

药师应当将患者及公众的身体健康和生命安全放在首位，用专业知识、技能和良知，尽心尽职尽责为患者及公众提供药品和药学服务。

（二）尊重患者，一视同仁

药师应当尊重患者或者消费者的价值观、知情权、自主权、隐私权，对待患者或者消费者应不分年龄、性别、民族、信仰、职业、地位、贫富，一律平等相待。药师帮助患者所做的各种决定和行动应遵循道德伦理的行为规范。

1. 药师应维护患者的隐私。
2. 药师应作为患者权益的支持者和维护者，应帮助其节省医疗经费的支出。
3. 药师应尊重患者的个性化想法，因人而异地提供药学服务。

4. 药师应在服务过程中维护患者的尊严和权利。

（三）依法执业，质量第一

药师应当遵守药品管理法律、法规，恪守职业道德，依法独立执业，确保药品质量、药学服务质量，科学指导用药，保证公众用药安全、有效、经济、合理。参照专业实践规范和相关法规条例，评估自己的执业行为。

1. 药师应利用文献中的循证医学证据来评估自己的服务表现。
2. 药师应经常寻求同行评审，以评估自己的表现。

（四）进德修业，珍视声誉

药师应当不断学习新知识、新技术，加强道德修养，提高专业水平和执业能力；知荣明耻，正直清廉，自觉抵制不道德行为和违法行为，努力维护职业声誉。

1. 药师应不断学习药理学、药物治疗学和药学监护实践方法等药学相关的最新知识。
2. 药师应经常参加各种学术会议和继续教育课程，更新知识和提升自己的专业技能。

（五）尊重同仁，密切协作

药师应当与同仁和医护人员相互理解，相互信任，以诚相待，密切配合，建立和谐的合作关系，共同为药学事业的发展和人类的健康奉献力量。

1. 当其他医务人员要求协助时，药师应尽可能提供专业协助。
2. 药师应促进患者、医师、护士及其他医务人员之间的相互关系。
3. 患者才是最终决策者，治疗团队成员相互配合，提供最有利于患者的治疗。
4. 药师应与治疗团队成员紧密合作，构建最有利于患者的治疗监护环境。

四、赛证聚焦

技能竞赛　　　　资格证书考核

岗位对接

【实训目的】

1. 能在执业过程中遵循药师的道德规范。
2. 能在药学服务过程中严格遵守药师的执业行为准则。

【实训准备】

通过各种渠道搜索药师道德规范相关案例。

【实训步骤】

1. 岗位培训　将每班同学进行分组，每一小组针对给定情况设计培训内容。

2. 药店情景模拟　将每班同学进行分组，每一小组根据设计给定情况进行情景模拟，每组成员分别扮演药师和患者，模拟问病荐药过程。

【实训考核】

考核内容	标准分（100分）	评分标准	得分
岗位培训	50分	1. 形式美观（10分） 2. 内容适宜，有针对性，符合宣教对象认知水平（20分） 3. 表达流畅，有感染力（20分）	
药店情景模拟	50分	1. 内容设计符合岗位实际（10分） 2. 服务内容正确（20分） 3. 药师提供服务时表述流畅（10分） 4. 患者表达流畅（10分）	

一、岗位培训

假设您是一位药学部或者药剂科负责人，要给新员工做一个关于职业道德的教育，请您制作一个PPT，并进行职业道德教育。

二、药店情景模拟

假设您是一位药师，患者前来咨询他所买的保健品。厂家声称本保健品可以永久治愈高血压，且无副作用，并建议患者停用其他降压药。你会如何帮助这位患者？并根据上述内容进行药学服务的情景模拟。

书网融合……

微课　　　　　本章小结

项目二　药学服务规范

PPT

学习目标

1. **掌握**　药学服务的概念、对象、内容和要求。
2. **熟悉**　药学服务中的沟通技巧和投诉应对。
3. **了解**　药学服务的效果。
4. 能够指导患者合理用药，为患者提供药学服务。
5. 培养药学服务技能。

岗位情景模拟

情景描述　张某，女，50岁。上周体检发现血压150/90mmHg，本周到门诊就医，再次测量血压，血压为153/88mmHg，医师检查后确定无其他并发症，无高危因素，予卡托普利片50mg，一日三次。患者拿到药物后，仔细阅读说明书，认为说明书中列举卡托普利的多项不良反应，表示该药品安全性存在严重缺陷，要求更换其他安全性高的降压药物。

讨论　针对这个案例，如果你是药师，请与患者沟通解释如何正确看待卡托普利的不良反应。

理论知识

一、药学服务的概念

药学服务反映了现代医学服务模式，体现"以人为本"的宗旨，是新时代赋予药学工作者的使命。是指在完成传统的处方调剂、药品配发工作之外，指导合理用药、开展治疗药物监测、提供药学咨询，解答患者疑问，普及健康知识，给予患者全过程的用药关怀。药学服务的目标是以患者为中心，以期提高药物治疗的安全性、有效性、经济性和适宜性，从而改善和提高人们的生命质量。

药学服务最基本的要素是与药物使用有关的服务。所谓的服务，不仅以实物形式，还要以提供信息和知识的形式满足患者在药物治疗上的特殊需求，包含了药师对患者的关怀和责任。药学服务具有社会属性，表现在这种服务与药物有关，涉及全社会使用药物的患者，包括住院患者、门急诊患者、社区和家庭患者，监护他们在用药全程中的安全、有效、经济和适宜。同时药学服务不仅限于治疗性用药，还关注预防用药和保健用药。

知识链接

现代药学发展历程

随着科技进步与医药卫生事业的发展，现代药学经历了从传统药学到临床药学再到药学服务三个阶段。

1. 传统药学阶段：以保障药品供应为中心。
2. 临床药学阶段：参与临床用药实践、促进合理用药为主。
3. 药学服务阶段：更高层次的以患者为中心、强调改善患者生命质量。

二、药学服务的对象

药学服务的对象是社会公众，包括患者及家属、医护人员、药品消费者和健康人群。药学服务的重点关注对象如下。

（1）用药周期长的慢性病患者或需长期甚至终身用药者　如糖尿病患者需长期用药控制血糖，以降低糖尿病并发症。

（2）患有多种疾病，病情复杂，需同时应用多种药物者　如常患有多种疾病的老年人，用药较多，应重点关注。

（3）特殊人群　主要包括孕妇、哺乳期妇女、老年人、儿童、肝肾功能不全者、特殊体质患者等。如：肾功能不全时，使用氨基糖苷类抗生素时应特别关注。

（4）药物治疗效果不佳，需要重新选择药物品种或调整用药方案、剂量、方法者　如高血压患者为了达到降压目标，需根据降压效果调整给药方案。

（5）用药后易出现明显不良反应者　如使用降糖药易出现低血糖反应的患者。

（6）应用特殊剂型、选择特殊给药途径者　如使用泡腾片、滴眼液的患者，泡腾片不能直接吞服，使用阿托品等滴眼后需要压迫内眦。

（7）药物治疗窗窄、个体差异大的药物需进行治疗药物监测者　如使用强心苷类药物的患者。

（8）某些特殊药物使用者　如抗凝药、抗肿瘤药物等使用者。

三、药学服务的内容

药学服务是一种实践，并非在实验室、教室得以完成，须在患者治疗过程中实施并获得效果。药学服务的内容随其服务对象和服务场所的不同而有所区别和侧重，除了传统的处方调剂外，还包括下述服务内容。

（一）处方调剂

处方调剂是药学技术人员面向患者，提供正确的处方审核、调配、复核、发药并提供用药指导，这是药学技术人员最基础的工作内容，是医、药、患联系的重要纽带，也是药物治疗的基本保证。随着医疗改革的推进和医药科技的发展、药师工作的转型，处方调剂从"具体操作经验服务型"向"药学知识技术服务型"转变。

（二）静脉用药集中调配

静脉用药集中调配是目前比较新的药物配置方式，一直以来，我国医疗机构的静脉用药调配是由护士在各病区的治疗室中配置，暴露的环境对输液质量和医疗安全难以保障。为了提高静脉用药质量，促进药物合理使用，保障临床用药安全，现在许多医院的药学部门根据国家卫生健康委员会《静脉用药集中调配质量管理规范》的要求，设立了静脉用药调配中心，采用集中调配来供应静脉用药。静脉用药调配中心依据药物特性设计工作环境，在药师对医师处方或用药医嘱进行审核后，再由受过专业培训的专职技术人员严格按照操作规范对全静脉营养液、细胞毒性药物、抗生素及其他静脉用药进行集中调配，为临床配送可直接使用的成品输液。

静脉用药集中调配作为一种药学服务新模式，实现了药物集中配置，既能发挥药师专业技术特长，提高输液质量，保证用药安全；也为护士节省了配置药物的时间，提高临床护理质量；通过多环节的严格控制，从患者安全、环境污染和医务人员职业暴露多角度降低风险，为静脉用药的安全性和合理性提供更高质量的保障。

（三）参与临床药物治疗

药学服务要求药师在药物治疗的全过程中，为患者争取最好的药物治疗效果，为患者提供全程化的药学服务。这也要求药师深入临床一线，参与查房、病例讨论、会诊等临床药物治疗全过程，运用专业特长，参与制定个性化药物治疗方案，指导合理用药，提供用药咨询服务。

（四）治疗药物监测

治疗药物监测是以药动学和药效学原理指导下，应用先进分析检测技术，分析测定药物在血液或其他体液与组织中的浓度，为制定和调整给药方案提供依据。在治疗药物监测指导下，根据患者的具体情况，监测患者用药全过程，与临床医生一起制定合理的个体化用药方案，并根据监测结果调整治疗方案，是药物治疗发展的必然趋势，也是药师参与临床药物治疗，提供药学服务的重要方式和途径。

（五）处方点评

处方点评是医院将医生处方用药过程中的临床处方进行综合设计分析，目的在于提高处方质量，促进合理用药，保障医疗安全。

（六）药品不良反应监测与报告

药物不良反应报告和监测是指药品不良的发现、报告、评价和控制的过程。建立药品不良反应报告制度的目的就是了解药品的不良反应发生情况，及时发现新的、严重的药品不良反应，采取相应的防治措施，减少药源性疾病的发生，并保证不良反应信息渠道畅通和准确，发挥药品不良反应监测工作的预警作用。加强药品不良反应报告和监测工作，可及时发现药品潜在的固有风险，评价其风险－效益比，不断完善药品的安全性信息，保护公众的用药安全。医务人员应随时搜集药品不良反应案例资料，并进行分析和评价，填写药品不良反应报告表并及时汇报，促进药品的合理、安全使用，减少药源性疾病的发生。

（七）药物利用研究与评价

药物利用研究是药学服务的一个新的研究领域。从经济学角度出发，通过药物经济成本－效益分析方法对用药结果进行评价。包括从医疗方面评价药物的疗效以及从社会、经济等方面评价其合理性，以期获得最大的药物治疗效益。

（八）药学信息服务

提供药学服务、保证药物治疗的合理性，须建立在及时掌握大量的、最新的药物信息基础上。药学信息服务是药师的必备技能之一。药师在提供药学服务时应走在药学发展前沿，密切关注整理国内外药物治疗方面的研究进展以及经验总结等药学信息。需准确判断药学信息来源的科学性、可靠性，熟悉常用的权威性、专业性信息来源，以便应对药物治疗中的问题，提供药学信息服务。

（九）药学健康教育

健康教育是医务人员通过有计划、有目的的教育活动，向社会公众介绍健康知识，进行健康指导，促进公众自觉地实行有益于健康的行为和生活方式，消除和减轻影响健康的危险因素，预防疾病，促进健康，提高生命质量。开展药学健康教育是药学服务工作的重要内容。药师在为患者提供药物治疗的同时，还应为患者及公众提供相关的健康服务。通过开展健康知识讲座、提供科普材料以及提供药学咨询等方式，重点宣传合理用药的基本常识，普及合理用药的理念和基本知识，提高用药依从性。

四、药学服务人员的基本要求

药学服务是高度专业化的服务过程，要求药师利用自己独有的专业知识和技能来保证药物使用获得满意的结果。提供药学服务的药师必须具备以下基本条件：具有药学与中药学专业教育背景、高尚的职业道德、扎实的医学与药学专业知识、开展药学服务工作的实践经验与能力、药学服务相关的药事管理与法规知识等。

（一）职业道德

"药"既能治病救人，也能致病害人。药师应爱岗敬业，具有高尚的职业道德。药学服务人员必须遵守职业道德、忠于职守、以对药品质量负责、保证人民用药安全有效为基本准则，同时还应具有良好的人文道德素养，遵循社会伦理道德规范，在为公众提供专业、严谨、科学的药品信息的同时，以患者为中心，尊重患者隐私，严守伦理道德，坚守个人信誉，获取公众信任。

（二）专业知识

药师应以系统的药学专业知识为基础，药理学、药剂学、药物化学、药物分析、临床药物治疗学、药事管理与法规等是药师必备的专业理论基础。除了药学专业知识以外，药师需要具有一定基础医学与临床医学知识，拓宽知识面与思路，便于理解医生的临床思维，协助医生实现药物治疗目的，同时能够更好地完成患者的用药教育，提高用药依从性。

（三）专业技能

药师应具有药品调剂及相关技能、处方审核与点评、查房、会诊、药历书写、药学监护、药学信息服务、治疗药物监测、不良反应监测与报告和药物评价等知识与技能，能直接参与临床查房，发现、解决、预防潜在的或实际存在的用药问题，从而保障患者治疗中的安全、有效、经济用药。

五、药学服务中的沟通技巧和投诉应对

药学服务成功的关键之一在于良好的人际沟通，药学服务过程是药师与其服务对象之间信息沟通交流的一个过程，任何一个沟通交流环节出现问题，都会导致药学服务的偏差或失败。因此，为了实现药学服务的目标，药学服务人员需要具备良好的人际沟通技能。

（一）沟通的意义

（1）有助于建立相互信任、开放的医患关系，使患者获得有关用药的指导，有利于疾病的治疗，提高用药依从性、有效性和安全性。

（2）可获取患者的相关信息和问题，通过药师科学、专业、严谨和耐心地回答，有效解决患者在药物治疗过程中的问题，解除患者的疑虑、恐惧和顾忌。

（3）可确立药师的价值感，树立药师职业形象，提高公众对药师的认知度。

（二）沟通的技巧

认真倾听，运用同理心。药学服务过程中，药师有责任专心、专注和耐心地聆听服务对象的述说，

通过倾听，药师将获得服务对象的认同。认真倾听的同时，要表现出应有的同理心，即在与患者沟通过程中，能够体会患者的情绪和想法、理解患者的立场和感受，并做出适当的积极回应，使患者感受到尊重和重视。

1. 注意语言的表达　应多使用服务用语和通俗易懂的语言，尽量避免使用专业术语，尽量使用短句子，以便患者领会和理解。

2. 注意非语言的运用　在沟通时注意运用微笑、点头、目光接触、体位和手势等进行信息交流，有更强的表现力和吸引力，更富有感染力，可以获得患者的信任，增加有效沟通。

3. 注意掌握沟通时间　沟通时间不宜过长，提供的信息也不宜过多，否则患者不易掌握。可提前准备一些宣传资料，如宣传册、展板等，既可以节约谈话时间，也方便患者阅读了解。

4. 关注特殊人群　对特殊人群，如婴幼儿、孕妇等需要特别详细提示服用方法和用药注意事项。对老年人应反复交代，直至其完全明白，必要时书面写清楚用法并交代清楚。

（三）投诉应对

投诉应对处理能力是开展药学服务的更高能力要求。正确妥善地处理患者的投诉，可以改善药学服务效果，增加患者的信任。

1. 投诉类型　常见的投诉类型有服务态度和质量、药品数量、药品质量、退药、用药后发生严重不良反应、价格异议等。

2. 处理患者投诉的技巧　应选择合适的地点、选择合适的人员、注意接待时的举止行为要点、适当的方式和语言、应当注意保存有形证据。

六、药学服务的效果

药学服务的效果体现在提供药物治疗的安全性、有效性和经济性。具体表现如下。

（1）改善病情或症状。

（2）减少疾病的并发症，降低疾病的发病率、复发率和死亡率等。

（3）提高药物治疗的依从性，帮助患者按照药品说明书或医嘱按时、按量和按疗程使用药物。

（4）指导医护工作者正确使用药品，包括用法用量、溶媒选择和联用配伍等需求的指导。

（5）帮助公众提高健康意识。

（6）预防药品不良反应发生，减少药源性疾病的发生。

（7）缩短住院时间，减少急诊次数和住院次数，减少医药资源的浪费。

（8）提高药物治疗效益 - 费用的比值，节约治疗费用。

七、影响药学服务的因素

（一）药师因素

药师是药学服务的主力军。药师的专业素养会影响药学服务的效果，药师需要不断学习专业理论知识，时刻关注药学发展动态，勇于接受新的、前沿的药学知识，新的工作模式。药学服务是"以患者为中心"开展工作的。药师的人文素养也会影响药学服务的效果，药师在药学服务过程中要把对患者的关爱放在首位，耐心解答，做好患者的心理工作，缓解患者因患病引起的焦躁不安情绪。药师是实施药学服务的主体，药师群体对药学服务理念的认识和接受程度对药学服务的实施影响最大。全体药师应战胜自我，跳出传统思维和工作模式，边探索边实践，丰富自己的知识与能力，在实践中不断提升自身能力水平，赢得医师、护士、患者的信赖与配合。

（二）患者因素

患者对药师在药学服务中的作用认知度不够以及患者用药依从性差会影响药学服务。患者遇到用药问题一般第一时间去找医生或护士解决，仅有较少的患者遇到用药问题会选择直接询问药师。药师应多方面参与到患者疾病治疗的过程中，借助自己的专业知识，让患者了解药师，获取患者信任，提高患者对药师的认知度。通过加强用药指导，提高患者的用药依从性。

（三）其他因素

医院方面的因素，部分医院管理制度不够完善，使得药学部或药剂科未能更加有效地进行药学服务相关工作。药学部传统的编制限制了药师开拓新服务领域，传统的工作方式、工作内容也耗费了药师大量的时间和精力，降低了药师的工作积极性，间接影响了药学服务的有效性。因此，医院在制度建设、硬件设施配备及人员配置等方面需进一步改善，让药学服务进一步与医疗保健、护理服务一起组成卫生保健服务的整体，各自发挥专业特长，共同参与保障公众健康的全过程。

八、赛证聚焦

技能竞赛　　　　　　资格证书考核

岗位对接

【实训目的】

1. 能够为患者推荐合理药物，并完成用药指导和健康宣教。
2. 能够审核处方，正确调配药物并完成用药指导。

【实训准备】

复习药学服务相关理论知识。

【实训步骤】

1. 零售药店药师药学服务情景模拟。
2. 医院药房药师药学服务情景模拟。

【实训考核】

考核内容	标准分（100 分）	评分标准	得分
零售药店药师药学服务情景模拟	50 分	1. 推荐药物：符合诊疗规范和指南（10 分），推荐药物符合安全、有效、经济、方便原则（10 分） 2. 调配药品：调配药物正确（10 分） 3. 用药交代：用药交代内容完整确证（20 分）	
医院药房药师药学服务情景模拟	50 分	1. 处方审核：判断正确（5 分），错误点指出（5 分），修改建议正确（10 分） 2. 调配的药品：种类、数量正确（药品错误每个扣 5 分，数量错误每个扣 5 分） 3. 用药交代：用药交代内容完整准确（20 分）	

一、零售药店药师药学服务情景模拟

（一）任务一

接待"非处方药推荐"患者：一名学生模拟药师，一名学生模拟患者，患者自述痛经已两天，向药师咨询需要购买什么药品。要求：

（1）文明礼貌接待顾客；

（2）做好问询工作；

（3）根据问询结果推荐适合顾客疾病的非处方药品；

（4）做好用药交代；

（5）做好健康宣教。

（二）任务二

接待感冒患者：一名学生模拟药师，一名学生模拟患者，患者自述鼻塞流涕 1 天，向药师咨询需要购买什么药品。要求：

（1）文明礼貌接待顾客；

（2）做好问询工作；

（3）根据询问结果推荐适合顾客疾病的非处方药品；

（4）做好用药咨询；

（5）做好健康宣教。

二、医院药房药师药学服务情景模拟

接待"持处方取药"患者：一名学生模拟药师，一名学生模拟患者，患者拿着处方来取药。要求如下：

（1）按要求进行处方（扫码可见）审核，对于不合理的处方写出不合理的原因，对于合理的处方进行调配；

（2）按方取药；

（3）核发药品；

（4）完成用药交代。

处方一　　　　处方二

书网融合……

微课1　　　微课2　　　微课3　　　本章小结

模块二
处方调剂实训

项目一　处方审核

学习目标

1. **掌握**　处方标准、一般规定和开具要求；掌握处方审核的知识与技能。
2. **熟悉**　处方审核管理办法。
3. **了解**　处方审核信息化工具的使用。
4. 能够对处方的合法性、规范性和适宜性进行审核。
5. 培养处方审核药学服务技能。

岗位情景模拟

情景描述　患者，女，68岁，因关节痛就诊，医生诊断为骨性关节炎，处方开具：

1. 双氯芬酸钠缓释片 75mg，tid，po
2. 盐酸氨基葡萄糖胶囊　0.75g，bid，po

讨论　请分析以上处方是否合理？若不合理请予以改正。

理论知识

一、处方管理

（一）处方标准

1. 处方定义　处方是由注册的执业医师和执业助理医师（以下简称"医师"）在诊疗活动中为患者开具的、由取得药学专业技术职务任职资格的药学专业技术人员（以下简称"药师"）审核、调配、核对，并作为发药凭证的医疗用药的医疗文书。处方包括纸质处方、电子处方和医疗机构病区用药医嘱单。

2. 处方内容

（1）前记　包括医疗、预防、保健机构名称，处方编号，费别、患者姓名、性别、年龄、门诊或住院病历号，科别或病室和床位号、临床诊断、开具日期等，并可添列专科要求的项目。

（2）正文　以 Rp 或 R（拉丁文 Recipe "请取"的缩写）标示，分列药品名称、规格、数量、用法用量。

（3）后记　医师签名和/或加盖专用签章，药品金额以及审核、调配、核对、发药的药学专业技术人员签名。

3. 处方颜色　处方由各医疗机构按规定的格式统一印制。

（1）普通处方的印刷用纸应为白色。

（2）急诊处方的印刷用纸应为淡黄色，处方右上角标注"急诊"。

（3）儿科处方的印刷用纸应为淡绿色，处方右上角标注"儿科"。

（4）麻醉药品和第一类精神药品处方的印刷用纸应为淡红色，处方右上角标注"麻、精一"。

（5）第二类精神药品处方的印刷用纸应为白色，处方右上角标注"精二"。

（二）处方一般规定

处方书写必须符合下列规则：

1. 患者一般情况、临床诊断填写清晰、完整，并与病历记载相一致。

2. 每张处方限于一名患者的用药。

3. 字迹清楚，不得涂改；如需修改，应当在修改处签名并注明修改日期。

4. 药品名称应当使用规范的中文名称书写，没有中文名称的可以使用规范的英文名称书写；医疗机构或者医师、药师不得自行编制药品缩写名称或者使用代号；书写药品名称、剂量、规格、用法、用量要准确规范，药品用法可用规范的中文、英文、拉丁文或者缩写体书写，但不得使用"遵医嘱""自用"等含糊不清字句。

5. 患者年龄应当填写实足年龄，新生儿、婴幼儿写日、月龄，必要时要注明体重。

6. 西药和中成药可以分别开具处方，也可以开具一张处方，中药饮片应当单独开具处方。

7. 开具西药、中成药处方，每一种药品应当另起一行，每张处方不得超过 5 种药品。

8. 中药饮片处方的书写，一般应当按照"君、臣、佐、使"的顺序排列；调剂、煎煮的特殊要求注明在药品右上方，并加括号，如布包、先煎、后下等；对饮片的产地、炮制有特殊要求的，应当在药品名称之前写明。

9. 药品用法用量应当按照药品说明书规定的常规用法用量使用，特殊情况需要超剂量使用时，应当注明原因并再次签名。

10. 除特殊情况外，应当注明临床诊断。

11. 开具处方后的空白处划一斜线以示处方完毕。

12. 处方医师的签名式样和专用签章应当与院内药学部门留样备查的式样相一致，不得任意改动，否则应当重新登记留样备案。

13. 药品剂量与数量用阿拉伯数字书写。

（1）剂量应当使用法定剂量单位：重量以克（g）、毫克（mg）、微克（μg）、纳克（ng）为单位；容量以升（L）、毫升（ml）为单位；国际单位（IU）、单位（U）；中药饮片以克（g）为单位。

（2）片剂、丸剂、胶囊剂、颗粒剂分别以片、丸、粒、袋为单位；溶液剂以支、瓶为单位；软膏剂、乳膏剂以支、盒为单位；注射剂以支、瓶为单位，应当注明含量；中药饮片以剂为单位。

（三）处方开具要求

1. 医师处方开具要求 医师应当根据医疗、预防、保健需要，按照诊疗规范、药品说明书中的药品适应证、药理作用、用法、用量、禁忌、不良反应和注意事项等开具处方。开具医疗用毒性药品、放射性药品的处方应当严格遵守有关法律、法规和规章的规定。

医师开具处方应当使用经药品监督管理部门批准并公布的药品通用名称、新活性化合物的专利药品名称和复方制剂药品名称。

2. 处方开具效期和用量相关规定

（1）处方开具当日有效。特殊情况下需延长有效期的，由开具处方的医师注明有效期限，但有效期最长不得超过 3 天。

（2）处方一般不得超过 7 日用量；急诊处方一般不得超过 3 日用量；对于某些慢性病、老年病或特殊情况，处方用量可适当延长，但医师应当注明理由。医疗用毒性药品、放射性药品的处方用量应当严格按照国家有关规定执行。

（3）为门（急）诊患者开具的麻醉药品注射剂，每张处方为一次常用量；控缓释制剂，每张处方不得超过 7 日常用量；其他剂型，每张处方不得超过 3 日常用量。

（4）为门（急）诊患者开具的第一类精神药品注射剂，每张处方为一次常用量；控缓释制剂，每张处方不得超过 7 日常用量；其他剂型，每张处方不得超过 3 日常用量。哌醋甲酯普通剂型用于治疗儿童多动症时，每张处方不得超过 15 日常用量，哌甲酯缓释剂治疗儿童多动症可延长至 30 天。

（5）为门（急）诊患者开具的第二类精神药品一般每张处方不得超过 7 日常用量；对于慢性病或某些特殊情况的患者，处方用量可以适当延长，医师应当注明理由。

（6）门（急）诊癌症疼痛患者和中、重度慢性疼痛患者需长期使用麻醉药品和第一类精神药品的，首诊医师应当亲自诊查患者，建立相应的病历，要求其签署《知情同意书》。

病历中应当留存下列材料复印件：①二级以上医院开具的诊断证明；②患者户籍簿、身份证或者其他相关有效身份证明文件；③为患者代办人员身份证明文件。

除需长期使用麻醉药品和第一类精神药品的门（急）诊癌症疼痛患者和中、重度慢性疼痛患者外，麻醉药品注射剂仅限于医疗机构内使用。

（7）为门（急）诊癌症疼痛患者和中、重度慢性疼痛患者开具的麻醉药品、第一类精神药品注射剂，每张处方不得超过 3 日常用量；控缓释制剂，每张处方不得超过 15 日常用量；其他剂型，每张处方不得超过 7 日常用量。

（8）为住院患者开具的麻醉药品和第一类精神药品处方应当逐日开具，每张处方为 1 日常用量。

（9）对于需要特别加强管制的麻醉药品，盐酸二氢埃托啡处方为一次常用量，仅限于二级以上医院内使用；盐酸哌替啶处方为一次常用量，仅限于医疗机构内使用。

二、处方审核

（一）定义

处方审核是指药学专业技术人员运用专业知识与实践技能，根据相关法律法规、规章制度与技术规范等，对医师在诊疗活动中为患者开具的处方，进行合法性、规范性和适宜性审核，并作出是否同意调配发药决定的药学技术服务。

审核的处方包括纸质处方、电子处方和医疗机构病区用药医嘱单。

（二）基本要求

（1）所有处方均应当经审核通过后方可进入划价收费和调配环节，未经审核通过的处方不得收费和调配。

（2）从事处方审核的药学专业技术人员应当满足以下条件。

①取得药师及以上药学专业技术职务任职资格。

②具有 3 年及以上门急诊或病区处方调剂工作经验，接受过处方审核相应岗位的专业知识培训并考核合格。

（3）经药师审核后，认为存在用药不适宜时，应当告知处方医师，建议其修改或者重新开具处方；药师发现不合理用药，处方医师不同意修改时，药师应当作好记录并纳入处方点评；药师发现严重不合理用药或者用药错误时，应当拒绝调配，及时告知处方医师并记录，按照有关规定报告。

（三）审核依据及流程

1. 审核依据　处方审核常用临床用药依据：国家药品管理相关法律法规和规范性文件，临床诊疗规范、指南，临床路径，药品说明书，国家处方集等。

医疗机构可以结合实际，由药事管理与药物治疗学委员会充分考虑患者用药安全性、有效性、经济性、依从性等综合因素，参考专业学（协）会及临床专家认可的临床规范、指南等，制订适合本机构的临床用药规范、指南，为处方审核提供依据。

2. 审核流程

（1）药师接收待审核处方，对处方进行合法性、规范性、适宜性审核。

（2）若经审核判定为合理处方，药师在纸质处方上手写签名（或加盖专用印章）、在电子处方上进行电子签名，处方经药师签名后进入收费和调配环节。

（3）若经审核判定为不合理处方，由药师负责联系处方医师，请其确认或重新开具处方，并再次进入处方审核流程。

（四）审核内容

1. 合法性审核

（1）处方开具人是否根据《执业医师法》取得医师资格，并执业注册。

（2）处方开具时，处方医师是否根据《处方管理办法》在执业地点取得处方权。

（3）麻醉药品、第一类精神药品、医疗用毒性药品、放射性药品、抗菌药物等药品处方，是否由具有相应处方权的医师开具。

2. 规范性审核

（1）处方是否符合规定的标准和格式，处方医师签名或加盖的专用签章有无备案，电子处方是否有处方医师的电子签名。

（2）处方前记、正文和后记是否符合《处方管理办法》等有关规定，文字是否正确、清晰、完整。

（3）条目是否规范。

①年龄应当为实足年龄，新生儿、婴幼儿应当写日、月龄，必要时要注明体重。

②中药饮片、中药注射剂要单独开具处方。

③开具西药、中成药处方，每一种药品应当另起一行，每张处方不得超过 5 种药品。

④药品名称应当使用经药品监督管理部门批准并公布的药品通用名称、新活性化合物的专利药品名称和复方制剂药品名称，或使用由原卫生部公布的药品习惯名称；医院制剂应当使用药品监督管理部门正式批准的名称。

⑤药品剂量、规格、用法、用量准确清楚，符合《处方管理办法》规定，不得使用"遵医嘱""自用"等含糊不清字句。

⑥普通药品处方量及处方效期符合《处方管理办法》的规定，抗菌药物、麻醉药品、精神药品、医疗用毒性药品、放射药品、易制毒化学品等的使用符合相关管理规定。

⑦中药饮片、中成药的处方书写应当符合《中药处方格式及书写规范》。

3. 适宜性审核　西药及中成药处方，应当审核以下项目。

①处方用药与诊断是否相符。

②规定必须做皮试的药品，是否注明过敏试验及结果的判定。

③处方剂量、用法是否正确，单次处方总量是否符合规定。

④选用剂型与给药途径是否适宜。

⑤是否有重复给药和相互作用情况，包括西药、中成药、中成药与西药、中成药与中药饮片之间是否存在重复给药和有临床意义的相互作用。

⑥是否存在配伍禁忌。

⑦是否有用药禁忌：儿童、老年人、孕妇及哺乳期妇女、脏器功能不全患者用药是否有禁忌使用的药物，患者用药是否有食物及药物过敏史禁忌证、诊断禁忌证、疾病史禁忌证与性别禁忌证。

⑧溶媒的选择、用法用量是否适宜，静脉输注的药品给药速度是否适宜。

⑨是否存在其他用药不适宜情况。

三、处方审核管理办法

处方审核质量管理以自我监测评价为主，以行政部门干预评价为辅。

医疗机构应当在医院药事管理与药物治疗学委员会（组）和医疗质量管理委员会领导下设立处方审核质量管理小组或指定专（兼）职人员，定期对机构内处方审核质量开展监测与评价，包括对信息系统审核的处方进行抽查，发现问题及时改进。

（一）建立并实施处方审核全过程质量管理机制。

1. 审核过程追溯机制　医疗机构应当保证处方审核的全过程可以追溯，特别是针对关键流程的处理应当保存相应的记录。

2. 审核反馈机制　建立不合理处方的反馈机制，并有相应的记录。

3. 审核质量改进机制　针对处方审核，建立质量改进机制，并有相应的措施与记录。

（二）建立处方审核质量监测指标体系

对处方审核的数量、质量、效率和效果等进行评价。至少包括处方审核率、处方干预率、处方合理率等。

（三）建立培训体系

医疗机构应当组织对从事处方审核的药师进行定期培训和考核。培训内容应当包括如下内容。

（1）相关法律、法规、政策，职业道德，工作制度和岗位职责，本岗位的特殊要求及操作规程等。

（2）药学基本理论知识和基本技能；从事中药处方审核的药师，还应当培训中医药基本理论知识和基本技能。

（3）其他培训，如参与临床药物治疗、查房、会诊、疑难危重病例、死亡病例讨论以及临床疾病诊疗知识培训，参加院内外举办的相关会议、学术论坛及培训班等。

四、处方审核信息化工具

医疗机构应当积极推进处方审核信息化，通过信息系统为处方审核提供必要的信息，如电子处方，以及医学相关检查、检验学资料、现病史、既往史、用药史、过敏史等电子病历信息。信息系统内置审方规则应当由医疗机构制定或经医疗机构审核确认，并有明确的临床用药依据来源。

信息化工具是处方审核的辅助工具，药师是处方审核工作的第一责任人。药师应当对处方各项内容进行逐一审核。医疗机构可以通过相关信息系统辅助药师开展处方审核。对信息系统筛选出的不合理处方及信息系统不能审核的部分，应当由药师进行人工审核。

🔗 知识链接

处方前置审核系统

处方前置审核系统结合医院信息系统，做到实时审方，自动分析问题处方、识别疑似处方，并实时反馈给医生和药师，实现医院全处方监控、即时全面的掌握审方中心处理进程、多维度进行拦截与干预，将药师、医生、药房三方信息交互。处方前置审核系统结合医院信息系统，做到实时审方，自动分析问题处方，并实时反馈给医生和药师，实现医院全处方监控，即时全面地掌握审方中心处理进程，多维度进行拦截与干预。同时系统在知识库与规则库的构建方面，支持自定义维护，保证快速建立起满足医院个性化需求的规则。同时系统在知识库与规则库的构建方面，支持自定义维护，保证快速建立起满足医院规则需求。

五、赛证聚焦

技能竞赛　　　　　　资格证书考核

岗位对接

【实训目的】

1. 能审核处方合法性、规范性、适宜性审核等相关内容。
2. 能够进行处方分析。

【实训准备】

结合给定的相关处方，复习处方审核的相关内容和流程。

【实训步骤】

处方审核　每个学生选取 5 张处方进行审核，正确处方予以通过，错误处方应指出错处和建议修改方案。

【实训考核】

考核内容	标准分（100分）	评分标准	得分
处方审核	100分 （每张处方20分）	判断正确（5分） 错误点指出（5分） 修改建议正确（10分）	

处方审核实训　请对以下处方进行审核。

处方一	处方二	处方三	处方四
处方五	处方六	处方七	处方八

书网融合……

微课	本章小结

项目二 药品调剂

PPT

学习目标

1. 掌握 "四查十对"内容。
2. 熟悉 药品调剂流程。
3. 了解 处方常见外文缩写的含义。
4. 能够正确独立完成处方调剂过程。
5. 培养处方调剂药学服务技能。

岗位情景模拟

情景描述 患者，女，72 岁。10 年前确诊为高血压病，无其他基础疾病，目前的降压治疗方案为：

1. 酒石酸美托洛尔片   50mg，bid，po
2. 硝苯地平缓释片   10mg，qd，po

讨论 请针对用药方案，完成患者用药交代内容。

理论知识

一、药品调剂定义

药品调剂，又称处方调剂，是指医院药剂部门或者社会药房的调剂工作人员，按照医师处方进行审核、调配、发药的过程。药品调剂流程一般包括收方、划价收费、调配、复核、发药等步骤。

取得药学专业技术职务任职资格的人员方可从事药品调剂工作。药师在执业的医疗机构取得处方调剂资格方可调剂药品，同时，药师签名或者专用签章式样应当在本机构留样备查。具有药师以上专业技术职务任职资格的人员负责处方审核、核对、发药以及安全用药指导；药士从事处方调配工作。

二、药品调剂流程

药师应当按照操作规程调剂处方药品：认真审核处方，准确调配药品，正确书写药袋或粘贴标签，注明患者姓名和药品名称、用法用量、包装；向患者交付药品时，按照药品说明书或者处方用法，进行用药交代与指导，包括每种药品的用法用量、注意事项等。

（一）收方

收方是药师与处方药品接触的首要步骤，也是保证整个调剂流程顺利进行的前提。药师收方后审核处方，处方审核包括处方的合法性审核、规范性审核和适宜性审核。

1. 合法性审核 处方的合法性审核，包括处方来源、医师执业资格、处方类别。

药师对于不能判定其合法性的处方，不得调剂。

2. 规范性审核　处方的规范性审核，包括逐项检查处方前记、正文和后记是否完整，书写或印制是否清晰，处方是否有效，医师签字或签章与备案字样是否一致等。

药师对于不规范处方，不得调剂。

3. 适宜性审核

（1）处方医师对规定皮试的药品是否注明过敏试验，试验结果是否阴性。处方中药品是否需要皮内注射敏感性试验（皮试），如青霉素G钠（钾）、硫酸链霉素、精制破伤风抗毒素、盐酸普鲁卡因、细胞色素C注射剂等。上述药品，处方中必须注明"皮试"。皮试结果如为阳性，需让医师考虑改用其他药品；皮试结果如为阴性，必须在处方上注明"皮试阴性"。对青霉素G（钾）及其同类的口服制剂如胶囊剂、片剂、颗粒剂应认真阅读药品使用说明书，如果说明书写明用前需要做青霉素皮试，则必须做皮试，阳性反应患者禁用。

（2）处方用药与临床诊断是否相符。

（3）剂量、用法和疗程是否正确。临床上一般采用"常用量"，药品的常用量是指18～60岁成年人的平均剂量，而儿童、老年人因其年龄差异，在药物作用上具有不同的生理特点，所以在审核处方时应特别注意，要全面分析和判断。

（4）选用剂型与给药途径是否合理。正确的给药途径是保证药品发挥治疗作用的关键之一，在审核处方时一定要读懂看清，以免发生差错。一种药品剂型不同，给药途径不同，可直接影响药物作用的快慢和强弱，药物作用也会产生变化。如硫酸镁制剂，口服用于导泻利胆，注射用于解痉，外敷用于消肿。

（5）是否有重复给药现象。审核时应尤其注意所使用的复方制剂中是否包含与其他药品药理作用相同或相近的组分。

（6）是否存在潜在临床意义的药物相互作用、配伍禁忌。在审核处方时，对药品在体外配伍可能出现的物理和化学变化一般称为配伍禁忌；体内的配伍变化（吸收、分布、代谢、排泄）称为药物相互作用。同时还应注意药品在体内与血浆蛋白结合、对肝微粒体酶活性的影响（增强、抑制）及在肾小管分泌和重吸收等方面的作用。

（7）是否存在特殊人群用药禁忌，如：妊娠及哺乳期妇女、婴幼儿及儿童、老年人等。

（8）其他不适宜用药的情况。

药师经处方审核后，认为存在用药不适宜时，应当告知处方医师，请其确认或者重新开具处方。具体包括：对有配伍禁忌或者超剂量的处方，应当拒绝调配；必要时，经处方医师更正或者重新签字，方可调配。对有严重不合理用药或者用药错误，应当拒绝调剂，及时告知处方医师，并应当记录。

（二）划价收费

财务部门按照医师处方所列药品的剂量、用法和用药天数等信息，计算药品价格并注明在处方上。

（三）调配

处方审核合格后，药师依据处方内容调配药品，调配时应当做到以下要求。

1. 按照处方上药品的顺序逐一调配。

2. 药品配齐后，与处方逐条核对药品名称、剂量、规格、数量和用法用量，并准确书写标签。

3. 对特殊管理药品及高危药品按规定登记。

4. 同一患者持二张以上处方时，逐张调配，以免发生差错。

5. 防范易混淆药品、高危药品的调配错误。医药机构要建立高警示药品、易混淆药品管理制度，对高警示药品及多个规格、看似、听似的易混淆药品，分别存放并设置警示标识。完善本机构信息管理系统，建立覆盖药品采购、贮存、发放、调配、使用等全链条式药品管理和监测网络，实现药品院内信息可追溯。实行动态管理，预估药品使用需求，保证合理存储。加强对医务人员的培训，使其能够准确识别。在药品调配交接以及发放使用时，药学专业人员要做好用药交代等患者用药教育，注意防范用药错误。

6. 调配后在外包装上分别贴上用药标签，内容包含：姓名、用法、用量、贮存条件等；对需要特殊贮存条件的药品，应当加贴或者加盖醒目提示标签。

药品交付前，药师应当核对调配的药品是否与处方所开药品一致、数量相符，有无错配、漏配、多配。

（四）复核

为确保调配的处方和发出药品准确无误，在发药前应再次进行核查。核查时必须做到"四查十对"：

（1）查处方，对科别、姓名、年龄。

（2）查药品，对药名、剂型、规格、数量。

（3）查配伍禁忌，对药品性状、用法用量。

（4）查用药合理性，对临床诊断。

📎 **知识链接**

快速发药系统——自动发药机

快速发药系统是根据医院药房的实际情况研制的药房自动化系统，该系统可根据处方信息进行盒装药品的自动调配发送，同时实现机械手自动上药、存储药品，并对药品进行信息化管理。该系统在帮助药房提高工作效率的管理水平的同时能够有效节约药房空间，是实现门急诊药房药品的存储、取用、调配、发放等过程的智能化管理设备。

（五）发药

发药是药品调剂的最后环节。药师在完成处方调剂后，应当在处方上加盖专用签章或者签名。药师在发药时应主动为患者提供合理用药指导。内容包括如下。

（1）药品名称及数量。

（2）用药适应证。

（3）用药剂量，包括首次剂量和维持剂量。必要时解释剂量如何折算、如何量取等；对于"必要时"使用的药品应当特别交待一日最大限量。

（4）用药方法：日服次数或间隔时间、疗程，特别是药品说明书上有特殊使用要求的，应当特别交待或演示，必要时在用药标签中标注。

（5）预期药品产生药效的时间及药效维持的时间。

（6）忘服或漏服药品的处理办法，关注患者的用药依从性。

（7）药品常见的不良反应，如何避免及应对方法。

（8）自我监测药品疗效的方法。

（9）提示不能同时使用的其他药品或饮食。

三、处方常见外文缩写

药品调配相关的药师应当熟悉处方中常见外文缩写的含义。

处方常见外文缩写及其含义如下表2-2-1所示。

表2-2-1　处方常见外文缩写及其含义

外文缩写	中文含义
剂型	
gtt.	滴、量滴、滴剂
Mist.	合剂
Tab.	片剂
Ini.	注射剂
Cap.	胶囊（剂）
Ung.	软膏剂
给药途径	
H.（ih）	皮下的（尤指皮下注射）
im	肌内注射
iv	静注
ivgtt	静滴
po	口服
给药频次	
bid	每日2次
prn	必要时
sos	必要时给药一次
qd	每日
qh	每小时
q4h	每4小时
qid	每日4次
qod	隔日1次
St	立即
tid	每日3次
计量单位	
g	克
kg	千克
mg	毫克
ml	毫升
μg	微克
ss	一半
qs	适量
U	单位

续表

外文缩写	中文含义
给药时间	
a. c.	餐前（服）
a. m.	上午，午前
p. m.	下午
q. n.	每晚
h. s.	临睡时
p. c.	餐后

四、赛证聚焦

技能竞赛

资格证书考核

岗位对接

【实训目的】

1. 能按照规定流程完成药品调剂。

2. 能在药品调剂过程中，进行"四查十对"。

3. 能对给定处方进行用药指导和健康宣教。

【实训准备】

结合给定的相关处方，复习药品调剂的流程和相关要求。

【实训步骤】

1. 药品调剂：每3个学生组成一组，选取2张处方进行处方调剂，模拟处方调剂具体过程。

2. 完成用药指导和健康宣教。

【实训考核】

考核内容	标准分（100分）	评分标准	得分
收方	10分	1. 是否进行处方审核（10分）	
调配	20分	1. 药品名称正确（5分） 2. 剂量正确（5分） 3. 规格正确（5分） 4. 数量正确（5分）	
复核	10分	是否进行"四查十对"核查	
发药	60分	1. 是否进行用法用量指导（10分） 2. 是否进行储存方法教材（10分） 3. 是否进行不良反应及防范方法指导（20分） 4. 是否进行药物漏服或过量处理（10分） 5. 是否进行健康宣教（10分）	

药品调剂实训　请根据以下处方进行调剂。

| 处方一 | 处方二 | 处方三 | 处方四 | 处方五 | 处方六 |

书网融合……

微课　　　本章小结

项目三 处方点评

学习目标

1. **掌握** 处方点评的概念、意义以及处方点评结果的判定。
2. **熟悉** 处方点评的方式。
3. **了解** 处方点评的组织管理。
4. 能够进行处方点评；能够识别不合理处方。
5. 培养处方点评药学服务技能。

岗位情景模拟

情景描述 患者，女，9 岁。临床诊断：疱疹性咽炎。医师处方地塞米松注射液 5mg，qd，iv，连续 5 天。

讨论 请对该案例进行处方点评，并判断属于哪种处方点评结果？

理论知识

一、处方点评的概念

处方点评是根据相关法规、技术规范，对处方书写的规范性及药物临床使用的适宜性（用药适应证、药物选择、给药途径、用法用量、药物相互作用、配伍禁忌等）进行评价，发现存在或潜在的问题，制定并实施干预和改进措施，促进临床药物合理应用的过程。

专项处方点评是医院根据药事管理和药物临床应用管理的现状和存在的问题，确定点评的范围和内容，对特定的药物或特定疾病的药物（如国家基本药物、血液制品、中药注射剂、肠外营养制剂、抗菌药物、辅助治疗药物、激素等临床使用及超说明书用药、肿瘤患者和围手术期用药等）使用情况进行的处方点评。

二、处方点评的意义

处方点评是医院持续医疗质量改进和药品临床应用管理的重要组成部分，是提高临床药物治疗学水平的重要手段。实施处方点评制度，能够了解医师所开处方的用药种类、特点，便于及时掌握不合理用药情况，及时采取干预措施，对提高医院合理用药水平，减少或避免患者的不良反应，提高患者生活质量具有重要意义。

三、处方点评的基本依据

处方点评应根据《药品管理法》《执业医师法》《医疗机构管理条例》《处方管理办法》《抗菌药物

临床应用指导原则》等有关法律、法规，以及原卫生部关于印发的《医院处方点评管理规范（试行）》（卫医管发〔2010〕28号）的通知、药品说明书和《中国国家处方集》等进行合理性分析。

🔗 **知识链接**

国外处方点评现状

国外处方点评的内容和形式与国内存在差别，不同国家的具体形式也有区别。英国和新西兰主要采取药物使用评估（medicines use review，MUR），美国主要采取药物利用评价（drug utilization review，DUR），加拿大则是医嘱核对（Meds Check）。其内容涵盖以下3个状态：

1. 仅针对用药问题的处方点评。

2. 患者行为相关的依从性评估。

3. 考虑患者临床特征的用药点评。

国外处方点评的目的是实施以患者为中心的药物治疗管理服务，其定义为：对患者使用的药物进行结构化的处方审核，目的是与患者就医治疗达成协议，优化药物的影响，减少与药物有关的问题数量并减少浪费。

四、处方点评的基本原则

处方点评工作应坚持科学、公正、务实的原则，有完整、准确的书面记录，并通报临床科室和当事人。处方点评小组在处方点评工作过程中发现不合理处方，应当及时通知医疗管理部门和药学部门。处方点评是对医生开出的处方进行审核和评估，以确保患者用药的安全性和有效性。处方点评是医疗质量管理的重要环节，也是保障患者用药安全的重要措施。应遵循以下几个基本原则。

1. 合理用药原则　合理用药是指在保证疗效的前提下，尽可能减少药物的不良反应和毒副作用。医生在开处方时应根据患者的病情、年龄、性别、身体状况、过敏史等因素，选择适当的药物和剂量。处方点评时应检查医生是否遵循了合理用药原则。

2. 规范用药原则　规范用药是指按照药品说明书和相关规定使用药物。医生在开处方时应遵循药品说明书的用药指导，不得超出规定的剂量和用药时间。处方点评时应检查医生是否遵循了规范用药原则。

3. 个体化用药原则　个体化用药是指根据患者的个体差异，选择适合患者的药物和剂量。不同患者对同一药物的反应可能不同，医生在开处方时应考虑患者的个体差异。处方点评时应检查医生是否遵循了个体化用药原则。

4. 药物相互作用原则　药物相互作用是指两种或多种药物同时使用时，可能产生的相互作用。医生在开处方时应考虑患者正在使用的其他药物，避免药物相互作用。处方点评时应检查医生是否考虑了药物相互作用的问题。

5. 药物安全原则　药物安全是指在使用药物时，尽可能减少药物的不良反应和毒副作用。医生在开处方时应考虑患者的身体状况和过敏史，避免使用可能引起不良反应的药物。处方点评时应检查医生是否考虑了药物安全的问题。

处方点评是保障患者用药安全的重要措施。处方点评应遵循合理用药、规范用药、个体化用药、药物相互作用和药物安全等原则，确保患者用药的安全性和有效性。

五、处方点评的内容

1. 认定不规范处方、用药不适宜处方和超常处方。

2. 对医院处方进行多方面的统计：单张处方的药品数量、药品使用是否符合适应证、国家基本药物的使用比例、抗菌药物的使用比例、注射剂型的使用比例、不合理用药的比例。

3. 对处方书写的规范性及药物临床使用的适宜性进行点评：用药适应证、药物选择、给药途径、用法用量、药物相互作用、配伍禁忌等。

六、处方点评的方式

1. 传统处方点评方式　采用人工方式进行抽样及点评，并填写"处方点评工作表"。该方式缺乏完善的多层次回顾性的处方监管管理系统，效率低、工作量大，没有对不合理用药进行评价的统一标准，点评结果存在同质化问题。

2. 信息化处方点评方式　通过现代化的技术，建立处方点评的自动化模式，不但可以实时抽样处方点评，还涵盖了医院所有处方点评的细节，不仅仅对抗菌药物、注射剂等用药情况进行统计、点评，还增加了安全用药模块，以及对不合理处方的点评。项目包括联合用药不适宜、重复给药、配伍禁忌、是否会产生药物不良反应（ADR）及潜在的具有临床意义的药物相互作用。要实现如此全面的功能模块有以下几大难点。

（1）数据库的建立　用循证医学方法分析建立的安全用药信息核心数据库，经过专家委员会整理获得的数据为核心建立数据库，以世界卫生组织（WHO）药物不良反应（ADR）分级方法为基础按照不同的风险级别总结出安全用药信息，为医务工作者在开具处方过程中提供实时的安全用药提示。形成与国际接轨的，安全用药信息最为完备的数据库。

（2）与形形色色的医疗管理系统兼容　由于处方数据大部分来自医院 HIS 系统等医院管理系统，如何实现整合而又不损害医院其他管理软件商的利益。

（3）配套的医院管理制度建立　医务工作者、医院管理者、医疗机构监管部门、药品使用监管部门合理用药的自查、监管、考核的相关制度配套建立，将责任分配，充分利用药师的处方复查作用，多层次的监管。

但处方点评的信息化方式也还具有如下优点。①适时性：根据国家卫生健康委员会的处方点评要求随时可生成处方点评表格。②准确性：能够根据专业数据库精确计算出各项点评指标，效率高，并统一点评标准。③可追溯性：能够自动追溯到不合理处方，为以后的责任追溯提供依据。

3. 传统方式与信息化方式的结合　虽然信息化处方点评系统有诸多优点，但在实际工作中仍然存在着不能满足个体化医嘱点评的情况。因此，许多医院将信息化方式和传统方式结合开展处方点评工作，即通过信息化的方式将不合理的处方或医嘱提取出来，再针对不合理的处方或医嘱进行人工点评。

七、处方点评的方法

医院药学部门应当会同医疗管理部门，根据医院诊疗科目、科室设置、技术水平、诊疗量等实际情况，确定具体抽样方法和抽样率。其中，门（急）诊处方的抽样率不应少于总处方量的1‰，且每月点评处方绝对数不应少于 100 张；病房（区）医嘱单的抽样率（按出院病历数计）不应少于1%，且每月点评出院病历绝对数不应少于 30 份。并按照《处方点评工作表》（表 2-3-1）对门（急）诊处方进行点评；病房（区）用药医嘱的点评应当以患者的住院病历为依据，实施综合点评，点评表格由医院根据本院实际情况自行制定。

表 2－3－1　处方点评工作表

医疗机构名称　　　　　　点评人　　　　　　填表日期

序号	处方号	日期	年龄	诊断	药品品种	抗菌药物(0/1)	注射剂(0/1)	国家基本药物品种数	药品通用名称	药品金额	处方医师	审核调配药师	核对发药药师	是否合理	存在问题	问题（代码）
1																
2																
3																
4																
…																
总计					A =	C =	E =	G =	I =	K =					O =	
平均					B =	L =									P =	
%					D =		F =	H =	J =							

注：

1. 有 = 1　无 = 0；结果保留小数点后一位。

A：用药品种总数；B：平均每张处方用药品种数 = A/处方总数；C：使用抗菌药的处方数；D：抗菌药使用百分率 = C/处方总数；E：使用注射剂的处方数；F：注射剂使用百分率 = E/处方总数；G：处方中基本药物品种总数；H：国家基本药物占处方用药的百分率 = G/A；I：处方中使用药品通用名总数；J：药品通用名占处方用药的百分率 = I/A；K：处方总金额；L：平均每张处方金额 = K/处方总数。O：合理处方总数 P：合理处方百分率 = O/处方总数

2. 存在问题代码

（1）不规范处方：

1－1. 处方的前记、正文、后记内容缺项，书写不规范或者字迹难以辨认的；

1－2. 医师签名、签章不规范或者与签名、签章的留样不一致的；

1－3. 药师未对处方进行适宜性审核的（处方后记的审核、调配、核对、发药栏目无审核调配药师及核对发药药师签名，或者单人值班调剂未执行双签名规定）；

1－4. 新生儿、婴幼儿处方未写明日、月龄的；

1－5. 西药、中成药与中药饮片未分别开具处方的；

1－6. 未使用药品规范名称开具处方的；

1－7. 药品的剂量、规格、数量、单位等书写不规范或不清楚的；

1－8. 用法、用量使用"遵医嘱""自用"等含糊不清字句的；

1－9. 处方修改未签名并注明修改日期或药品超剂量使用未注明原因和再次签名的；

1－10. 开具处方未写临床诊断或临床诊断书写不全的；

1－11. 单张门急诊处方超过 5 种药品的；

1－12. 无特殊情况下，门诊处方超过 7 日用量，急诊处方超过 3 日用量，慢性病、老年病或特殊情况下需要适当延长处方用量未注明理由的；

1－13. 开具麻醉药品、精神药品、医疗用毒性药品、放射性药品等特殊管理药品处方未执行国家有关规定的；

1－14. 医师未按照抗菌药物临床应用管理规定开具抗菌药物处方的；

1－15. 中药饮片处方药物未按照"君、臣、佐、使"的顺序排列，或未按要求标注药物调剂、煎煮等特殊要求的。

（2）用药不适宜处方：

2－1. 适应证不适宜的；

2－2. 遴选的药品不适宜的；

2－3. 药品剂型或给药途径不适宜的；

2－4. 无正当理由不首选国家基本药物的；

2－5. 用法、用量不适宜的；

2－6. 联合用药不适宜的；

2－7. 重复给药的；

2－8. 有配伍禁忌或者不良相互作用的；

2－9. 其他用药情况不适宜的。

（3）出现下列情况之一的处方应当判定为超常处方：

3－1. 无适应证用药；

3－2. 无正当理由开具高价药的；

3－3. 无正当理由超说明书用药的；

3－4. 无正当理由为同一患者同时开具 2 种以上药理作用相同药物的。

八、处方点评的组织管理

医院处方点评工作在医院药物与治疗学委员会（组）和医疗质量管理委员会领导下，由医院医疗管理部门和药学部门共同组织实施。医院应当根据本医院的性质、功能、任务、科室设置等情况，在药物与治疗学委员会（组）下建立由医院药学、临床医学、临床微生物学、医疗管理等多学科专家组成的处方点评专家组，为处方点评工作提供专业技术咨询。医院药学部门成立处方点评工作小组，负责处方点评的具体工作。处方点评工作小组成员应当具有较丰富的临床用药经验和合理用药知识；二级及以上医院处方点评工作小组成员应当具有中级以上药学专业技术职务任职资格，其他医院处方点评工作小组成员应当具有药师以上药学专业技术职务任职资格。

九、处方点评的结果

处方点评结果分为合理处方和不合理处方。不合理处方包括不规范处方、用药不适宜处方及超常处方。

（一）不规范处方

1. 处方的前记、正文、后记内容缺项，书写不规范或者字迹难以辨认的。

2. 医师签名、签章不规范或者与签名、签章的留样不一致的。

3. 药师未对处方进行适宜性审核的（处方后记的审核、调配、核对、发药栏目无审核调配药师及核对发药药师签名，或者单人值班调剂未执行双签名规定）。

4. 新生儿、婴幼儿处方未写明日、月龄的。

5. 西药、中成药与中药饮片未分别开具处方的。

6. 未使用药品规范名称开具处方的。

7. 药品的剂量、规格、数量、单位等书写不规范或不清楚的。

8. 用法、用量使用"遵医嘱""自用"等含糊不清字句的。

9. 处方修改未签名并注明修改日期，或药品超剂量使用未注明原因和再次签名的。

10. 开具处方未写临床诊断或临床诊断书写不全的。

11. 单张门急诊处方超过五种药品的。

12. 无特殊情况下，门诊处方超过 7 日用量，急诊处方超过 3 日用量，慢性病、老年病或特殊情况下需要适当延长处方用量未注明理由的。

13. 开具麻醉药品、精神药品、医疗用毒性药品、放射性药品等特殊管理药品处方未执行国家有关规定的。

14. 医师未按照抗菌药物临床应用管理规定开具抗菌药物处方的。

15. 中药饮片处方药物未按照"君、臣、佐、使"的顺序排列，或未按要求标注药物调剂、煎煮等特殊要求的。

（二）用药不适宜处方

1. 适应证不适宜的。

2. 遴选的药品不适宜的。

3. 药品剂型或给药途径不适宜的。

4. 无正当理由不首选国家基本药物的。

5. 用法、用量不适宜的。

6. 联合用药不适宜的。

7. 重复给药的。

8. 有配伍禁忌或者不良相互作用的。

9. 其它用药不适宜情况的。

（三）超常处方

1. 无适应证用药。

2. 无正当理由开具高价药的。

3. 无正当理由超说明书用药的。

4. 无正当理由为同一患者同时开具 2 种以上药理作用相同药物的。

十、药师在处方点评中的作用

1. 参与制订本院的《处方点评管理制度》，提出处方合理用药的点评标准。

2. 直接参与不合理用药处方的筛查。

3. 参与处方点评工作会议，对不合理用药处方进行讲评。

4. 利用处方讲评的机会，指出不合理用药的处方及医嘱的问题点，提高处方质量，促进合理用药，在不影响治疗效果的同时降低患者的医药负担。

5. 药师还可以通过随机抽查门诊处方或病房医嘱单进行点评，了解医生的用药习惯和治疗特点，及时发现不合理处方及医嘱。

总之，药师在处方点评、分析中发挥了纠正临床不合理用药，促进临床用药向更规范、更科学、安全、合理，的方向发展。

十一、赛证聚焦

技能竞赛   资格证书考核

岗位对接

【实训目的】

1. 能进行处方分析。

2. 能进行处方点评。

【实训准备】

1. 分组准备 每组 2~4 人。

2. 处方准备 根据临床常见处方问题、设计提供需进行处方点评的教学处方，如设计处方书写不规范、用药适应证错误、用量用法错误等类型处方。

【实训步骤】

1. 处方分析 以小组为单位进行讨论，对教师所提供处方进行分析，每组 10 张错误处方。

2. 处方点评　根据处方分析结果及其他必要信息填写医院处方点评工作表。每组将处方点评结果制作 PPT，并进行汇报，开展同学互评、教师点评。

【实训考核】

考核内容	标准分（100 分）	评分标准	得分
职业素养	10 分	白大褂穿着整齐、仪表端庄（5 分） 讲解汇报清晰（5 分）	
处方分析	50 分 （每张处方 5 分）	1. 分析药物品种选择（2 分） 2. 分析药物的用量用法（1 分） 3. 分析给药途径正确（1 分） 4. 分析药物疗程正确（1 分）	
处方点评	30 分 （选择 5 张处方， 每张处 6 分）	1. 判断正确（2 分） 2. 指出不合理点（2 分） 3. 修改建议正确（2 分）	
小组汇报	10	小组汇报处方点评结果，汇报条例清晰，PPT 制作精美，小组团队分工明确，团队协作精神好（10 分）。根据汇报情况酌情扣分	

处方点评实训　请对以下 10 张处方进行处方点评并汇报点评结果。

处方一	处方二	处方三	处方四	处方五

处方六	处方七	处方八	处方九	处方十

书网融合……

微课　　本章小结

项目四　药房药品质量管理

学习目标

1. **掌握**　药品贮存与保管的相关要求；药品出库的原则。
2. **熟悉**　二级库管理、高警示药品管理、拆零药品管理、药品盘点管理的相关要求。
3. **了解**　用药监测、药品评价与监管。
4. 能够制定本药房药品质量管理制度。
5. 培养药房质量管理专业技能。

岗位情景模拟

情景描述　假设您为某一药房的库管人员，现有以下药品在药房分库存放：

1. 氯化钾缓释片 100 盒，贮存：常温库；
2. 阿莫西林胶囊 20 盒，贮存：常温库；
3. 门冬胰岛素注射液　30 支，贮存：阴凉库；
4. 氯化钾注射液 100 支，贮存：常温库；
5. 尼莫地平注射液 30 支，贮存：常温库；

讨论　请问以上药品分库贮存方案是否合理？若不合理，请改正后给予正确贮存。

理论知识

一、药品质量管理体系的建立

（一）药房质量管理体系介绍

质量管理体系包括组织机构、人员、设施设备、制度、程序、文件、计算机系统等关键环节。具体成立以主要负责人为首的质量领导小组、小组成员包括药房各相关岗位人员，明确各自的质量职责。工作内容应以遵守《药品管理法》《药品经营质量管理规范》《医疗机构药事管理办法》和《医院药房管理规范》等相关法律、法规为前提，履行质量管理体系文件规定的质量职责，保障药房药品质量及患者用药安全有效。

（二）建立药品质量管理制度及操作规程

1. 制度　药房应当建立、健全包括药品采购、供应商资质审核、收货、验收、分类储存、养护、处方审核、用药差错管理、高警示药品管理、拆零药品管理、不合格药品与药品销毁的管理、药品退货与召回、药品不良反应监测与上报、药品质量随访与投诉处理、药品养护与有效期药品管理、特殊管理药品管理、药品质量风险管理、人员培训与健康体检、各类记录与凭证管理、计算机系统管理等质量管理制度。

2. 操作规程　药房应当建立包括药品采购、收货检查、验收、储存、养护、销售、不合格药品处理、处方审核及发药复核、计算机系统操作等质量管理程序。

3. 医疗质量管理工具　如全面质量管理（TQC）、质量环（PDCA 循环）、品管圈（QCC）、根本原因分析（RCA）等，不断对质量管理体系各过程的质量控制与运行情况进行持续质量风险评估与改进。

二、医疗机构药品供应

1. 药房需制订本机构《基本用药供应目录》，坚持临床需要、安全有效、质量优先、价格合理的原则。优先遴选国家基本药物、国家医保目录药品和创新药，满足临床治疗的需要。减少不必要的药理作用近似的药品和一品多规药品，使目录符合《处方管理办法》等国家相关规定的要求。医疗机构应当根据《医疗机构药事管理办法》《医疗机构药品集中采购工作规范》《国家基本药物目录》《处方管理办法》和《国家处方集》等制订本机构《药品处方集》和《基本用药供应目录》。

2. 药品采购：严格履行药品采购工作制度及操作程序，认真履行供应商资质审核及来货验收质量检查等制度要求，不得购入和使用不合格及质量可疑的药品。对用于危重患者救治和其他特殊疾病人群治疗的药品，可按照相应制度、流程审批后进行采购。

3. 药品贮存与保管：应当制订和执行药品保管制度，定期对库存药品进行养护与质量检查。药品库的仓储条件和管理应当符合《药品管理法》、药品说明书规定的储存要求。

4. 药品贮存基本设施与设备符合规定，根据药物性质和贮存量配置有温湿度控制系统，有冷藏、避光、通风、防火、防虫、防鼠、防盗设施和措施。设施、设备质量能够满足药品储存与养护管理要求，运行正常。

5. 定期对库存药品进行养护和质量检查，确保药品得到正确贮存。

6. 根据药品的性质、特点，准确地贮存特殊性质的药品。分别设置冷藏库（柜）、阴凉库（柜）、常温库。外用与内服、化学药品、生物制品、中成药、中药材、中药饮片分库贮存。中药饮片、特殊管理药品、易燃易爆、强腐蚀性等危险性药品等按有关规定分别设库，单独贮存。药库与药品存放区域远离污染区，温湿度和照明亮度符合有关规定。此外，药品摆放应避免阳光直射，说明书注明要求遮光贮存的药品即用不透明的容器包装，例如棕色容器或黑纸包裹的无色透明、半透明容器，一般注射剂药品药库储存，避免阳光或强光直射。同一种药品多个批号，按批号进行摆放，不同批号的药品不得混放，间距不小于 5cm 为宜。

7. 严格执行药品有效期管理制度，药品出库应遵循"先进先用、近期先用"的原则，对过期、不适用药品及时妥善处理，有控制措施和记录。有效期管理是药品质量管理的重中之重。药品有效期必需按月巡查管理，一般近效期 6 个月内可以用黄牌警示，3 个月内红牌警示，1 个月内下架待报损。

8. 有高警示药品管理制度和目录，各环节贮存的高警示药品设置有统一警示标志。

9. 有易混淆药品管理制度和目录，药品名称、外观或外包装相似的易混淆药品分开放置，并作明确标示。

10. 建立短缺药品储备制度，对易发生短缺的药品应当保证 2 ~ 3 个月药量。按照要求做好短缺药品监测预警和信息报告，保证患者用药需求。

11. 建立药品召回制度，建立可识别、收回、返回或安全适当地销毁被召回的药品的流程，并有效的实施。

12. 制定并实施急救药品的贮存制度，按统一标准贮存，应能及时获得。

三、质量管理

药品质量管理是医疗机构药房保证医院医疗质量、安全和控制医院成本的重要环节，也是社会药房依法合规经营的基本要求。随着医疗卫生领域的不断发展及医疗体制改革的不断深入，药房药品质量管理已逐步向技术管理型转变，以医疗机构药房为例，主要内容包括二级库管理、特殊药品管理、高警示药品管理、拆零药品管理、药品盘点管理以及质量持续改进等。

1. 二级库管理　主要包括药品计划请领、药品贮存、有效期管理、特殊药品管理、医院信息系统应用与维护、药品数量管理、信息收集与反馈等。其中，药品请领是基础工作，可以应用医院信息软件系统设立药品请领上下限，按需要自动生成申领单，药品请领时除了要仔细核对品种规格与数量外，还须对药品的外包装、药品的批号、效期仔细查看，防止过期的药品进入二级库。

2. 特殊药品管理　特殊药品是指麻醉药品、精神药品、医疗用毒性药品、放射性药品及参照麻醉药品管理的药品（如易制毒化学品）。我国对特殊药品的管理要求极为严格，对生产、经营、运输、储存、使用等各流通环节制定了一系列管理制度进行指导和约束，应严格落实并执行《麻醉药品、第一类精神药品管理条例》《医疗机构麻醉药品、第一类精神药品管理规定》《处方管理办法》等药事管理法规，一般医院由药事管理与治疗学委员会负责成立特殊药品管理小组，并由该部门制定相关的管理制度，同时负责监督、检查院内药品的使用情况及保管情况。特殊药品管理小组人员包括主管医疗及药学的副院长、医务、药学、护理、保卫科人员等。实践经验表明基于医院信息系统的特殊药品管理和使用质量持续改进模式对提高特殊药品管理效率和质量、促进特殊药品准确和合理使用可以起到积极的推动作用。

3. 高警示药品管理　高警示药品是由美国安全用药研究所（Institute for Safe Medication Practices，ISMP）最早提出，指因药品名称、包装和剂型等相似而有误用风险，显效迅速，且使用不当易对患者造成严重伤害或死亡的药物。首先，要建立高警示药品目录，专人负责维护，建议参考美国 ISMP 高警示药品目录和我国 2019 年最新版高警示药品目录，同时建议根据医院临床用药情况、用药错误数据、药品不良反应发生率等制定适合本院实际的高警示药品目录。其次，全院高警示药品建议统一使用中国药学会医院药学专业委员会推荐的由黄底黑字组成的高警示药品警示标识，按照高警示药品分类等级，不同等级药品采用不同颜色的标志贴；用醒目颜色、加粗和大号字体等形式区分易混淆药品或将实物图样打印成标签贴在药品醒目位置；近效期药品设置标识进行提示；特殊储存或特殊用药途径的高警示药品应为患者提供用药指导单并且进行"一对一用药宣教"；当病区领用高警示药品时，在药品、药袋、注射器、输液袋上粘贴高警示药品的标签以示提醒；高浓度电解质如 10% 氯化钾注射液、10% 氯化钠注射液等由静脉配置中心配制，不允许临床科室存放。根据各专科的治疗需要及用药特点，制定高警示药品备用药基数，经科主任、护士长签字审核后上报药学管理部门、护理部和医务管理部门备案存档。建立高警示药品备案流程，可根据情况增减备用药品基数。高警示药品实行基数管理，专区存放，专人负责请领和补充，每日清点高警示药品数量并记录在册，严格把控药品消耗与回收，控制高警示药品数量，避免积压浪费。最后，还要完善高警示药品相关培训，规范高警示药品的开具，加强高警示药品处方审核，提高高警示药品调剂和使用环节的安全性。

知识链接

高警示药品的分级、分类

　　根据高警示药品临床使用中可能造成的不良后果严重程度，《中国高警示药品临床使用与管理专家共识》（2017）将高警示药品分为 A、B、C 三个级别。A 级是指一旦发生用药错误可导致患者死亡即风险等级最高的药品，医疗机构必须重点管理和监护。B 级是指一旦发生用药错误，会给患者造成严重伤害，但给患者造成伤害的风险等级较 A 级低的药品。C 级是指一旦发生用药错误，会给患者造成伤害，但给患者造成伤害的风险等级较 B 级低的药品。

　　高警示药品分为以下几类。①剂量限制类：治疗窗较窄、给药剂量、速度应严格控制、超过剂量或速度过快会发生严重危险。②药物相互作用类：当与其他药品联合使用时易发生性状、药动学、药效学等方面的变化，故而给患者造成严重伤害。③给药途径类：对给药途径有严格限制，给药途径错误会发生严重伤害。④限制适应证和适用人群类：有严格禁忌证、禁忌人群如年龄限制、肝肾功能用药限制、特殊疾病用药限制等。不同基因型或不同种族药物代谢及药效差异大，适应证或适用人群选择错误易造成严重伤害。⑤理化性质不稳定类：由于药品理化性质特殊，要求储存和运输的条件较为严格，否则易失效或产生毒性作用。

　　4. 拆零药品管理　药房药师根据医师处方用量进行药物调配时，将药品拆开原包装后再进行临床调配和使用，即称之为药品拆零。在实际操作中，药品拆零又可分为保留最小包装单元和破坏最小包装单元两种情况。药品拆零后，其拆开后的包装已不能完整反映药品的名称、规格、用法、用量、有效期等全部内容。因此，加强医院药房拆零药品的管理对保障患者安全有效的使用药物显得尤为重要。要制定合理的拆零药品管理制度。重点需关注的首先是质量问题，临床将药品拆零后，会破坏瓶、复合膜袋、铝塑泡罩板等药品最小包装单元，而药品在储存方面又是有特殊要求的，如需遮光、避光、防氧化、冷藏、防潮等。以维生素 C 片为例，其脱离原包装后，失去了原来的避光、防潮保护，容易造成潮解、氧化而失效。其次是安全问题，由于拆零药品包装不完整甚至没有包装，不能完整反映药品说明书内容，不利于患者的用药安全。要根据拆零的药品特性，制定合理的有效期管理制度，另外药师在调剂拆零药品时要特别做好用药交待。最后是操作管理问题：一是药品拆零的操作人员必须是无传染病或伤口感染者，操作时须穿洁净工作服，戴操作帽、手套、口罩；操作环境和拆零工具必须洁净。二是拆零药品包装材料是直接接触药品的，应符合药用要求，且应在包装上注明药品名称、适应证、规格、用法、用量、生产批号、有效期及拆零单位等内容。三是拆零药品必须建立拆零记录，以便掌握拆零药品的进货来源及销售去向，一旦因拆零药品出现质量问题时，能追溯原包装药品信息及拆零操作过程，确保拆零药品的安全使用。

　　5. 药品盘点管理　药品盘点关系着药品材料的进、销、存过程和药品安全的落实，是验证医院药品管理责任的重要手段。提高账物相符率是药房药品管理的重点。另外，药房药品盘点还能带动其他药品的管理工作，通过盘点，可以发现日常的调剂差错以及其他管理上的漏洞、隐患等，以便及时纠正，避免造成严重危害。随着计算机信息系统的应用，多数药房已采用了全盘的电脑化盘点管理。药品盘点管理首先要科学安排盘点时间，一般可以安排在月末、季度末等。盘点前以满足临床用药需求为前提，尽量减少领取药品的数量，使药品库存量减少，大大减少药品盘点的难度。其次要详细制定盘点流程，如在盘点前检查所有单据，查看有无未入库单据，有无报损破损药品，电脑库存与实库存复核等。最后要及时对药房盘点中产生的问题进行分析并采取相应的措施改进。

　　6. 药品管理质量持续改进　质量持续改进是基于全面质量管理的一种科学、全新的管理方法，注重环节质量控制，强调持续性改进，追求更好的效果和更高的效率为目标的持续活动。常用的有品管圈，PDCA，根本原因分析（root cause analysis，RCA）失效模式及后果分析（failure Mode and Effects Analysis，FMEA）等管理工具。其中 PDCA 循环：包括计划（plan，P）、执行（do，D）、检查（check，C）和处理（action，A），是全面质量管理的基础，是一种适用于管理过程的改善管理的方法，尤其是适用于医药行业中的药品质量管理。

四、用药监测

用药监测的目的是评价药品对患者症状或疾病所产生的效应；评价患者出现的不良事件等。监测患者药物反应，如药品对检验指标的影响，监测和记录药品的不良事件：包括药物治疗类、药品不良反应、药品质量类、药品滥用类、用药错误、药品储存等。

1. 应制定药品不良事件管理制度。包括《药品不良反应报告和监测管理制度》和《用药错误报告和监测管理制度》等。

2. 建立药品不良反应监测领导小组、指定专人专（兼）职负责药品不良反应的报告和监测工作。

3. 建立药品不良反应和用药错误报告分析评价制度。

4. 按规定填写《药品不良反应/事件报告表》《用药错误报告表》及时上报有关部门。

五、药品评价与监管

开展用药动态监测工作，建立动态用药监测制度、监测报告和反馈干预制度。对于医疗机构，应按照《医疗机构药事管理规定》《医院处方点评管理规范（试行）》，建立健全系统化、标准化和持续改进的处方点评制度和组织建设，开展处方点评工作，并在实践工作中不断完善。应当将处方点评结果纳入相关科室及其工作人员绩效考核和年度考核指标，建立健全相关的奖惩制度。

麻醉药品、精神药品、放射性药品、医疗用毒性药品及药品类易制毒化学品等特殊药品，按照法律法规、规章制定相应的管理制度。

对于重点管理药品，如抗菌药物、重点监测药品、高警示药品、抗肿瘤药物等有规范使用与管理的相关制度，建立完善的工作机制，保障工作顺利开展。

六、赛证聚焦

技能竞赛　　　　　　　资格证书考核

岗位对接

【实训目的】

1. 能完成药房相关制度的制订。

2. 能运用质量管理工具改善药房药品质量管理。

【实训准备】

复习常见药房质量管理体系与质量管理制度。

【实训步骤】

1. 制度制订实训：假设学生担任某一个药房的负责人，请制定出该药房高警示药品管理制度。
2. 假设学生从事某药房的药品质量管理工作，请设计制定出该药房的药品拆零管理规范。
3. 分组进行模拟管理实训。

【实训考核】

考核内容	标准分（100分）	评分标准	得分
制度制订	50分	1. 方案设计与国家法律法规，规章制度的相符性（20分） 2. 方案设计充分考虑执行考核细节（20分） 3. 方案设计包含持续改进（10分）	
模拟管理	50分	1. 能够选择合适的质量管理工具（20分） 2. 能够按照质量管理方法进行质量改进（20分） 3. 设计出适合的质量改进措施（10分）	

一、制度制订实训

（一）任务一

假设您为某一药房的库管人员，现有以下药品采购进来：

1. 阿莫西林胶囊100盒，批号：20240709；
2. 阿莫西林胶囊50盒，批号：20240902；
3. 甘精胰岛素注射液 30支，批号：20240501；
4. 双氯芬酸钠乳膏20支，批号：20240705；
5. 感冒灵冲剂30盒，批号：20240705；

训练：请为这些药品分类贮存，制定出注意事项（贮存库房、贮存条件、出库要求等）。

（二）任务二

假设您为某一药房的库管人员，库存有300余种药品，有外用药、生物制剂、中成药、口服药、注射液等多种剂型药品，其中头孢克洛胶囊30盒还有5个月有效期，注射用维生素$K_1$20支还有3个月有效期，青霉素钠注射液3支还有20天有效期。

训练：请为这些药品设计合理的有效期管理方案（管理要求和注意事项）。

二、模拟管理

假设您从事某药房的药品质量管理工作，最近上月盘点发现有注射用人血白蛋白少2支，头孢地尼胶囊多5盒，头孢克洛胶囊少5盒，请试运用质量管理工具设计具体的质量改进措施改善药房账务相符率。

书网融合……

微课　　本章小结

模块三
临床药学实训

项目一　药历书写

PPT

1. 掌握　药历在临床药学监护实施中的作用；掌握药历的结构与内涵。

2. 熟悉　药历的概念；熟悉电子药历的发展及平台构建要素。

3. 了解　药历的书写规范及工作要求。

4. 能够书写简单的药历。

5. 培养药历阅读和书写的技能。

理论知识

一、药历的概念及发展

药历是对患者治疗或预防疾病进行药物治疗过程的全面、客观记录和评价，也包括药师对患者进行的与医疗有关的教育与指导，以及对药物治疗过程的干预等。通过为患者建立药历，临床药师在药学监护中可及时发现和解决患者在治疗中与药物有关的问题，给予合理化建议，详细记录并存档备份，对于临床药师实施药学监护具有重要的现实意义。当前，药历已经成为临床药师进行药学技术服务必备的资料，主要包括日常工作药历和教学药历，根据工作场景分为门诊药历和住院药历，而在呈现形式上则包括传统纸质药历和电子药历。

传统模式下记录药历的数据采集非常费时，同时因药师的个人习惯和患者的特殊性，药历格式标准化程度不一。而且纸质药历不便于长期保存，在资料备份、存储、使用等方面尚不能达到令人满意的效果。目前医院大多建立有完善的医院信息系统（hospital information system，HIS），在 HIS 系统中已经存在药历所需的大部分内容，完全通过人工复制记录或摘抄书写纸质药历资源利用率较低，且难以避免疏漏和差错。电子药历应运而生，是药历的一种特殊表现形式，在药学服务中利用计算机技术，采集临床资料，通过综合、分析、整理、归纳而书写形成的完整的技术档案资料，可以实现更加详细的记录，资料完整，便于储存与查询。

二、药历在实施药学监护中的作用

1. 通过药历能形成医疗、药学、护理等专业的治疗合力，让医生、药师、护士共同参与疾病的预防、治疗，定期对药物的使用和管理进行评估，更有效地指导和帮助临床安全、有效、合理使用药物。

2. 有利于治疗中正确选择有效药物。药师结合药历中记载的临床诊断、检验结果、药物治疗史等信息，为临床治疗正确选择药物提供依据，从而保证安全有效地预防、治疗疾病，防止药源性疾病产生。

3. 能监测患者用药全过程，及时报告药物不良反应（adverse reaction，ADR），降低药物不良反应及不利的药物相互作用发生率。

4. 有利于科学设计用药方案。药历可为药师提供年龄、性别、体重、药物过敏史和治疗史等信息，针对老年人、儿童、妊娠期或哺乳期妇女、肝肾功能不全等特殊患者科学设计个体化用药方案，更好地为临床治疗提供用药保证。

三、药历的结构与内涵

目前临床药师工作文书记录最常用的格式主要包括：①SOAP 模式，即从主观资料（subjective，S）、客观资料（objective，O）、分析评价（assessment，A）、治疗方案（plan，P）四个方面展开，适用于记录有关临床药师工作的内容；②TITRS 模式，即标题（title，T）、引言（introduction，I）、正文（text，T）、建议（recommendation，R）、签名（signature，S），适用于突出药物治疗评估内容的格式；③FARM 模式，即发现的问题（findings，F）、评估（assessment，A）、建议（recommendation，R）或提议（resolution，R）、处理（management，M），主要强调药物治疗的监测。此外，中国药学会医院药学专业委员会组织发布了《中国药历书写原则与推荐格式（2012 年版）》，可作为工作参考。以下以常见住院药历为例，对主要结构及相应的工作内容解析如下。

（一）药历首页

药历的首页如同住院病历的首页，包括患者姓名、性别、年龄、住院号、出入院日期、身高、体重、主诉、现病史、入院查体、辅助检查、入院诊断等，但药历又包含了更多的内容，还包括了初始药物治疗方案分析、初始药物治疗监护计划、主要和其他治疗药物等。

1. 基本信息　包括姓名、性别、年龄、婚姻状况等基本信息，是否过敏体质等情况。

2. 病史摘要　简要记录患者的主要症状、家族病史、体重、是否吸烟、饮酒及用量和时间长短、疾病诊断、出院诊断等。主诉一般是 15～20 个字，是患者主要感受和就诊原因，包括明显症状和痛苦持续时间。现病史是细致记述患者疾病的发生、病情发展、疾病的演变、诊治的过程，其中包括了药物治疗史，药物治疗史指患者的药物治疗过程和对治疗的反应，包括详细的用药疗程、药物不良反应、药物用法用量、治疗疗效等用药相关情况，是对主诉的进一步扩展。现病史的书写应注意因果关系，简练、准确、完整地把患者的病情与诊治经过做确切描述。既往病史指患者入院之前的健康状况和曾患疾病情况。既往药物治疗史包括药物治疗过程的因果和伴随发生的药物不良反应。伴发疾病指除主要诊断以外的慢性疾病，伴发疾病的用药可能影响主要疾病的治疗疗效和引起不良反应。

3. 初始药物治疗方案分析　根据疾病治疗原则，对初始治疗方案进行评价。治疗原则是针对患者的病情和特征，根据标准治疗指南、循证医学和药学设计出的个体化治疗方案，包括治疗原则和方法。药物治疗方案是指针对患者特点根据循证药学，制定具体的药物治疗方案，包括药物的选择、给药剂量和方法、用药疗程等。具体要求包括：①具有科学性，需列举治疗方案的来源和依据，例如用药指南、国内外权威性期刊、教科书、Internet 数据库（如 Up To Date 等）、合理用药软件等；②具有针对性，即结合患者自身和病情的特点分析治疗方案和治疗原则，而不是笼统地叙述该疾病药物治疗中的药理作用；③具有客观性，避免使用批判性问责的词语，如不合理、错误等，对于存在意见不一致的方案应想方设法化解和补救，与临床医护团队形成互补，给予适当建议，共同拟出最恰当的药物治疗方案，充分意识到与临床治疗团队和谐合作的重要性。

4. 制定药学监护计划　主要包括发现治疗药物出现的不良反应、解决实际发生的用药问题、防止潜在的药物不良事件发生。具体实施方法是根据药物治疗方案的需要进行药物问诊以确定监护的方案，如复查血常规或肝肾功能的时间，例如肺部感染患者的药学监护方案是：监测咳嗽、咳痰症状、体温、肺部啰音，血常规、胸片、痰培养结果等。对于治疗窗窄、不良反应大或长期应用的药物需及时做血药浓度监测，以提高药物治疗的安全性、有效性与经济性。

（二）药物治疗日志

药物治疗日志包括主诉、查体、诊疗经过、用药情况、用药分析、药学监护、治疗方案的变化、药师作用的体现。

1. 住院药程记录　应连续详细记载患者住院期间治疗的药名、剂型、剂量、给药途径、给药时间间隔、疗效；有做血药浓度监测或基因检测的项目需记录药名、监测结果；发生 ADR 则应记录药名、剂型、给药途径、给药剂量，以及 ADR 名称、ADR 程度和处理情况。患者病情发生变化或更改用药时应及时补充完善记录。

2. 检验指标记录　包括但不限于药敏试验、血常规、尿常规、肝肾功能等化验结果，以及血药浓度、尿药浓度检测、基因检测及代谢能力等检查结果，以掌握患者心、肝、肾等功能，并合理选择药物，科学制定治疗方案。

3. 用药评价记录　由临床药师对用药的安全性、有效性、经济性、适当性作出综合评估。

4. 用药建议记录　根据临床资料，经过综合评估和判断，由临床药师提出用药建议，促进合理用药，解决 ADR 等问题。

5. 讨论记录　主要记录对患者药品使用过程中是否存在问题、调整用药方案的具体建议和注意事项等内容，对临床医师给患者选择用药是否合理、用药方案是否正确、多种药物合用、药物之间的相互作用、是否产生 ADR 等情况进行分析。

（三）药物治疗总结

1. 对治疗原则和治疗方案的总结　应评价该方案是否个体化用药，能否缩短治疗时间和进一步提高疗效。药物治疗过程中出现的不良反应的防治、处理情况，是否还有更好的解决方案。

2. 对药学监护、用药指导的总结　应叙述药学监护是否存在用药指导不佳而导致药物疗效减弱或导致不良反应发生和遗漏重要监护指标而影响疗效。

3. 临床药师在药物治疗中的作用　总结药师在整个诊治过程中给予建议与否和建议采纳率。

四、药历的书写规范

教学药历属于临床药师在校教学并且要求书写的重要医疗文书，具有更高的规范性要求，以下就以教学药历的书写规范进行阐述。

（一）基本要求

1. 书写药历应字迹工整、客观、真实、准确、及时、完整。

2. 应当使用医药学术语，使用药品通用名称。

3. 应当表述准确，语句通顺，标点符号正确。

4. 教学药历应有带教老师的修改意见和评语。

5. 药历书写应保证与患者住院治疗过程同步，于患者出院时完成。

（二）教学药历首页

1. 药历首页表格中不应有缺漏项。

2.　主诉、现病史完整清晰，阳性体征及临床检验、影像学检查、特殊检查结果简洁明了，既往史与用药史详尽描述，如有院前抢救史应清楚记录。

3.　对患者既往出现过的药品或食品、饮料过敏反应，以及发生过的药品不良反应要有详细具体的记录。

4.　对药物治疗方案的分析应逻辑顺畅，依据充分。

5.　药学监护计划部分应有明确的监护内容、监测指标和监测周期。

（三）治疗日志部分

1.　应按规定日期书写日志，首次药物治疗记录应于患者入院 48 小时内完成，日志通常每 3 天写 1 次，危重症患者应每日记录，治疗方案有重大调整或病情危重有抢救情况时应随时记录。

2.　日志写作应完整、通顺，疾病发展变化描述应清晰准确，不应遗漏主要的阳性体征和阳性结果。

3.　应对初始药学监护计划的执行记录与监护结果进行记录，如有用药变更，应制定新的药学监护方案。

4.　有病情变化与用药变更时应有详尽的分析、判断、处理及结果记录。

5.　应对异常的实验室等辅助检查结果进行分析，提出药学处理建议。

6.　记录临床药师参与药物治疗的情况。

7.　应有出院药物治疗方案。

（四）总结

1.　应对本次入院药物治疗过程进行总结。

2.　对患者药物治疗过程中的主要问题和处理过程进行分析、评价。

3.　对临床药师在本次治疗过程中的作用进行总结。

4.　应有对患者出院后继续服药的用药指导，同时有对患者自行监测的指导。

5.　对有需要的患者制订随访计划，包括明确的随访要求、门诊随诊时间及随诊项目。

五、电子药历平台构建与展望

随着临床药学工作开展的不断深入，电子药历平台的构建也逐渐趋于专科化、精细化的方向发展。以某大型三甲医院电子药历平台构建为例，如图 3－1 所示。

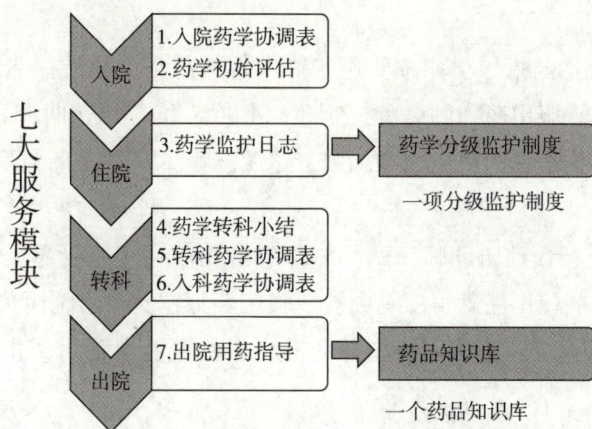

图 3－1－1　某院电子药历平台的模块设置

如图 3 - 1 - 1 所示，该电子药历管理平台主要包含了入院药学协调表、药学初始评估、药学监护日志、药学转科小结、转科药学协调表、入科药学协调表和出院用药指导七大服务模块和一个药品知识库。最后，为更高效地为患者提供临床药学监护服务，基于不同科室患者不同的疾病特点制定了专科患者药学三级监护制度，对患者药学监护实现了分级管理，明确规定了不同级别患者的监护标准和监护要点。

1. 入院药学协调表　入院协调表在患者新入院时使用，主要是由药师对患者入院时正在使用的药物进行了解和评估，进行医嘱重整，并明确是否需要继续使用，以确保患者药物治疗的连续性。

2. 药学初始评估　药学初始评估主要是临床药师对患者的一些基本信息进行采集，包括既往药物食物过敏史、患者对药物的了解程度、用药依从性、药物不良反应史等情况。为临床药物的选择和用药教育的开展提供相关信息。

3. 药学监护日志　药学监护日志主要用于记录患者住院期间对药物选择、使用、疗效、安全性等方面进行的监护。监护要点主要包括了适应证、药物选择、单次剂量、给药频次、给药途径、溶媒选择、用药终止、联合用药、改变给药途径、增加新的药物、更换剂型、监测化验指标、患者教育、咨询、药物不良反应、药物浓度监测、基因检测以及其他与药物治疗相关的监护内容。通过药学监护，可以为医护在药物使用的安全性，有效性和合理性等方面提供建议和参考。药学监护采用了分级管理制度。

4. 药学转科小结　药学转科小结主要用于患者住院期间在院内不同科室间转移时，由出科科室的临床药师对患者在本科住院期间药物使用的一些注意事项和特点进行归纳小结，便于转入科室的医生和临床药师快速了解患者药物使用的特点和注意事项。转科药学监护小结的内容主要包括药物过敏反应情况、药物不良反应情况、肝肾功能不全患者药物剂量调整建议、患者用药依从性等内容。

5. 转科药学协调表　在患者进行转科时，除了填写上述药学转科小结，帮助转入科室医生和临床药师快速了解患者药物使用的特点和注意事项以外，转出科室的临床药师还需要填写转科药学协调表，对患者目前正在使用的药物进行梳理，并给予是否需要停用的建议和理由，为转入科室的医生和临床药师提供参考，并确保患者药物治疗的连续性。

6. 入科药学协调表　与转科药学协调表对应，入科药学协调表主要用于转入科室临床药师对患者在转出科室的药物使用情况进行评估。除了可参考"转科药物协调表"中的相关信息以外，转入科室的临床药师还可以根据本科室的用药特点评估是否需要继续使用转出科室所使用的药物，并给予理由，供临床医生参考。

7. 出院用药指导　出院用药指导功能主要用于协助临床药师为出院患者制作个体化的出院用药指导单。其内容包括出院后所需服用药物的名称、剂量、频次、推荐用药时间以及用药注意事项等内容，帮助患者更好地了解相关药物知识，避免患者漏服、错服药物。在提高患者服药依从性的同时，提高患者药物使用的安全性。

8. 药品知识库　为了更便捷地协助临床药师制作患者出院用药指导单，软件还集成了一个药品知识库，主要收集了常用药物的使用注意事项等内容。临床药师在制作出院用药指导单时，可让系统自动地从"药品知识库"中提取相应药物的用药指导内容，方便患者出院用药指导单的制作，并推送至患者端。

　目前电子药历在全国范围内尚未全面推广，尚无统一格式，在建立和使用过程中还有不少问题亟待解决，如与医联医共体发展模式下 HIS 系统的融合问题等。当然电子药历的建立不能只是单纯照搬病历信息，应以临床需求为导向，重点突出用药评价和药师干预，对药师干预及建议模块进行分类细化，实现患者用药实时监测和药师及时干预，详细记录药师干预日志，对药物使用情况进行科学分析，为进一步的药学研究和用药分析提供数据和依据，从而进一步促进合理用药，扩展药学服务范围，提升药学服务水平，助推医院药学高质量发展。

六、赛证聚焦

技能竞赛　　　　　　资格证书考核

岗位对接

【实训目的】

1. 能够分析药历。
2. 能够撰写药历。

【实训准备】

复习药历书写的要点。

【实训步骤】

1. 在带教老师的指导下，学生选择一份运行病例，开展药学监护，并填写药历；
2. 由临床带教医生和药学带教老师进行点评。

【实训考核】

药历评分表

姓名　　　　专业

项目	得分
患者基本信息完整性（10 分）	
患者主诉、既往病史（5 分）	
患者用药史、药物过敏史、药品不良反应史（5 分）	
医学检验、影像学检查、血药浓度监测值分析（5 分）	
临床诊断要点分析（5 分）	
治疗原则说明（10 分）	
治疗用药记录及用药指导的相关建议（20 分）	
药物治疗方案分析及遴选建议（20 分）	
药历小结（10 分）	
专业用语规范、字迹清晰、表达准确（10 分）	
总评分	

药历书写实训　基于以下教学药历模板，在带教老师的指导下完成一份患者的药学监护。

教学药历（参考模板）

建立日期：　　年　　月　　日　　　　　　　　　　　　　　　　　　　　　建立人：

姓名		性别		出生日期	年　月　日	住院号	
住院时间：　年　月　日				出院时间：　年　月　日			
籍贯：		民族：		工作单位：			
联系方式							
身高（cm）			体重（kg）			体重指数	
血型			血压 mmHg			呼吸（次/分）	
不良嗜好（烟、酒、药物依赖）							

主诉和现病史：

既往病史：

既往用药史：

家族史：

过敏史：
含药物、食物及其他物品过敏史

药物不良反应及处置史：

入院诊断：

出院诊断：

临床诊断要点：

　　系指本次入院诊断要点，应包括相关医学检验、检查项目报告分析。治疗过程中新出现的临床诊断及要点分析，在"药物治疗日志"中记录。

续表

治疗原则：

　　系指为本次入院诊断所设计的治疗原则阐述。治疗过程中新出现的临床诊断及治疗原则分析，在"药物治疗日志"中记录。

主要治疗药物（应随时填写）：

药物治疗日志

1. 药物治疗日志记录内容应包括：
（1）患者用药品种、剂量、用法；
（2）对患者用药依据的阐述；
（3）对治疗药物的分析意见；
（4）患者用药变更及原因；
（5）患者用药后临床观察及分析；
（6）患者药物治疗中需观察的医学检验、影像学检指标；
（7）不同药物治疗方案的分析及遴选建议；
（8）治疗过程中出现的新的疾病诊断、诊断要点及治疗原则。
2. 每次记录应有学员签名，并注明记录时间（年、月、日）。
3. 药学带教老师每周不少于两次对药物治疗日志进行点评，并用红色笔填写点评意见。
4. 临床带教老师每周不少于一次对药物治疗日志进行点评，并用红色笔填写点评意见。

药物治疗日志

药物治疗总结

治疗结束时对完整治疗过程的总结性分析意见

临床带教老师评语
对完整教学药历的评语
药学带教老师评语
对完整教学药历的评语

书网融合……

微课　　　　　本章小结

项目二　临床检查指标解读

学习目标

1. **掌握**　血常规指标的解读；肝功能指标的解读；掌握肾功能指标的解读。
2. **熟悉**　临床常用生化检查的项目及临床意义。
3. **了解**　临床检查结果基本用途。
4. 能够参考临床检查结果制定治疗方案。
5. 培养临床检查结果解读技能。

岗位情景模拟

情景描述　患者，男，32 岁。因"鼻塞、咳嗽、发热 1 天"就诊，咳嗽无痰。既往史、过敏史、个人史、家族史无特殊。查体：T 38.3℃，神志清；P 100 次/分，律齐，未闻及杂音；R28 次/分，呼吸平稳，双肺呼吸音清；BP 120/80mmHg。

血常规结果：WBC 6.8×10^9/L，NE 61%，LM 32%。胸部 CT：正常。

诊断为：急性上呼吸道感染。医嘱如下：

1. 对乙酰氨基酚 0.5g，tid，po
2. 阿莫西林 0.5g，tid，po

讨论　目前治疗方案是否合理？若不合理，请改正后给予用药指导及健康教育；若合理，请完成用药指导和健康教育。

理论知识

一、血常规

血液是由血浆和血细胞两部分组成的液体，流动于血管，循环于全身，直接或间接地与机体所有组织发生联系。因此，血液检查不仅帮助诊断各种血液病，而且对其他系统疾病的诊断也可提供许多重要信息，临床血液学检查是临床上最常用和较重要的检验项目之一。

（一）红细胞计数和血红蛋白测定

红细胞（red blood cell，RBC）是圆形的无核细胞，直径约 7.3pm，边缘厚，中央较薄，侧视呈双凹碟形。红细胞的主要生理功能是携带氧气至全身组织，并将组织中的二氧化碳运送至肺部呼出体外，这一功能是由红细胞膜内的血红蛋白完成的。红细胞的平均寿命为 120 天，每天约有 1/120 的红细胞衰老、死亡，同时又有新的红细胞生成，维持动态平衡。多种疾病可打破这种平衡，造成红细胞质和量的改变以及血红蛋白（hemoglobin，Hb）质和量的变化。红细胞计数和血红蛋白正常值参考区间见表 3 - 2 - 1。

表 3 - 2 - 1　红细胞计数和血红蛋白正常参考区间

	RBC（$\times 10^{12}$/L）	Hb（g/L）
新生儿：	6.0 ~ 7.0	170 ~ 200
成人男：	4.0 ~ 5.5	120 ~ 160
成人女：	3.5 ~ 5.0	110 ~ 150

1. 增多　临床上分为以下两类。

（1）生理增多　见于精神因素（冲动、兴奋、恐惧、冷水浴刺激，均可使肾上腺素分泌增多导致）、红细胞代偿性增生（缺氧、长期多次献血）。

（2）病理性增多　见于频繁呕吐、出汗过多、大面积烧伤，以及慢性肺心病、肺气肿、高原病、肿瘤以及真性红细胞增多症等。

2. 减少　指单位容积血液中 RBC 和 Hb 低于正常值低限，常称贫血。临床上根据 Hb 减少程度将贫血分为四级。极重度贫血：Hb < 30g/L；重度贫血：Hb 在 31 ~ 60g/L；中度贫血：Hb 在 61 ~ 90g/L；轻度贫血：Hb 在 > 90g/L 与低于正常参考的下限之间。

（1）生理性减少　见于妊娠女性、6 个月 ~ 2 岁婴幼儿（生长发育迅速，造血原料相对不足）；某些老年人造血功能减退。

（2）病理性减少　红细胞生成减少，见于再生障碍性贫血等；红细胞破坏增多，见于急性大出血、严重的组织损伤及溶血性贫血等；红细胞合成障碍，见于缺铁性贫血、巨幼细胞性贫血等。

（二）红细胞比容

红细胞比容（hematocrit，HCT）又称红细胞压积，是指抗凝血液在一定条件下离心沉淀，测出的红细胞在全血中所占容积的百分比。

1. 正常参考区间　男性：40% ~ 50%；女性：37% ~ 48%。

2. 临床意义

（1）增高　多见于各种原因所致的血液浓缩，如大面积烧伤、严重呕吐、腹泻、多尿等。

（2）降低　多见于各种贫血。

（三）白细胞计数

白细胞计数（white blood cell，WBC）指计数单位体积血液中含的白细胞数目。正常的外周血液中的白细胞可分为中性粒细胞、嗜酸性粒细胞、嗜碱性粒细胞、淋巴细胞和单核细胞。

1. 正常参考区间　成人：4.0 ~ 10.0 $\times 10^9$/L；新生儿：15.0 ~ 20.0 $\times 10^9$/L。

2. 临床意义

（1）生理性增高　见于进食后、剧烈运动、妊娠、严寒及高温等。

（2）病理性增高　见于急性化脓性感染、严重组织损伤、尿毒症、白血病、急性大出血等。

（3）病理性减少　见于血液病、某些传染病、自身免疫病、脾功能亢进、放化疗后等。

（四）白细胞分类计数

白细胞分类计数（white blood cell differential count，WBCDC）是指对不同类型的白细胞分别计数及其占白细胞总数的百分比。

1. 正常参考区间　中性粒细胞计数（polymorphonuclear neutrophil，N）：2.0 ~ 7.0 $\times 10^9$/L

中性粒细胞比例（N%）：0.5 ~ 0.7（50% ~ 70%）

淋巴细胞计数（lymphocyte，L）：0.8 ~ 4.0 $\times 10^9$/L

淋巴细胞比值（L%）：0.20 ~ 0.40（20% ~ 40%）

嗜酸性粒细胞比值（eosinophilic ratio，E）：0.01 ~ 0.05（1% ~ 5%）

嗜碱性粒细胞比值（basophilic granulocyte ratio，B）：0～0.01（0～1%）

单核细胞比值（monocyte ratio，M）：0.03～0.08（3%～8%）

2. 临床意义

（1）中性粒细胞　为血液中的主要吞噬细胞，在急性感染中起重要作用。其增减的临床意义与白细胞计数相同。

（2）嗜酸性粒细胞

增多：见于过敏性疾病、皮肤病、寄生虫病，一些血液病及肿瘤，如慢性粒细胞性白血病、鼻咽癌、肺癌以及宫颈癌等。

减少：见于长期用肾上腺皮质激素后，伤寒、副伤寒初期，大手术后、严重烧伤应激状态等。

（3）嗜碱性粒细胞

增多：见于过敏性疾病，血液病如慢性粒细胞性白血病，创伤及中毒，恶性肿瘤等。

减少：无临床意义。

（4）淋巴细胞

增多：见于传染性淋巴细胞增多症、结核病、疟疾、慢性淋巴细胞白血病、百日咳、某些病毒感染等。

减少：多见于传染病的急性期、放射病、细胞免疫缺陷病、长期应用肾上腺皮质激素后或接触放射线等。

（5）单核细胞

增多：见于传染病或寄生虫病、结核病活动期、单核细胞白血病、疟疾等。

减少：无临床意义。

（五）血小板计数

血小板计数（platelet，PLT）是指单位体积血液中所含的血小板数目。

1. 正常参考区间　100～300×10⁹/L。

2. 临床意义

（1）血小板计数增高　包括原发性增高，如原发性血小板增多症、真性红细胞增多症等；反应性增高，如急性大失血、急性溶血和感染等。

（2）血小板计数减低　见于血小板生成障碍，如再生障碍性贫血，急性白血病；血小板破坏过多，如脾功能亢进；血小板消耗过多，如弥散性血管内凝血等。

> 🔗 **知识链接**
>
> #### 血常规检测仪的发展历史
>
> 在血常规检测仪发明之前，实验员们用显微镜来计数血细胞，费时费力且影响因素多，重复性差。
>
> 20世纪初期，莫尔德兰采用光电器进行血细胞计数；1947年拉格克兰茨采用高效光电倍增管加上光电扫描技术及暗视野照明法进行血细胞检测分析，克服了莫尔德兰光电法中存在的问题，可试用于临床；1958年，库尔特在前人的基础上，采用电阻率变化与电子技术相结合的方法，研制出性能比较稳定、操作比较方便的血液分析仪，称为库尔特电子血球计数器。20世纪60年代，以库尔特原理为基础的各种类型血液分析仪应运而生并广泛应用，逐步替代了传统的显微镜常规操作。70年代，在库尔特原理上开发出了以激光鞘流技术为基础的各类血液分析仪。80年代初推出了双通道仪器，除可直接计数血小板外，还能得到淋巴细胞总数和百分数等14个参数。90年代以来，有的学者根据幼稚细胞和成熟细胞膜的结构差异进行细胞分类，特别是对幼稚细胞的检测，为血细胞计数仪开创了新的领域。

二、肝功能检查

（一）血清氨基转移酶

血清氨基转移酶简称转氨酶，是一组氨基转移反应的酶类。反映肝细胞损害的酶主要是丙氨酸氨基转移酶（ALT，也称谷丙转氨酶）和天门冬氨酸氨基转移酶（AST，也称谷草转氨酶），为非特异性细胞内功能酶。ALT 主要分布于肝脏，其次是骨骼肌、肾脏、心肌等组织中。AST 主要分布于心肌，其次在肝脏、骨骼肌和肾脏组织中。当富含 ALT 的组织细胞（例如肝细胞）受损时，胞浆内的 ALT 和 AST 释放到血浆中，致使血清 ALT 和 AST 升高。在轻中度肝细胞损伤时，ALT 升高明显大于 AST；严重肝细胞损伤时，血清中 AST 升高更明显。

1. 正常参考区间　速率法：ALT：10～40U/L；AST：10～40U/L（不同试剂盒和不同实验室其正常值有差异）。

2. 临床意义

（1）急性病毒性肝炎　ALT 与 AST 均显著升高，可达正常上限的 20～50 倍，甚至 100 倍，但是 ALT 升高更明显。ALT/AST >1，是诊断急性病毒性肝炎的重要指标。

（2）慢性病毒性肝炎　转氨酶轻度升高（100～200U/L）或正常，多为 ALT/AST >1，若出现 ALT/AST <1，提示慢性肝炎进入活动期可能。

（3）酒精性肝病　转氨酶轻度升高或正常，且 ALT/AST <1。

（4）肝硬化　转氨酶活性与肝细胞坏死程度相关，一般终末期肝硬化转氨酶活性正常或降低。

（5）肝内、外胆汁淤积　转氨酶活性一般正常或轻度升高。

（6）急性心肌梗死　急性心肌梗死后 6～8 小时，AST 升高，18～24 小时达到峰值。

（二）碱性磷酸酶

碱性磷酸酶（ALP）是广泛分布于人体肝脏、骨骼、小肠、肾和胎盘等组织经肝脏向胆外排出的一种酶。当胆汁排泄受阻时血清 ALP 升高。

1. 正常参考区间　女性：1～12 岁 <500U/L，15 岁以上 40～150 U/L；男性：1～12 岁 <500U/L，12～15 岁 <700U/L，25 岁以上 40～150 U/L（不同试剂盒和不同实验室其正常值有差异）。

2. 临床意义

（1）肝胆系统疾病　各种肝内、外胆管阻塞性疾病，如胰头癌、胆道结石引起的胆管阻塞、原发性胆汁性肝硬化、肝内胆汁淤积等，ALP 明显升高；肝炎、肝硬化，ALP 轻度升高。

（2）黄疸的鉴别诊断

①胆汁淤积性黄疸：ALP 和血清胆红素明显升高，转氨酶轻度升高。

②肝细胞性黄疸：ALP 正常或稍高，转氨酶活性较高，血清胆红素明显升高。

③肝内局限性胆道阻塞：ALP 明显升高，ALT 和血清胆红素无明显升高。

（三）γ-谷氨酰转移酶

γ-谷氨酰转移酶（γ-glutamyl transferase，GGT）广泛分布于人体组织中，肾内最多，其次为胰和肝。正常人血清中 GGT 主要来自肝脏，GGT 在肝脏中广泛分布于肝细胞的毛细胆管一侧和整个胆管系统，因此当胆汁排出受阻或肝内合成亢进时，血清中 GGT 升高。

1. 正常参考区间　男性：11～50U/L；女性：7～32U/L（不同试剂盒和不同实验室其正常值有差异）。

2. 临床意义

（1）胆道阻塞性疾病 原发性胆汁性肝硬化、硬化性胆管炎等所导致的慢性胆汁淤积，以及肝癌时由于肝内阻塞，诱使肝细胞和癌细胞生产更多 GGT，均可使 GGT 明显升高。

（2）急、慢性病毒性肝炎、肝硬化 急性肝炎可导致 GGT 中度升高，慢性肝炎、肝硬化的非活动期，酶活性正常，若出现 GGT 持续升高，提示病情恶化。

（四）血清总胆红素、直接胆红素、间接胆红素

血清总胆红素（STB）是体内衰老分解和破坏的产物，包括直接胆红素，又称结合胆红素（CB）和间接胆红素，又称非结合胆红素（UCB）。间接胆红素是指不与葡萄糖醛酸结合的胆红素。间接胆红素难溶于水，不能通过肾随尿排出。间接胆红素在肝细胞内转化，与葡萄糖醛酸结合形成直接胆红素。直接胆红素溶于水，能通过肾随尿排出体外。肝脏对胆红素的代谢起着重要作用，包括肝细胞对血液中未结合胆红素的摄取、结合和排泄三个过程，其中任何一个过程发生障碍，均可引起胆红素在血液中积聚，出现黄疸。

1. 正常参考区间 成人 STB：$3.4 \sim 17.1\mu mol/L$，CB：$0 \sim 6.8\mu mol/L$，UCB：$1.7 \sim 10.2\mu mol/L$（不同试剂盒和不同实验室其正常值有差异）。

2. 临床意义

（1）判断有无黄疸 STB 在 $17.1 \sim 34.2\mu mol/L$ 时为隐性黄疸，$34.2 \sim 171\mu mol/L$ 为轻度黄疸，$171 \sim 342\mu mol/L$ 为中度黄疸，$>342\mu mol/L$ 为重度黄疸。

（2）推断黄疸病因 溶血性黄疸通常 STB $< 85.5\mu mol/L$，肝细胞黄疸 STB$17.1 \sim 171\mu mol/L$，不完全梗阻性黄疸 STB 为 $171 \sim 265\mu mol/L$，完全性梗阻性黄疸一般 STB $> 342\mu mol/L$。

（3）判断黄疸类型 各型黄疸均有 STB 升高现象，溶血性黄疸伴有 UCB 明显升高，梗阻性黄疸伴 CB 明显升高，CB 和 UCB 均明显升高的为肝细胞性黄疸。

三、肾功能检查

肾脏是人体重要的器官之一，其功能主要是分泌和排泄尿液、废物、药物和毒物等；调节和维持体液容量和成分；维持机体内环境的平衡。肾脏的工作量很大，每日大约 180L 血浆经肾小球滤过。因此，变态反应、肾血管病变、代谢异常、感染、先天性疾病、全身循环和代谢性疾病以及毒素、药物对肾脏的损害，均可影响肾功能，主要表现为肾功能检查指标的异常，在临床诊断和治疗上具有重要的意义。

（一）血清尿素氮

血清尿素氮（BUN）是人体蛋白质的代谢终末产物，是一种血浆中除蛋白质以外的含氮化合物。体内尿素氮 90% 以上经肾小球滤过而随尿液排出体外。当肾实质受损害时，肾小球滤过率降低，致使血清尿素氮浓度增加，所以临床将其作为判断肾小球滤过功能的指标。

1. 正常参考区间 成人：$3.2 \sim 7.1mmol/L$。婴儿、儿童：$1.8 \sim 6.5mmol/L$

2. 临床意义

（1）血清尿素氮增高 常见于肾脏疾病、其他泌尿系统疾病、高蛋白饮食、腹水、脱水、水肿等。

①肾脏疾病 常见于慢性肾炎、严重的肾盂肾炎等。当肾功能轻度受损时，血清尿素氮检测值可无变化。但当血清尿素氮高于正常时，说明有效肾单位的 60% ~70% 已受损害。因此，尿素氮测定不能作为肾病早期肾功能的测定指标，但是对于肾衰竭患者，尤其是氮质血症的患者，血清尿素氮测定对于诊断有特殊的价值。

②其他泌尿系统疾病　常见于泌尿道结石、前列腺增生症、肿瘤，前列腺疾病使尿路梗阻引起尿量显著减少或尿闭时，也可造成血清尿素氮检测值增高，即肾后性氮质血症。

③其他　高蛋白饮食、蛋白质分解代谢增高、脱水、水肿、腹水、上消化道出血、胆道手术后、磷或砷等化学药物中毒、妊娠后期妇女、继发于失血或心输出量减少或其他原因所致肾脏灌注下降等均会引起血清尿素氮升高，即肾前性氮质血症。

（2）血清尿素氮降低　常见于急性肝萎缩、中毒性肝炎、类脂质肾病等患者。

（二）血肌酐

血肌酐（Cr）是体内肌肉组织代谢的产物，外源性肌酐是肉类食物在体内代谢后的产物。肌酐是小分子物质，可通过肾小球滤过，在肾内很少吸收，每日体内产生的肌酐，几乎全部随尿排出，一般不受尿量影响。在外源性肌酐摄入量稳定，体内肌酐生成量恒定的情况下，其浓度取决于肾小球滤过功能。所以血肌酐浓度可在一定程度上反映肾小球滤过功能的损害程度，临床上血肌酐是常用的了解的指标之一。

人体肾功能正常时，肌酐的排出率恒定；当肾实质遭受损害时，肾小球的滤过率就会下降，当滤过率下降到一定程度后，血肌酐浓度就会急剧上升。

1. 正常参考区间　由于检测方法的不同，血肌酐正常值各个医院的衡量标准有一定差异，采用酶法测定时，成年男性：$59 \sim 104\mu mol/L$；成年女性：$45 \sim 84\mu mol/L$。

2. 临床意义

（1）血肌酐增高

①肾脏疾病　常见于急慢性肾小球肾炎、多囊肾、肾硬化、肾移植后的排斥反应等，尤其是慢性肾炎患者，血肌酐越高，预后越差。当肾小球滤过功能减退时，由于肾脏储备力和代偿力很强，所以在早期或轻度损害时，血肌酐浓度可以表现为正常，但是当肾小球滤过功能下降到正常人的 $30\% \sim 50\%$ 时，血肌酐数值会明显升高。血肌酐和尿素氮同时测定更有意义，如果两者都升高，提示肾功能已受损严重。

②其他　见于休克、心力衰竭、肢端肥大症、感染、巨人症、失血、脱水、进食肉类、剧烈运动、摄入药物（如维生素 C、左旋多巴、甲基多巴等）。

（2）血肌酐减低　见于重度充血性心力衰竭、贫血、肌营养不良、素食者，以及服用雄激素、噻嗪类药物等。

四、其他生化指标检查

（一）肌酸激酶

肌酸激酶（creatine kinase，CK）又称肌酸磷酸激酶，广泛存在于骨骼肌、心肌和脑组织中。

1. 正常参考区间　男性：$25 \sim 200U/L$，女性：$25 \sim 170U/L$（不同试剂盒和不同实验室其正常值有差异）。

2. 临床意义

（1）急性心肌梗死　CK 为早期诊断急性心肌梗死的灵敏指标之一。在心肌梗死后，$3 \sim 8$ 小时开始升高，$12 \sim 48$ 小时后达到峰值，$3 \sim 4$ 天后恢复正常；在心肌梗死病程中出现 CK 的再次升高，应考虑出现再次心肌梗死。

（2）心肌炎和肌肉疾病　发生心肌炎和各种肌肉疾病（例如横纹肌溶解、多发性肌炎等）时，CK

明显升高。

（3）溶栓治疗　CK 监测有助于判断溶栓后的再灌注情况。溶栓治疗出现再灌注时，CK 达到峰值时间将提前，动态测定 CK 变化有助于病情的观察。例如溶栓后在发病后 4 小时测得 CK 峰值，提示冠状动脉再通能力达 40% ~ 60%。

（4）其他情况如甲状腺功能亢进、激素治疗　当患者存在甲状腺功能亢进或接受激素治疗时可出现 CK 降低。

（二）肌酸激酶同工酶

肌酸激酶有三种同工酶：CK - BB、CK - MM、CK - MB。CK - BB 主要存在于脑、前列腺、肠、肺等组织中；CK - MM 主要存在于骨骼肌和心肌中；CK - MB 主要存在于心肌中。

1. 正常参考区间　CK - MM，94% ~ 96%；CK - MB ＜5%；CK - BB，极少或无（不同试剂盒和不同实验室其正常值有差异）。

2. 临床意义

（1）急性心肌梗死　发生急性心肌梗死时，CK - MB 明显升高，灵敏度高于 CK，特异性亦较高。

（2）其他心肌损伤　心绞痛、心包炎、慢性房颤及心脏手术后，都可能出现 CK - MB 升高。

（3）骨骼肌疾病、重症肌无力、进行性营养不良等可导致 CK - MM 明显升高。

（4）脑梗死、急性颅脑损伤、脑膜炎等会导致 CK - BB 升高，其升高程度与损伤严重度正相关。

（三）尿酸

尿酸（UA）是核酸中嘌呤代谢的最终产物，由肾脏随尿液排出体外。血液中尿酸经肾小球滤过后，大部分由肾小管重吸收。

1. 正常参考区间　男性：150 ~ 416μmol/L；女性：89 ~ 357μmol/L（不同试剂盒和不同实验室其正常值有差异）。

2. 临床意义

（1）痛风　血尿酸对痛风诊断最有帮助，痛风患者通常尿酸增高，但有时也会出现尿酸值基本正常。

（2）高尿酸血症　正常饮食下，非同日两次空腹血尿酸水平男性高于 420μmol/L，女性高于 360μmol/L，即可诊断为高尿酸血症。

（3）肾脏疾病　急性或者慢性肾炎可引起血液中尿酸升高，升高程度较肌酐、尿素氮等指标更明显。

（四）空腹血糖

空腹血糖是指在空腹（至少 8 ~ 10 小时未进任何食物，饮水除外）后，早餐前采的血，所检测的血糖值，为糖尿病最常用的检测指标。

1. 正常参考区间　3.9 ~ 6.1mmol/L（不同试剂盒和不同实验室其正常值有差异）。

2. 临床意义

（1）糖尿病　空腹血糖≥7.0mmol/L。

（2）内分泌疾病　甲状腺功能亢进症、巨人症、肢端肥大症等都可能引起空腹血糖升高。

（3）应激性高血糖　当发生重大创伤时，例如颅内压增高、颅脑损伤、急性脑血管疾病、心肌梗死等，可引起空腹血糖应激性升高。

（4）低血糖　普通成人空腹血糖≤2.8mmol/L 时为低血糖，可由饥饿、妊娠期引起，也可发生在使用口服降糖药、胰岛素之后。

（五）糖化血红蛋白

糖化血红蛋白（HbA_{1c}）是红细胞中的血红蛋白与血清中的糖类相结合的产物。它的含量取决于血糖浓度以及血糖与血红蛋白接触时间，而与抽血时间、患者是否空腹、是否使用胰岛素等因素无关，因此被用作糖尿病控制的监测指标。

1. 正常参考区间　HbA_{1c}：4% ~ 6%（不同试剂盒和不同实验室其正常值有差异）。

2. 临床意义

（1）糖尿病的诊断　世界卫生组织（WHO）建议在条件具备的国家和地区采用 HbA_{1c} 诊断糖尿病，诊断切点为 $HbA_{1c} \geqslant 6.5\%$。

（2）糖尿病疗效评估　HbA_{1c} 升高提示最近 1 ~ 3 个月的血糖控制不佳，因此临床上将 HbA_{1c} 作为评估长期血糖控制情况的金标准，也是临床决定是否需要调整治疗的重要依据。

（六）总胆固醇

在人体内胆固醇主要以胆固醇酯和游离胆固醇的形式存在，两者总成为总胆固醇（total cholesterd，TC）。TC 是动脉粥样硬化的预防、危险评估、疗效观察的重要参考指标。

1. 正常参考区间　TC：合适水平 < 5.2mmol/L，边缘升高 3.4 ~ 6.2mmol/L，升高 ≥6.2mmol/L（不同试剂盒和不同实验室其正常值有差异）。

2. 临床意义

（1）动脉粥样硬化性心血管疾病　胆固醇是发生动脉粥样硬化的重要因素，TC 升高提示可能存在动脉粥样硬化性心血管疾病。

（2）其他疾病　高脂血症、阻塞性黄疸、甲状腺功能减退、糖尿病均可能导致 TC 升高。

（七）三酰甘油

三酰甘油（triglyceride，TG）是脂质的组成成分，是甘油和 3 个脂肪酸所形成的脂。正常情况下，血浆中的甘油三酯保持着动态平衡，TG 是动脉粥样硬化的危险因素之一。

1. 正常参考区间　0.56 ~ 1.7mmol/L（不同试剂盒和不同实验室其正常值有差异）。

2. 临床意义

（1）动脉粥样硬化性心血管疾病　TG 是发生动脉粥样硬化的危险因素之一，TG 升高提示可能存在动脉粥样硬化性心血管疾病。

（2）其他疾病　高脂血症、肥胖、甲状腺功能减退、糖尿病均可导致 TG 升高。

（八）低密度脂蛋白胆固醇

低密度脂蛋白胆固醇（low density lipoprotein cholesterol，LDL - C）是空腹血浆中的主要脂蛋白，约占血浆脂蛋的 2/3，是运输胆固醇到肝外组织的主要运载工具。

1. 正常参考区间　理想水平：<2.6mmol/L，合适水平 <3.4mmol/L，边缘升高 <3.4 ~ 4.1mmol/L，升高 ≥4.1mmol/L（不同试剂盒和不同实验室其正常值有差异）。

2. 临床意义　判断发生冠心病的风险：LDL - C 是动脉粥样硬化性心血管疾病危险性的评估指标，LDL - C 的升高和冠心病发病风险呈正相关。

（九）高密度脂蛋白胆固醇

高密度脂蛋白胆固醇（high density lipoprotein cholesterol，HDL - C）能将外周组织如血管壁内胆固醇转运至肝脏进行分解代谢，即胆固醇逆转运，由此减少胆固醇在血管壁的沉积，起到抗动脉粥样硬化作用，其血浆含量的高低与患心血管病的风险呈负相关。

1. 正常参考区间　适合水平 >1.04mmol/L，降低 ≤1.0mmol/L（不同试剂盒和不同实验室其正常值有差异）。

2. 临床意义　判断发生冠心病的风险：血清 HDL-C 水平与冠心病的发病危险呈负相关，高 TG 患者往往伴有低 HDL-C。

（十）凝血酶原时间

凝血酶原时间（pothrombin time，PT）是指在缺乏血小板的血浆中加入过量的组织凝血活酶和钙离子，凝血酶原转化为凝血酶，导致血浆凝固所需的时间。凝血酶原时间是反映血浆中凝血因子Ⅰ、Ⅱ、Ⅴ、Ⅶ、Ⅹ活性的指标。凝血酶原时间测定是检查机体外源性凝血系统功能有无障碍的筛选试验，也是临床抗凝治疗的重要监测指标。

1. 正常参考区间　11~13 秒。受检者的测定值比正常对照值延长 3 秒以上为异常（不同试剂盒和不同实验室其正常值有差异）。

2. 临床意义

（1）血液高凝状态和血栓性疾病　PT 缩短提示可能存在血液高凝状态和血栓性疾病，例如弥散性血管内凝血早期、脑血栓、心肌梗死。

（2）凝血因子缺乏　PT 延长提示可能存在先天性凝血因子Ⅰ、Ⅱ、Ⅴ、Ⅶ、Ⅹ及纤维蛋白原缺乏，也可能存在维生素 K 缺乏、严重肝病、纤溶亢进、弥散性血管内凝血晚期等。

（十一）国际化标准比值

国际标准化比值（international normalized ratio，INR）是患者凝血酶原时间与正常对照凝血酶原时间之比的 ISI 次方（ISI：国际敏感度指数，试剂出厂时由厂家标定），是可以校正凝血活酶试剂差异对凝血酶原时间测值进行标准化报告的方法。

1. 正常参考区间　华法林使用患者：2.0~3.0。

2. 临床意义　用于监测抗凝药物华法林用量和疗效的首选指标。使用华法林抗凝治疗时，一般要求 INR 维持在 2.0~3.0，既可保证治疗效果，也可使出血风险维持在较低水平。对出血风险较高者，可以考虑 INR 维持在 1.5~2.0，但疗效可能有所下降。患者开始口服华法林后 1~2 天开始监测 INR，起初 2~3 天一次，并根据 INR 结果调整华法林剂量，连续两次 INR 在治疗范围内，可改为一周监测一次 INR；对长期服用华法林剂量不变者，可每 4 周监测一次 INR。

五、赛证聚焦

技能竞赛　　　　资格证书考核

岗位对接

【实训目的】

1. 能够解读各种临床检查指标。

2. 能够根据检查结果分析异常原因。

【实训准备】

学习血常规、肝功能、肾功能及其它生化指标的临床意义及解读方法。

【实训步骤】

1. 血常规分析实训　每个学生选择一个任务，按要求解读。

2. 肝功能检查分析实训　每个学生选择一个任务，按要求解读。

3. 肾功能检查分析实训　每个学生根据所给任务，按要求分析。

4. 其它生化指标分析实训　每个学生选择两个任务，按要求解读。

【实训考核】

考核内容	标准分（100 分）	评分标准	得分
血常规分析实训	20 分	1. 分析原因（10 分） 2. 分析依据（10 分）	
肝功能检查分析实训	20 分	1. 分析原因（10 分） 2. 分析依据（10 分）	
肾功能检查分析实训	20 分	1. 判断正确（10 分） 2. 判断依据（10 分）	
其他生化指标分析实训	40 分	1. 判断正确（10 分/任务） 2. 判断依据（10 分/任务）	

一、血常规分析实训

（一）任务一

患者，男，30 岁，2 周前不明原因出现皮肤瘀点、瘀斑，疲劳感明显，遂来医院就诊。予送检血常规，请结合以下血常规结果试分析可能的原因。

＊＊＊＊医院检验结果报告单

姓名：＊某　　性别：男　　年龄：30 岁　　条形码：＊＊＊＊＊＊＊＊＊＊＊＊＊

科室：内科　　床号：　　诊断：　　标本类型：血

ID 号：　　病历号：　　送检医生：　　样品编号：＊＊＊＊

序号	代码	项目名称	结果	参考值	单位
1	WBC	白细胞	5.08	4 ~ 10	$10^9/L$
2	RBC	红细胞	3.27	3.5 ~ 5.5	$10^{12}/L$
3	HGB	血红蛋白	92	110 ~ 160	g/L
4	HCT	红细胞压积	26.7	36 ~ 50	%
5	PLT	血小板	47	100 ~ 300	$10^9/L$
6	LYMPH	淋巴细胞比率	70.0	20 ~ 40	%
7	NEUTP	中性细胞比率	22.7	50 ~ 70	%
8	MONOP	单核细胞比率	7.0	3 ~ 8	%
9	EOP	嗜酸性粒细胞比率	0.3	0.5 ~ 5	%
10	BASOP	嗜碱性粒细胞比率	0.000	0 ~ 1	%
11	LYMP	淋巴细胞数	3.556	0.8 ~ 4	$10^9/L$
12	NEUT	中性细胞数	1.153	2.0 ~ 7.0	$10^9/L$
13	MONON	单核细胞	0.356	0 ~ 0.8	$10^9/L$
14	EON	嗜酸性粒细胞	0.015	0.05 ~ 0.5	$10^9/L$
15	BASON	嗜碱性粒细胞	0.000	0 ~ 0.1	$10^9/L$

（二）任务二

患者，男，55 岁，既往胃溃疡病史 5 年余，未规范化治疗，因面色苍白、乏力 1 月余来医院就诊，予送检血常规，请结合以下血常规结果试分析可能的原因。

＊＊＊＊医院检验结果报告单

姓名：＊某　　性别：男　　年龄：55 岁　　条形码：＊＊＊＊＊＊＊＊＊＊＊＊
科室：内科　　床号：　　诊断：　　标本类型：血
ID 号：　　病历号：　　送检医生：　　样品编号：＊＊＊＊

序号	代码	项目名称	结果	参考值	单位
1	WBC	白细胞	10.87	4 ~ 10	$10^9/L$
2	RBC	红细胞	3.26	3.5 ~ 5.5	$10^{12}/L$
3	HGB	血红蛋白	93	110 ~ 160	g/L
4	HCT	红细胞压积	25.2	36 ~ 50	%
5	PLT	血小板	192	100 ~ 300	$10^9/L$
6	LYMPH	淋巴细胞比率	26.4	20 ~ 40	%
7	NEUTP	中性细胞比率	68.3	50 ~ 70	%
8	MONOP	单核细胞比率	4.5	3 ~ 8	%
9	EOP	嗜酸性粒细胞比率	0.7	0.5 ~ 5	%
10	BASOP	嗜碱性粒细胞比率	0.1	0 ~ 1	%
11	LYMP	淋巴细胞数	2.869	0.8 ~ 4	$10^9/L$
12	NEUT	中性细胞数	7.424	2.0 ~ 7.0	$10^9/L$
13	MONON	单核细胞	0.49	0 ~ 0.8	$10^9/L$
14	EON	嗜酸性粒细胞	0.076	0.05 ~ 0.5	$10^9/L$
15	BASON	嗜碱性粒细胞	0.011	0 ~ 0.1	$10^9/L$

二、肝功能检查分析实训

（一）任务一

患者，男性，63 岁，3 天前饮酒后出现乏力、胃纳不佳，就诊后查肝功能、血常规。血常规结果无异常，肝功能结果见检查单。考虑该患者为何种疾病，并说明理由。

＊＊＊＊医院检验结果报告单

姓名：＊某　　性别：男　　年龄：63 岁　　条形码：H0290150134　　样品编号：5420
科室：　　内科床号：　　诊断：肝功能异常　　标本类型：血
ID 号：　　病历号：　　送检医生：

序号	项目名称	英文代号	测试结果	参考值	单位
1	谷丙转氨酶	ALT	358	0 ~ 40	U/L
2	谷草转氨酶	AST	443	5 ~ 40	U/L
3	谷丙/谷草	ALT/AST	0.808	1.0 ~ 1.5	
4	总胆汁酸	TBA	12	0 ~ 12	μmol/L
5	总胆红素	TB	3.4	3.4 ~ 17.1	μmol/L
6	直接胆红素	UCB	0.4	0 ~ 6.8	μmol/L
7	间接胆红素	CB	3.0	1.7 ~ 10.2	μmol/L

续表

序号	项目名称	英文代号	测试结果	参考值	单位
8	总蛋白	TP	68	60～80	g/L
9	白蛋白	ALB	33	35～55	g/L
10	球蛋白	GLB	35	20～30	g/L
11	胆碱酯酶	CHE	5000	4000～10000	U/L
12	γ-谷氨酰转肽酶	GGT	59	0～58	U/L
13	碱性磷酸酶	ALP	145	42～140	U/L

(二) 任务二

患者，男性，49岁，既往慢性乙型肝炎病史10年余，患者有长期饮酒史，未规律服药，10天前双下肢出现浮肿，呈进行性加重，遂来医院就诊，予送检急诊血生化，请结合以下血生化结果分析可能的原因。

＊＊＊＊医院检验结果报告单

姓名：＊某　性别：男　年龄：49岁　条形码：H0290150100　样品编号：5420
科室：内科　床号：　诊断：慢性乙型肝炎　标本类型：血
ID号：　病历号：　送检医生：

序号	项目名称	英文代号	测试结果	参考值	单位
1	谷丙转氨酶	ALT	392	0～40	U/L
2	谷草转氨酶	AST	315	0～37	U/L
3	谷丙/谷草	ALT/AST	1.244	0.80～1.5	
4	谷氨酰转移酶	GGT	31	7～32	U/L
5	碱性磷酸酶	ALP	60	53～128	U/L
6	总胆红素	TBILI	27.7	5.1～19.0	μmol/L
7	直接胆红素	DBILI	11.3	0.0～5.1	μmol/L
8	间接胆红素	IBILI	16.4	5.0～12.0	μmol/L
9	总蛋白	TP	53.4	60～80	g/L
10	白蛋白	ALB	35.1	35～55	g/L
11	球蛋白	GLB	18.3	15.0～35.0	g/L
12	白球比	ALB/GLB	1.9	1.20～2.00	
13	乳酸脱氢酶	LDH	126	109～245	U/L
14	肌酸激酶	CK	67	24.0～195.0	U/L

三、肾功能检查分析实训

患者，男，45岁，因"腰痛、双下肢凹陷性浮肿3个月余"来医院就诊，尿常规检查尿蛋白（＋＋＋），尿红细胞0～2个/HP，人血白蛋白23g/L，血浆胆固醇11.9mmol/L，血清尿素氮9.5mmol/L，血肌酐209μmol/L。请结合以上结果分析该患者可能患何种疾病？并给出依据。

四、其他生化指标分析实训

（一）任务一

患者，男，55 岁。近日体检，体检结果显示血糖及血压正常，生化指标如下：TG 5.6mmol/L，LDL – C 6.5mmol/L，HDL – C 0.7mmol/L，其他指标未见异常（详见化验单）。患者平时喜高糖高脂饮食，无吸烟饮酒史。请分析该患者考虑可能为何种疾病。

＊＊＊＊医院检验结果报告单

姓名：＊某	性别：男	年龄：52 岁	条形码：H0290150136	样品编号：5330
科室：	体检床号：	诊断：	标本类型：血	
ID 号：	病历号：	送检医生：		

序号	项目名称	英文代号	测试结果	参考值	单位
1	钾	K	3.9	3.5 ~ 5.3	mmol/L
2	钠	NA	135	130 ~ 145	mmol/L
3	氯	CL	101	96 ~ 110	mmol/L
4	钙	CA	2.30	1.90 ~ 2.70	mmol/L
5	铁	Fe	25	11 ~ 32	μmol/L
6	总胆红素	TB	14.0	2.0 ~ 20.0	μmol/L
7	直接胆红素	DB	4	0.0 ~ 6.0	μmol/L
8	间接胆红素	IB	10	0 ~ 18	μmol/L
9	总蛋白	TP	72	60.0 ~ 83	g/L
10	白蛋白	ALB	49	37.0 ~ 53.0	g/L
11	球蛋白	GLB	32	20.0 ~ 35.0	g/L
12	谷丙转氨酶	ALT	35	0 ~ 40	U/L
13	谷草转氨酶	AST	32	0 ~ 30	U/L
14	碱性磷酸酶	ALP	87	40 ~ 150	U/L
15	谷氨酰氨基转移酶	GGT	21	4 ~ 58	U/L
16	总胆汁酸	TBA	12	0 ~ 15	μmol/L
17	尿素氮	BUN	3.2	2.5 ~ 6.3	mmol/L
18	肌酐	CREN	55	50 ~ 120	μmol/L
19	尿酸	UA	234	140 ~ 420	μmol/L
20	总胆固醇	TC	7.2	3.6 ~ 6.5	mmol/L
21	三酰甘油	TG	5.6	1.00 ~ 1.71	mmol/L
22	高密度脂蛋白胆固醇	HDL – C	0.7	1.1 ~ 1.70	mmol/L
23	低密度脂蛋白胆固醇	LDL – C	6.0	2.50 ~ 3.50	mmol/L
24	葡萄糖	GLU	5.5	3.90 ~ 5.90	mmol/L

（二）任务二

患者，女，70 岁。体检发现糖化血红蛋白 8.5%，空腹血糖 6.4mmol/L，详见化验单。未使用降糖药和胰岛素，既往有高血压、冠心病病史，根据上述资料，该患者能否诊断为糖尿病？并给出理由。

＊＊＊＊医院检验结果报告单

姓名：＊某　　性别：女　　年龄：70 岁　　条形码：H0233150136　　样品编号：2830
科室：体检　　床号：　　诊断：　　标本类型：血
ID 号：　　病历号：　　送检医生：

序号	项目名称	英文代号	测试结果	参考值	单位
1	钾	K	3.2	3.5 ~ 5.3	mmol/L
2	钠	NA	142	130 ~ 145	mmol/L
3	氯	CL	106	96 ~ 110	mmol/L
4	钙	CA	2.7	1.90 ~ 2.70	mmol/L
5	铁	Fe	16	11 ~ 32	μmol/L
6	总胆红素	TB	7.7	2.0 ~ 20.0	μmol/L
7	直接胆红素	DB	2.2	0.0 ~ 6.0	μmol/L
8	间接胆红素	IB	5.5	0 ~ 18	μmol/L
9	总蛋白	TP	71	60.0 ~ 83	g/L
10	白蛋白	ALB	42.0	37.0 ~ 53.0	g/L
11	球蛋白	GLB	25.0	20.0 ~ 35.0	g/L
12	谷丙转氨酶	ALT	35	0 ~ 40	U/L
13	谷草转氨酶	AST	12	0 ~ 30	U/L
14	碱性磷酸酶	ALP	48	40 ~ 150	U/L
15	谷氨酰氨基转移酶	GGT	32	4 ~ 58	U/L
16	总胆汁酸	TBA	12	0 ~ 15	μmol/L
17	尿素氮	BUN	2.7	2.5 ~ 6.3	mmol/L
18	肌酐	CREN	52	50 ~ 120	μmol/L
19	尿酸	UA	190	140 ~ 420	μmol/L
20	总胆固醇	TC	4.9	3.6 ~ 6.5	mmol/L
21	三酰甘油	TG	1.05	1.00 ~ 1.71	mmol/L
22	高密度脂蛋白胆固醇	HDL－C	0.6	1.1 ~ 1.70	mmol/L
23	低密度脂蛋白胆固醇	LDL－C	3.5	2.50 ~ 3.50	mmol/L
24	葡萄糖	GLU	6.4	3.90 ~ 5.90	mmol/L
25	糖化血红蛋白	HbA_{1c}	8.5	<6.5	%

（三）任务三

患者，女，45 岁。体检中发现血尿酸 540μmol/L，详见化验单。平时无关节疼痛，关节无变形。平时喜食海鲜、肉类，每周数次喝啤酒，每次 2 瓶以上，根据上述材料，请分析该患者是何种疾病？

＊＊＊＊医院检验结果报告单

姓名：＊某　　性别：女　　年龄：45 岁　　条形码：H0233150100　　样品编号：2830
科室：体检　　床号：　　诊断：　　标本类型：血
ID 号：　　病历号：　　送检医生：

序号	项目名称	英文代号	测试结果	参考值	单位
1	钾	K	4.3	3.5 ~ 5.3	mmol/L
2	钠	NA	132	130 ~ 145	mmol/L
3	氯	CL	106	96 ~ 110	mmol/L
4	钙	CA	2.2	1.90 ~ 2.70	mmol/L

续表

序号	项目名称	英文代号	测试结果	参考值	单位
5	铁	Fe	20	11 ~ 32	μmol/L
6	总胆红素	TB	12.7	2.0 ~ 20.0	μmol/L
7	直接胆红素	DB	2.7	0.0 ~ 6.0	μmol/L
8	间接胆红素	IB	10	0 ~ 18	μmol/L
9	总蛋白	TP	75	60.0 ~ 83	g/L
10	白蛋白	ALB	52.0	37.0 ~ 53.0	g/L
11	球蛋白	GLB	22.0	20.0 ~ 35.0	g/L
12	谷丙转氨酶	ALT	31	0 ~ 40	U/L
13	谷草转氨酶	AST	17	0 ~ 30	U/L
14	碱性磷酸酶	ALP	78	40 ~ 150	U/L
15	谷氨酰氨基转移酶	GGT	32	4 ~ 58	U/L
16	总胆汁酸	TBA	7	0 ~ 15	μmol/L
17	尿素氮	BUN	2.9	2.5 ~ 6.3	mmol/L
18	肌酐	CREN	72	50 ~ 120	μmol/L
19	尿酸	UA	540	140 ~ 420	μmol/L
20	总胆固醇	TC	5.1	3.6 ~ 6.5	mmol/L
21	甘油三酯	TG	2.3	1.00 ~ 1.71	mmol/L
22	高密度脂蛋白胆固醇	HDL – C	1.23	1.1 ~ 1.70	mmol/L
23	低密度脂蛋白胆固醇	LDL – C	3.7	2.50 ~ 3.50	mmol/L
24	葡萄糖	GLU	5.9	3.90 ~ 5.90	mmol/L
25	糖化血红蛋白	HbA1c	6.0	<6.5	%

书网融合……

微课　　　　本章小结

项目三　药物相互作用与配伍禁忌

学习目标

1. **掌握**　常见药物相互作用、配伍禁忌的审方原则和处理方法。
2. **熟悉**　常见药物相互作用、配伍禁忌的宣教方法。
3. **了解**　药物相互作用、配伍禁忌的查询方法。
4. 能够形成合理用药、安全用药的职业素养。
5. 培养在实际用药中辨识药物相互作用、配伍禁忌的技能。

岗位情景模拟

情景描述　患者，男，68岁，身高156cm，体质量75kg，体质量指数（BMI）30.8kg/m^2。2020年1月19日，患者痰涂片见真菌孢子及菌丝，血清真菌细胞壁（1,3）-β-D-葡聚糖试验232.97pg/ml↑，培养出曲霉菌，颈动脉有重度狭窄伴斑块。诊断为：肺部曲霉菌感染、颈动脉重度狭窄伴斑块形成。予以注射用伏立康唑，第一日负荷剂量450mg后300mg维持（q12h，ivgtt）抗真菌治疗，予以阿托伐他汀钙片10mg，qn调脂、氯吡格雷片75mg，qd抗血小板聚集。2020年1月25日，持续口服伏立康唑片200mg，q12h抗真菌，多烯磷脂酰胆碱456mg，tid保肝。2020年2月3日，患者出现四肢乏力、活动后胸闷气紧，入院辅助检查：肌酸激酶（CK）23194U/L↑，肌红蛋白（MYO）86110.9ng/ml↑，高敏肌钙蛋白I（cTnI）51.1ng/L↑。磁共振提示左上臂、左大腿、左小腿中上段肌群T$_2$信号增高。

讨论　患者为什么会出现肌肉损伤？该如何处理？

理论知识

药物相互作用（drug-drug interaction，DDI）指的是两种或多种药物或药物与食物联合应用时，其原来的效应发生变化。药物相互作用包括药剂学相互作用、药动学相互作用和药效学相互作用。

药剂学相互作用是指药物制剂在进入体内之前，理化性质发生变化，从而影响药物作用的发挥，也称配伍禁忌。一般是两种或多种药物在体外同一容器中配伍应用时，发生可见或不可见的物理或化学方面的变化，如出现沉淀或变色，或产生气体，导致药物疗效降低、消失或产生毒性。常发生在液体制剂和静脉输液时。

药动学相互作用是指药物在吸收、分布、代谢和排泄过程中，受联合应用的其他药物的影响，而导致血药浓度增加或减小，进而引起药效或毒性的增强或减弱。

药效学相互作用是指某药物在药动学过程和作用部位浓度不变的情况下，因受联合应用药物的影响而发生的药物效能的改变。

一、药动学相互作用

（一）影响药物吸收的相互作用

吸收过程的相互作用主要发生在消化系统，其类型包括：胃肠道pH值、络合或吸附作用、胃肠道运动状态、食物的作用。

l. 胃肠道 pH 值　药物在胃肠道的吸收是被动转运，药物的脂溶性越大、非解离型比值越大，越易吸收。胃肠道的 pH 值可影响药物的溶解度和解离度，进而影响药物吸收。碱性药物、H_2 受体拮抗剂、质子泵抑制剂可使胃肠道 pH 值升高，从而使一些 pH 值依赖药物的吸收减少。如酮康唑的吸收受 pH 值影响，当雷贝拉唑与酮康唑合用时，会降低酮康唑的吸收，从而降低抗菌作用。

2. 络合或吸附作用　含有 2、3 价的阳离子（Ca^{2+}、Al^{3+}、Mg^{2+} 等）能与四环素类抗生素、异烟肼、喹诺酮类抗菌药物等形成不溶性或难以吸收的络合物，从而影响药物吸收。

某些药物本身是一种吸附剂，其他药物和其一起使用会使药物吸收减少。如阴离子交换树脂考来烯胺、考来替泊，对酸性分子如阿司匹林、地高辛、华法林、环孢素、甲状腺素等有很强的吸附作用，妨碍了这些药物的吸收。林可霉素与白陶土同服，其血药浓度只有单独服用时的 10%。

3. 胃肠道运动状态　某些药物在胃肠道有固定的吸收部位，改变胃排空和肠蠕动速度能影响目标药物到达吸收部位的时间和停留时间，从而影响目标药物的起效时间和吸收程度。

例如地高辛一般在十二指肠和小肠的某一部位吸收，与促进肠蠕动的甲氧氯普胺等合用，地高辛迅速离开吸收部位而使其血药浓度可降低约 30%，可导致临床治疗失败；而与抑制肠蠕动的抗胆碱药合用，地高辛血药浓度可提高 30% 左右，如不调整地高辛剂量，就可能中毒。

4. 食物的影响　一般情况下食物可减少药物的吸收。如利福平、异烟肼等可因进食而吸收缓慢，但对药物吸收总量没有影响。但某些脂溶性药物，如灰黄霉素与高脂肪的食物同服，可明显增加吸收量。

（二）影响药物分布的相互作用

1. 竞争血浆蛋白结合部位　当两种药物与血浆蛋白的结合位点相同时，就导致一种亲和力较强的药物将另一种亲和力较弱的药物从血浆蛋白结合部位置换出来，使后一种药物的游离型增多，血药浓度增加，药理活性增强。只有少数药物的药效变化或毒副反应是由单纯的血浆蛋白结合率的改变所引起。例如，低清除药物华法林、苯妥英钠、甲苯磺丁脲等，在体内可被许多其它药物所置换，但很少有关它们分布的不良报道。

2. 改变组织分布

（1）改变组织血流量　去甲肾上腺素减少肝脏血流量，使得利多卡因在肝脏的分布量减少，导致代谢减慢、血药浓度增高。异丙肾上腺素增加肝脏血流量，可降低利多卡因血药浓度。

（2）组织结合位点上的竞争置换　奎尼丁能将地高辛从骨骼肌的结合位点上置换下来，可使 90% 的患者地高辛血药浓度升高约 1 倍，从而导致药物中毒。

（三）影响药物代谢的相互作用

1. 酶的抑制　肝微粒体酶的活性能够被某些药物抑制，称酶抑制。该酶被抑制的效果是将通过此酶代谢的药物血药浓度升高，药理效应增强或延长，甚至中毒。常见的酶抑制剂如西咪替丁、胺碘酮、奥美拉唑、克拉霉素、伊曲康唑、酮康唑等。例如，西咪替丁是 CYP450 的强抑制剂，能够抑制茶碱、阿司咪唑、氯霉素、二甲双胍等 300 余种药物的体内代谢，从而引发中毒反应，临床应用西咪替丁需要重视药物相互作用。阿司咪唑具有心脏毒性，与酮康唑、红霉素等 CYP450 抑制剂合用时，代谢受阻，血药浓度也会显著上升，可出现致死性心脏毒性。

2. 酶的诱导　某些药物能够增加肝微粒体酶合成，加速另一种药物的代谢而使其药理活性减弱，称为酶诱导。如器官移植患者应用免疫抑制剂环孢素和糖皮质激素，如合并结核病使用利福平，由于利福平的酶诱导作用，可导致上述两种药的代谢加快，药效下降，出现移植排斥。常见的酶诱导剂有苯巴比妥、利福平、苯妥英钠、卡马西平等。

酶诱导有时候也可使药物的疗效增强。如环磷酰胺在体外无活性，只有经 CYP2C9 代谢活化生成磷酰胺氮芥，才能与 DNA 烷化发挥其抑制肿瘤细胞生长的作用，当与 CYP2C9 诱导剂利福平合用，则起效加快，药效增强。

（四）影响药物排泄的相互作用

大多数药物的排泄在肾脏。药物及其代谢产物在肾脏的排泄是肾小球滤过、肾小管主动分泌、肾小管重吸收的综合作用结果。但发生有意义的药物相互作用主要是改变了肾小管的主动分泌和重吸收。

1. 干扰肾小管分泌　肾小管的分泌是一个主动转运过程，弱酸性药物由酸性药物转运体转运排出，碱性药物由碱性药物转运体转运排出。当两种酸性药物合用时（或两种碱性药物合用），可相互竞争酸性（或碱性）转运体，竞争力弱的药物，其经由肾小管分泌的量减少，经肾脏排泄减慢。如痛风患者合用丙磺舒和吲哚美辛，两者竞争酸性载体，可使吲哚美辛的分泌减少，排泄减慢，不良反应发生率明显增加。水杨酸与呋塞米合用时，因竞争酸性转运体，使水杨酸排泄减少而蓄积中毒。这种竞争也可产生有益的作用，例如丙磺舒和青霉素竞争肾小管上的酸性转运系统，可延缓青霉素经肾排泄的过程，发挥持久的治疗作用。

2. 改变肾小管的重吸收　肾小管的重吸收有主动和被动两种，被动重吸收在药物相互作用中起主导作用。药物的解离度是影响被动重吸收的主要因素。脂溶性高、极性小的非解离型药物容易被重吸收入血，因而，改变药物的解离度可以调节药物的排泄。如弱酸性药物苯巴比妥中毒时，给予碳酸氢钠碱化尿液，使苯巴比妥成解离型而快速排出。同理，酸化尿液可以让弱碱性药物如吗啡、氨茶碱、抗组胺药物的排泄加快。

二、药效学相互作用

药效学相互作用可产生疗效的协同、相加或拮抗作用。总药效等于药物单用时的效应之和称为相加，即 $1+1=2$；大于药物单用时的效应之和称为增强，即 $1+1>2$；相加和增强作用为药物的协同作用。

左旋多巴本身无药理活性，仅 1% 进入中枢经多巴脱羧酶转化为多巴胺而发挥疗效，约 98% 的左旋多巴未能进入中枢，造成了外周的不良反应。卡比多巴是多巴脱羧酶抑制剂，能减少左旋多巴在外周的脱羧，使进入中枢的左旋多巴增加，并减少外周的不良反应。亚胺培南单用时易受肾脏脱氢肽酶 I 水解形成无活性但致肾毒性的代谢产物，而西司他丁是肾脱氢肽酶抑制剂，保护亚胺培南在肾脏中不受破坏，还可阻止亚胺培南进入肾小管上皮组织，减少亚胺培南的排泄并减轻其肾毒性。

小于药物单用时的效应称为药物的拮抗作用，即 $1+1<2$。如氯丙嗪与肾上腺素合用，氯丙嗪具有阻断 α 受体的作用，可逆转肾上腺素的升压作用为降压作用。氯丙嗪过量而致血压过低，如误用肾上腺素升压，反导致血压剧降。

三、药物配伍禁忌

临床上常常将多种注射液配伍在一起使用，因此注射液间配伍变化非常值得关注。

1. 生成沉淀　在配置多种液体溶液时，可因理化因素变化，如溶媒组成改变、pH 值改变、盐析等原因，生产沉淀。例如，甘露醇常与地塞米松联合用药，临床使用的 20% 甘露醇注射液是一种过饱和溶液，若在室温低于 15℃ 时，加入地塞米松，会因新的溶质和溶媒加入而改变甘露醇的溶解度，析出甘露醇结晶。醋酸钠林格注射液为复方制剂，其组分含氯化钙，与地塞米松磷酸盐注射液合用时，磷酸盐与钙离子会形成磷酸钙沉淀。与钙离子可产生沉淀的还有枸橼酸盐、可溶性碳酸盐、硫酸盐等，注意临床在配伍时应避免合用。

2. 变色 由于光照、空气或药物间发生化学反应，产生有色物质，可引起药物失效。如奥美拉唑和维生素 B_6 配伍，输液逐渐变成黄色后变成黑色，奥美拉唑是一种碱性药物，维生素 B_6 又名盐酸吡多辛，含酚羟基，维生素 B_6 的酚羟基在碱性条件下被氧化而变色。

3. 产气 碳酸盐、碳酸氢盐与酸性药物配伍，铵盐与碱性药物配伍可产生气体，应避免配伍。

四、赛证聚焦

技能竞赛　　　　　资格证书考核

岗位对接

【实训目的】

1. 能审核存在药物相互作用和配伍禁忌的处方。
2. 能对存在药物相互作用和配伍禁忌的处方提出修改意见。
3. 能查询常见药物相互作用和配伍禁忌，并进行用药宣教。

【实训准备】

复习药物相互作用与配伍禁忌，熟悉药剂学、药动学、药效学中的药物相互作用，熟悉常见的配伍禁忌。

【实训步骤】

1. 处方审核 每个学生选取 4 张处方审核，正确处方予以通过，错误处方应指出错处和建议修改方案。

2. 案例分析 分小组选择一个案例，情景回顾案例的发展过程，小组讨论后解释案例中的药物相互作用。

3. 用药宣教 分小组针对给定药物进行相互作用的查询，并针对给定情况设计用药宣教方案，并进行展示。

【实训考核】

考核内容	标准分（100分）	评分标准	得分
处方审核	40分（每张处方10分）	1. 判断正确（2分） 2. 错误点指出（4分） 3. 修改建议正确（4分）	

续表

考核内容	标准分（100 分）	评分标准	得分
案例分析	40 分	1. 分析内容符合岗位实际（10 分） 2. 分析内容正确（20 分） 3. 分析时表述流畅（10 分）	
用药宣教	20 分	1. 形式美观（7 分） 2. 内容适宜，有针对性，符合宣教对象认知水平（5 分） 3. 表达流畅，有感染力（8 分）	

一、处方审核实训

请对以下处方进行点评。

处方一	处方二	处方三	处方四	处方五	处方六

二、案例分析实训

（一）任务一

患者，女性，68 岁，高血压。

为了治疗高血压，3 年来，一直服用氨氯地平片和琥珀酸美托洛尔缓释片，血压控制良好。为治疗足癣，开始服用伊曲康唑，200mg，一日两次，每月 7 日为 1 个疗程，口服 3 个疗程。开始服用伊曲康唑 2~3 日后，出现下肢浮肿，停止服用伊曲康唑。停药后 2~3 日，浮肿消失。请根据上述内容，讨论药物相互作用。

（二）任务二

患者，女性，57 岁，50kg，高脂血症，激素依赖型哮喘。

服用辛伐他汀片 20mg/d 治疗，症状稳定。五天前因治疗鼻窦炎服用克拉霉素片，250mg，2 次/日，合并用药后，出现肌痛、肌无力和手脚运动障碍，诊断为横纹肌溶解。请根据上述内容，讨论药物相互作用。

（三）任务三

患者，男，汉族，90 岁，体重 70kg。因"咳嗽咳痰伴发心前区不适 1 周"入院。入院查体：血压 110/70mmHg，心率 60 次/分，体温 36.3℃，双肺呼吸音粗，双肺底散在湿啰音，心律齐。高血压史 15 年，应用左旋氨氯地平片 2.5mg、比索洛尔 2.5mg 晨起 1 次、氯沙坦钾 50mg 下午 1 次口服控制血压，血压控制良好。入院后诊断：冠心病；高血压 3 级；肺部感染入院后给予头孢他啶 1g，每 12 小时静脉滴注 1 次进行抗感染治疗，一周后患者肺部症状好转，但反复出现白色浑浊尿，伴絮状物，尿常规潜血（+），镜检白细胞增多，三次尿培养为白色假丝酵母菌。停用头孢他啶，给予氟康唑胶囊 150mg，每天 1 次，口服，抗真菌治疗。每日监测血压、血糖，氟康唑治疗第 3 天，患者血压较前波动，晨起可达 165/90mmHg，心率下降至 52 次/分，持续监测，此后患者血压持续波动较大、心率减慢。患者尿液白色浑浊消失，尿常规结果正常，尿培养阴性。氟康唑治疗的第 6 天停用，此后 1 周内患者血压逐渐平稳至 140/80mmHg 水平，心率在 60 次/分左右。

请根据上述内容，讨论药物相互作用。

（四）任务四

患者，男，25 岁，72kg。2021 年 3 月 14 日，无明显诱因出现剑突下疼痛，为隐痛，胸片及肺部 CT 示"双肺纹理稍增多、增粗、紊乱，右上肺可见点片状模糊影，密度不均，夹杂斑点状钙化影"，考虑"右上肺继发性肺结核可能"。4 月 14 日检查结果汇报，结核感染 T 细胞检测阳性（＋）；痰涂片找抗酸杆菌阴性，确诊为肺结核。患者自幼有肢体阵发性颤动，以双手为甚。曾因反复出现"瞬时意识丧失、跌倒在地"等症被诊断为"癫痫"，规律服用丙戊酸钠缓释片 0.5g qd，自诉症状控制良好。服药期间，血药浓度监测结果显示：丙戊酸钠谷浓度维持在 40～60μg/ml。抗结核治疗方案：利福平 0.6g qd、乙胺丁醇 0.75g qd、吡嗪酰胺 0.5g tid 和异烟肼 0.3g qd，注射用薄芝糖肽 4ml qd 调节免疫，增加丙戊酸钠用药剂量为 0.5g q12 h。4 月 21 日，患者复查丙戊酸钠血药谷浓度，结果小于 0.5μg/ml。停用利福平，改用利福喷丁 0.6g bid 抗结核治疗，4 月 27 日患者再次复查丙戊酸钠血药谷浓度，结果为 42.91μg/ml。

请根据上述内容，讨论药物相互作用。

三、用药宣教实训

（一）任务一

查询药物相互作用的常用方法：

1. 书籍 《药物相互作用查询》白秋江主编，科学出版社，2020 年 9 月出版；

《临床药物手册（第五版）》黄峻主编，上海科学技术出版社，2015 年出版。

《中华人民共和国药典临床用药须知》（2020 年版），中国医药科技出版社；

《中国国家处方集》（第二版），科学出版社，2021 年出版；

2. 药品说明书查询

用以上方法查询环孢素的药物相互作用，并制作一个宣教 PPT，进行宣教。

（二）任务二

患者，女性，44 岁，异位肝移植。

在肝移植术后，常规长期服用以环孢素为主的免疫抑制剂，情况稳定。后患者自行每日饮用一大杯葡萄柚汁。7 日后，患者出现头痛、震颤、血压及血肌酐升高。请分析患者出现病症的可能原因，并针对患者的情况，设计制作一个宣教 PPT，并进行宣教。

（三）任务三

假设您是一位三甲医院的临床药师，本院的患者有不按照医嘱用药导致药物相互作用的情况发生，现在为了提高患者对药物相互作用的认知，请制作一个宣教 PPT，并进行宣教。

书网融合……

微课　　　　本章小结

项目四　药物基因组学和个体化用药

学习目标

1. **掌握**　药物基因组学和个体化用药的概念与意义。
2. **熟悉**　药物基因组学在心血管及肿瘤药物个体化用药中的应用。
3. **了解**　药物基因组学的研究内容。
4. 能够根据药物基因组学的临床检测来指导慢病个体化用药。
5. 培养应用药物基因组学开展个体化用药指导的技能。

岗位情景模拟

　　情景描述　患者，女性，49岁。曾经于2020年9月行"左乳肿块切除术"。肿瘤组织免疫学检查提示：雌激素受体（ER）（30%＋），孕激素受体（PR）（80%＋），人类表皮生长因子受体2（Her－2）（++），Ki67（40%＋），荧光原位杂交技术（FISH）检测：Her－2阳性。2021年1月6日，入院查体：体温36.8℃，脉搏78次/分，呼吸18次/分，血压94/51mmHg，神志清楚。入院时患者稍感乏力不适，左胸部切口处偶感隐痛不适，牵及左上肢。抗肿瘤治疗第1天检查，血常规WBC 12.99×10⁹/L↑，NEUT 10.01×10⁹/L↑，血小板计数（PLT）157×10⁹/L，C反应蛋白（CRP）＜0.499mg/L。临床诊断为：乳腺癌术后ⅡA期。医嘱如下：

1. 盐酸帕诺洛司琼0.25mg，iv，化疗前30分钟；
2. 帕妥珠单抗注射液840mg＋0.9%NaCl注射液250ml，ivgtt，st；
3. 注射用曲妥珠单抗440mg＋0.9%NaCl注射液250ml，ivgtt，st；
4. 注射用白蛋白结合型紫杉醇200mg＋0.9%NaCl注射液250ml，ivgtt，st；
4. 阿扎司琼氯化钠注射液50ml，ivgtt，st；
5. 注射用谷胱甘肽2.4g＋0.9%NaCl注射液100ml，ivgtt，st；

　　讨论　目前治疗方案是否合理？若不合理，请改正后给予用药指导及健康教育；若合理，请完成用药指导和健康教育。

理论知识

一、药物基因组学

　　药物基因组学（pharmacogenomics）是以提高药物疗效及安全性为目的，研究人类基因组信息与药物反应之间的关系，从全基因组水平分析不同个体对同一药物在效应与毒性上存在差异的遗传机制，是在遗传学和基因组学基础上发展起来的一门新兴交叉学科。

　　2013年，美国食品药品管理局（Food and Drug Administration，FDA）公布了100余种药物说明书中涉及的药物基因组学信息，增加的信息内容有黑框警示、禁忌、注意事项、相互作用、患者咨询、用法用量、临床药理学等，应用上述药物时必须或应当检测患者的生物标记物的基因多态性，以便依据单个患者的药物浓度和基因型来进行剂量调整，确保患者用药安全有效。

药物基因组学的研究内容主要包括基因序列变异导致的药物代谢酶、转运体、受体（或靶点）及相关信号转导蛋白的基因多态性与合理用药的关系。

（一）药物代谢酶基因多态性

药物代谢酶的基因多态性在人群中普遍存在。他莫昔芬本身无抗癌活性，需由肝药酶 CYP2D6 代谢为 4－羟基－他莫昔芬而发挥抗肿瘤作用。肝药酶 CYP2D6 的编码基因有多态性，慢代谢型的患者在他莫昔芬常规剂量下很可能因为活性代谢产物生成不足，导致治疗效果不佳，使肿瘤复发的风险提高。

（二）转运体基因多态性

转运体负责药物在体内的主动转运，分布在许多屏障组织中，如血脑屏障、肝脏、肠道、肾脏等。编码转运体的基因突变可影响多种药物在体内的处置和排泄，如降脂药物普伐他汀相关转运体的基因多态性导致了个体对该药物分布和代谢的差异。

（三）受体基因多态性

抗凝药物华法林的作用靶点维生素 K 环氧化物还原酶对应的编码基因有多态性，也对华法林维持剂量的个体差异具有重要影响，某些突变会导致患者对华法林的敏感性增加，这一类患者必须降低剂量以防止不良反应的发生。

（四）信号转导通路相关蛋白基因多态性

近年来，研究较为深入的有控制细胞生长的表皮生长因子受体（epidermal growth factor receptor，EGFR）通路。研究表明，EGFR 受体酪氨酸激酶区域存在多种突变，非小细胞肺癌患者中有 EGFR 突变的经过吉非替尼治疗后有效率显著高于没有此突变的患者。EGFR 基因外显子第 20 位的突变是导致患者在服用 EGFR 酪氨酸酶抑制剂后出现耐药现象的主要原因之一。因此，EGFR 基因已经成为临床上用于预测 EGFR 酪氨酸酶抑制剂类抗肿瘤药物疗效的生物标记物。

二、个体化给药

药物剂量和所产生的药理效应存在很大的个体差异，理想的给药方案应当是根据每个患者的具体情况量身定制。借助治疗药物监测（therapeutic drug monitoring，TDM）手段，通过测定体液中的药物浓度，计算出各种药动学参数，再借助分子生物学手段分析患者参与药物代谢和药物效应的基因表型特点，设计出针对患者个人的给药方案，这种方式称为个体化给药（individualization of drug therapy）或个性化治疗（personalizedmedicine）。

药物基因组学在个体化用药中的应用主要包括：根据基因多态性对药物效应、不良反应的影响，为患者选择合适的药物，并确定个体化的给药剂量。基于基因组学的个体化药物治疗促进了临床用药从"千人同药、万人同量"的经验性用药模式向"单人单药单量"的精准用药模式转变，这对提高临床用药的有效性，降低用药中的不良反应，节约医疗成本，提高医疗水平等方面具有重大意义。

三、药物基因组学的应用

近年来，药物基因组学在心血管疾病药物、靶向抗肿瘤药物、消化系统疾病药物、抗神经精神病药物、止咳镇痛药物、免疫抑制剂、抗病原微生物药物的个体化用药策略的制定上均有应用，尤其是在心血管和肿瘤治疗领域的个体化运用日趋成熟。

他汀类药物是临床广泛使用的降脂药，能防治心脑血管疾病。该类药物在不同人群给药后，存在明显的疗效个体差异以及不同程度的不良反应。研究表明，相关基因的多态性决定了他汀类药物降血脂的疗效和副作用产生。ApoE 基因多态性是他汀类药物降血脂疗效的主要影响因素，ApoE2 携带者他汀类药物降脂效果好，ApoE4 携带者他汀类药物的降脂效果较差。SLCO1B1 基因多态性是该类药物毒副作用（引起横纹肌溶解症）的决定因素，他汀从血液转运至肝脏发挥药效需要 SLCO1B1 基因编码的转运蛋白 OATP1B1 的帮助，突变型 SLCO1B1 基因引起编码的转运蛋白活力减弱，表现为肝脏摄取药物能力降低，引起他汀类药物血药浓度上升，增加横纹肌溶解症或肌病的发生风险。因此，联合检测 ApoE 与 SLCO1B1 基因多态性可以预测他汀类药物的疗效，预防其肌毒性，实现安全、有效用药。

靶向抗肿瘤药通过与肿瘤生长中特定的靶点结合来抑制肿瘤生长，因为靶向抗肿瘤药的高度选择性，因而能明显延长患者生存期，同时减轻不良反应。因为靶向抗肿瘤药物是针对固定靶点，所以用药前，需要对患者进行基因突变检测，有相关基因突变的肿瘤患者才能够应用特定药物。目前，针对各种不同类型的肿瘤及其基因突变，分别有不同的靶向抗肿瘤药物。例如，①针对肺癌、结直肠癌患者的 EGFR 突变的靶向治疗药物：小分子酪氨酸激酶抑制剂吉非替尼、埃克替尼、阿法替尼和单克隆抗体西妥昔单抗；②针对乳腺癌与胃癌的突变基因 HER2 的靶向治疗药物：小分子酪氨酸激酶抑制剂吡咯替尼和单克隆抗体曲妥珠单抗；③针对恶性黑色素瘤的 BRAF 基因突变的靶向治疗药物：小分子酪氨酸激酶抑制剂维罗非尼、达拉非尼。

四、赛证聚焦

技能竞赛　　　　　资格证书考核

岗位对接

【实训目的】

1. 能进行个体化用药治疗方案设计。
2. 能完成个体化用药的相关咨询。
3. 能完成个体化的用药宣教。

【实训准备】

复习药物基因组学和个体化用药的概念、研究内容、实施步骤和发展现状。

【实训步骤】

1. 治疗方案设计　学生针对给定案例，设计出最佳治疗方案。
2. 用药咨询　分小组对给定案例，设计相应岗位的情景模拟，由小组成员分别扮演药师和患者，模拟展示药师用药咨询过程。
3. 用药宣教　分小组针对给定情况设计用药宣教方案，并进行展示。

【实训考核】

考核内容	标准分（100分）	评分标准	得分
治疗方案设计	40分	1. 治疗方案设计合理（10分） 2. 药物的用量用法正确（10分） 3. 给药途径正确（10分） 4. 药物疗程正确（10分）	
用药咨询	40分	1. 咨询内容符合岗位实际（10分） 2. 咨询内容正确（10分） 3. 药师提供咨询时表述流畅（10分） 4. 患者表达流畅（10分）	
用药宣教	20分	1. 形式美观（5分） 2. 内容适宜，有针对性，符合宣教对象认知水平（10分） 3. 表达流畅，有感染力（5分）	

一、治疗方案设计实训

患者，女性，36 岁。血脂异常，服用阿托伐他汀片进行调脂治疗，几天后出现全身肌肉酸痛乏力入院检查。临床检查肌酸磷酸激酶 CK 为 850U/L，远高于正常范围 50～310U/L，同时患者出现下肢水肿，根据服药情况，临床诊断为横纹肌溶解征，判定为降脂药副作用。停药，并进行基因检测。检测结果：SLCO1B1 的基因型为突变型 *5/*5，使用他汀类药物产生横纹肌溶解的风险等级为高风险；ApoE 基因型为 ApoE 3/4，使用他汀类药物的治疗效果不佳。

训练：根据患者的基因检测结果，如何对患者的治疗方案进行调整。

二、用药指导实训

患者，女性，39 岁，体重 50kg，因诊断为风湿性心脏病联合瓣膜病，血管性头痛，按照医嘱服用华法林。患者开始服用华法林 6mg/d，两天后复查 INR4.45，提示华法林抗凝过量。为了快速达到目标剂量，医生建议患者开展华法林基因检测，随后患者进行了检测，结果如下。

送检样本：外周血
样本评估：符合要求
检测项目：华法林用药指导的基因检测
检测基因：CYP2C9 和 VKORCI 基因
检测位点：cYP2C9 *3（1075A > C）和 VKORCI – 1639G > A
检测方法：荧光染色原位杂交及染色体核型分析
检测结果：华法林相关基因位点

序号	检测基因	检测位点	检测结果
1	CYP2C9	1075G > C	AA：CYP2C9 野生纯合型
2	VKORCI	1639G > A	AA：VKORCI 突变纯合型

检测结论：该患者 CYP2C9 酶活性表达正常，华法林经肝脏代谢正常；VKORC1 酶表达水平明显减弱，体内凝血因子合成和活化水平明显下降。

按照检测结果，医生将患者的华法林用量调整到 3mg/d。患者对用药剂量产生怀疑，询问是否用药有误。请根据上述内容，进行用药咨询的情景模拟。

三、用药宣教实训

药物基因组学及相关基因多态性在华法林类药物的合理使用和个体化用药中具有重要意义。请阅读二维码链接的关于华法林的资料，针对性地制作一个宣教 PPT，并进行宣教。

华法林资料

书网融合……

微课

本章小结

项目五　药品不良反应报告的书写

学习目标

1. **掌握**　药品不良反应报告基本信息填写方法。
2. **熟悉**　药品不良反应类型的判断；关联性评价的方法。
3. **了解**　药品不良反应上报的时间要求。
4. 能够填写药品不良反应报告表；
5. 培养药师药品不良反应上报技能。

岗位情景模拟

情景描述　患者，女，24岁。因"发热，咳嗽咳痰"就诊。查体：T 38.8℃，P 96次/分，R 32次/分，BP 126/78mmHg。神志清，精神尚可。诊断为"肺炎"予乳酸左氧氟沙星氯化钠注射液0.5g，静脉滴注，一日一次。输注5分钟后患者出现胸闷不适。

讨论　此时护士通知药师前去，应该如何处理？

理论知识

一、药品不良反应

（一）药品不良反应

药品不良反应（adverse drug reaction，ADR）是指合格药品在正常用法用量下出现的与用药目的无关的有害反应。

（二）药品群体不良事件

药品群体不良事件是指同一药品在使用过程中，在相对集中的时间、区域内，对一定数量人群的身体健康或者生命安全造成损害或者威胁，需要予以紧急处置的事件。其中同一药品指同一生产企业生产的同一药品名称、同一剂型、同一规格的药品。

（三）药品重点监测

药品重点监测是指为进一步了解药品的临床使用和不良反应发生情况，研究不良反应的发生特征、严重程度、发生率等，开展的药品安全性监测活动。

二、药品不良反应监测方式

（一）监测人员要求

药品生产企业应当设立专门机构并配备专职人员，药品经营企业和医疗机构应当设立或者指定机构并配备专（兼）职人员。从事药品不良反应报告和监测的工作人员应当具有医学、药学、流行病学或者统计学等相关专业知识，具备科学分析评价药品不良反应的能力。

（二）监测上报方式

药品生产、经营企业和医疗机构获知或者发现可能与用药有关的不良反应后应当详细记录、分析和处理，填写《药品不良反应/事件报告表》并通过国家药品不良反应监测信息网络报告；不具备在线报告条件的，应当通过纸质报表报所在地药品不良反应监测机构，由所在地药品不良反应监测机构代为在线报告。报告内容应当真实、完整、准确。

药品生产、经营企业和医疗机构应当主动收集药品不良反应，获知或者发现药品不良反应后应当详细记录、分析和处理，填写《药品不良反应/事件报告表》并报告。

（三）上报时间要求

药品生产、经营企业和医疗机构发现或者获知新的、严重的药品不良反应应当在 15 日内报告，其中死亡病例须立即报告；其他药品不良反应应当在 30 日内报告。有随访信息的，应当及时报告。

药品生产企业应当对获知的死亡病例进行调查，详细了解死亡病例的基本信息、药品使用情况、不良反应发生及诊治情况等，并在 15 日内完成调查报告，报药品生产企业所在地的省级药品不良反应监测机构。

设区的市级、县级药品不良反应监测机构应当对死亡病例进行调查，详细了解死亡病例的基本信息、药品使用情况、不良反应发生及诊治情况等，自收到报告之日起 15 个工作日内完成调查报告，报同级药品监督管理部门和卫生行政部门，以及上一级药品不良反应监测机构。

（四）药品群体不良事件处置

药品生产、经营企业和医疗机构获知或者发现药品群体不良事件后，应当立即通过电话或者传真等方式报所在地的县级药品监督管理部门、卫生行政部门和药品不良反应监测机构，必要时可以越级报告；同时填写《药品群体不良事件基本信息表》，对每一病例还应当及时填写《药品不良反应/事件报告表》，通过国家药品不良反应监测信息网络报告。

药品生产企业获知药品群体不良事件后应当立即开展调查，详细了解药品群体不良事件的发生、药品使用、患者诊治以及药品生产、储存、流通、既往类似不良事件等情况，在 7 日内完成调查报告，报所在地省级药品监督管理部门和药品不良反应监测机构；同时迅速开展自查，分析事件发生的原因，必要时应当暂停生产、销售、使用和召回相关药品，并报所在地省级药品监督管理部门。

药品经营企业发现药品群体不良事件应当立即告知药品生产企业，同时迅速开展自查，必要时应当暂停药品的销售，并协助药品生产企业采取相关控制措施。

医疗机构发现药品群体不良事件后应当积极救治患者，迅速开展临床调查，分析事件发生的原因，必要时可采取暂停药品的使用等紧急措施。

（五）药品重点监测要求

药品生产企业应当经常考察本企业生产药品的安全性，对新药监测期内的药品和首次进口 5 年内的药品，应当开展重点监测，并按要求对监测数据进行汇总、分析、评价和报告；对本企业生产的其他药品，应当根据安全性情况主动开展重点监测。

（六）评价与控制

药品生产企业应当对收集到的药品不良反应报告和监测资料进行分析、评价，并主动开展药品安全性研究。

药品生产企业对已确认发生严重不良反应的药品，应当通过各种有效途径将药品不良反应、合理用药信息及时告知医务人员、患者和公众；采取修改标签和说明书，暂停生产、销售、使用和召回等措施，减少和防止药品不良反应的重复发生。对不良反应大的药品，应当主动申请注销其批准证明文件。

药品经营企业和医疗机构应当对收集到的药品不良反应报告和监测资料进行分析和评价，并采取有效措施减少和防止药品不良反应的重复发生。

三、药品不良反应报告

（一）基本要求

药品不良反应报告应确保内容真实、完整、准确。应真实记录所获知的个例药品不良反应，不篡改、不主观臆测，严禁虚假报告。要求尽量获取药品不良反应的详细信息，个例报告表中各项目尽可能填写完整。

（二）基本信息填写要求

药品名称、疾病名称、不良反应名称、单位名称应规范填写。药品通用名称和商品名称应准确填写，避免混淆颠倒；不良反应名称和疾病、诊断、症状名称应参照《WHO 药品不良反应术语集》（WHOART）或《ICH 监管活动医学词典》（MedDRA）及其配套指南，如《MedDRA 术语选择：考虑要点》来确定；体征指标、实验室检查结果应与原始记录无偏差。

（三）不良反应/时间过程描述

药品不良反应过程描述应包括患者特征、疾病和病史、治疗经过、临床过程和诊断，以及不良反应相关信息，如处理、转归、实验室证据，包括支持或不支持其为不良反应的其他信息。描述应有合理的时间顺序，最好按患者经历的时间顺序，而非收到信息的时间顺序。在随访报告中，应当明确指出哪些是新的信息。除了实验室检查数据外，尽量避免使用缩略语或英文首字母缩写。报告中应当包括补充材料中的关键信息，在描述中应当提及这些材料的可用性并根据要求提供。在描述中也应当概述任何有关的尸体解剖或尸检发现。

报告必须包括三个时间、三个项目、两个尽可能。三个时间是指不良反应发生的时间、采取措施干预不良反应的时间、不良反应终结的时间。三个项目是指时间初始发生时的相关症状、体征和相关检查；动态变化的相关症状、体征和相关检查；采取干预措施后的症状、体征和相关检查。两个尽可能是指不良反应/事件的表现填写要尽可能明确具体、有关的辅助检查结果填写的要尽可能明确。

（四）关联性评价

关联性评价，是评价怀疑药品与患者发生的反应之间的相关性。根据世界卫生组织（world health organization，WHO）指导意见，关联性评价分为肯定、很可能、可能、可能无关、待评价、无法评价 6 级，参考标准如下。

1. 肯定　用药与不良反应的发生存在合理的时间关系；停药后反应消失或迅速减轻及好转（即去激发阳性）；再次用药不良反应再次出现（即再激发阳性），并可能明显加重；同时有文献资料佐证；并已排除原患疾病等其他混杂因素影响。

2. 很可能　无重复用药史，余同"肯定"，或虽然有合并用药，但基本可排除合并用药导致不良反应发生的可能性。

3. 可能 用药与反应发生时间关系密切，同时有文献资料佐证；但引发不良反应的药品不止一种，或原患疾病病情进展因素不能除外。

4. 可能无关 不良反应与用药时间相关性不密切，临床表现与该药已知的不良反应不相吻合，原患疾病发展同样可能有类似的临床表现。

5. 待评价 报表内容填写不齐全，等待补充后再评价，或因因果关系难以定论，缺少文献资料佐证。

6. 无法评价 报表缺项太多，因果关系难以定论，资料又无法补充。

🔗 **知识链接**

己烯雌酚的"保胎"悲剧

己烯雌酚，第一种人工合成的性激素，20世纪40年代被用于"保胎"（1947年FDA批准了己烯雌酚防止流产的适应证）。十几年后，恶魔露出尖牙，在使用过己烯雌酚"保胎"的孕妇生下的女儿群体中，诊断出了一定例数的非常罕见的阴道透明细胞腺癌，此类癌症以前从未在年轻患者中发现过，在老年妇女中也很少发现。经过漫长且大范围的调查，1971年，《新英格兰》杂志发表了马萨诸塞州综合医院进行的一项病例对照研究指出这些罕见的癌症与她（们）的母亲在怀孕期间服用过己烯雌酚相关。于是，在1971年11月，美国FDA向所有美国医生发送了FDA药物警示，建议他们停止向孕妇开具己烯雌酚，并于1971年11月10日取消了己烯雌酚用于预防流产。随着对受己烯雌酚影响子女的跟踪研究不断深入，己烯雌酚的不良影响远不止于阴道透明细胞腺癌。己烯雌酚从发现到作为药物上市不到5年，缺乏严谨的药物不良反应研究和未研究基因毒性就提供给孕妇使用，这与历史上的"反应停"事件相似，但影响更加久远，也因此使新药对胎儿的影响被纳入药物毒理学的研究中。

（五）新的药品不良反应的判定

新的药品不良反应，是指药品说明书中未载明的不良反应。说明书中已有描述，但不良反应发生的性质、程度、后果或者频率与说明书描述不一致或者更严重的，按照新的药品不良反应处理。

导致死亡的不良反应应当被认为是新的不良反应，除非说明书中已明确该不良反应可能导致死亡。

同一类药品可能存在某个或某些相同的不良反应，称之为"类反应"。类反应不应当默认为已知的不良反应，除非在其说明书中已有明确描述，例如："与同类其他药品一样，药品X也会发生以下不良反应"或"同类药品，包括药品X会引起…"如果药品X至今没有发生该不良反应的记录，说明书中可能出现如下陈述描述："已有报告同类其他药品会引起…"或"有报告同类药品会引起…，但至今尚未收到药品X的报告。"在这种情况下，不应当认为该不良反应对于药品X是新的不良反应。

（六）严重药品不良反应的判定

严重药品不良反应，是指因使用药品引起以下损害情形之一的反应：

（1）导致死亡；

（2）危及生命；

（3）致癌、致畸、致出生缺陷；

（4）导致显著的或者永久的人体伤残或者器官功能的损伤；

（5）导致住院或者住院时间延长；

（6）导致其他重要医学事件，如不进行治疗可能出现上述所列情况的。

对于不良反应来说，"严重程度"和"严重性"并非同义词。"严重程度"一词常用于描述某一特定事件的程度（如轻度、中度或重度心肌梗塞），然而事件本身可能医学意义较小（如严重头痛）；而"严重性"则不同，是以患者/事件的结局或所采取的措施为标准，该标准通常与造成危及生命或功能受损的事件有关。严重药品不良反应是指其"严重性"而非"严重程度"。

死亡病例应理解为怀疑因药品不良反应（如室颤）导致死亡的病例，而非只看病例结局本身。如果死亡病例的不良反应仅表现为轻度皮疹或腹痛，并不能导致死亡，患者死亡原因可能是原患病（如癌症）进展，则不能判定为严重药品不良反应，也不能归为死亡病例。

表 3 - 5 - 1 为药品不良反应/事件报告表。

表 3 - 5 - 1　药品不良反应/事件报告表

首次报告□　　　跟踪报告□　　　　　　　　　　　　　　　　　　　　　　　编码：

报告类型：新的□　严重□　一般□　　报告单位类别：医疗机构□　经营企业□　生产企业□　个人□　其他□

患者姓名：	性别： 男□女□	出生日期： 　年 月 日 或年龄：	民族：	体重（kg）：	联系方式：
原患疾病：	医院名称： 病历号/门诊号：		既往药品不良反应/事件： 有□　无□　不详□ 家族药品不良反应/事件： 有□　无□　不详□		

相关重要信息：吸烟史□　饮酒史□　妊娠期□　肝病史□　肾病史□　过敏史□　其他□

药品	批准文号	商品名称	通用名称 （含剂型）	生产厂家	生产批号	用法用量 （次剂量、途径、 日次数）	用药起止时间	用药原因
怀疑药品								
并用药品								

不良反应/事件名称：	不良反应/事件发生时间年月日

不良反应/事件过程描述（包括症状、体征、临床检验等）及处理情况（可附页）：

不良反应/事件的结果：痊愈□　好转□　未好转□　不详□　有后遗症□　表现：

死亡□　直接死因：　　　　　　　死亡时间：年月日

停药或减量后，反应/事件是否消失或减轻？是□　　否□　　不明□　未停药或未减量□

再次使用可疑药品后是否再次出现同样反应/事件？是□　　否□　　不明□　未再使用□

关联性评价	报告人评价：肯定□　很可能□　可能□　可能无关□　待评价□　无法评价□ 签名：
	报告单位评价：肯定□　很可能□　可能□　可能无关□　待评价□　无法评价□ 签名：

续表

报告人信息	联系电话：	职业：医生□　药师□　护士□　其他□	
	电子邮箱：	签名：	
生产企业请填写信息来源	医疗机构□　经营企业□　个人□　文献报道□　上市后研究□　其他□		
备注			

四、赛证聚焦

技能竞赛　　　　　　资格证书考核

岗位对接

【实训目的】

1. 能书写药品不良反应报告表。

2. 能上报药品不良反应监测报告。

【实训准备】

收集《WHO药品不良反应术语集》（WHOART）或《ICH监管活动医学词典》（MedDRA）及其配套指南，如《MedDRA术语选择：考虑要点》等资料。

【实训步骤】

1. 仔细阅读给定病历/药历　学生从给定案例中选择一个并通读。

2. 书写报告　每个学生根据给定材料书写药品不良反应报告表。

3. 不良反应处理　分小组选择一个案例，设计不同岗位药师遇到药品不良反应时的情景模拟过程，由小组成员扮演药师和相关人员，模拟药师处理不良反应的过程。

【实训考核】

考核内容	标准分（100分）	评分标准	得分
药品不良反应报告书写	70分	1. 报告类型判断正确（10分） 2. 基本信息填写正确（5分） 3. 不良反应过程描述符合要求（50分） 4. 关联性评价正确（5分）	
不良反应处理	30分	1. 药品不良反应判断正确（10分） 2. 对患者提供服务适宜（10分） 3. 流程符合监测要求（10分）	

一、药品不良反应报告书写实训

假设你是一位药师，知晓某患者发生了药品不良反应的，请根据提供的材料（扫描二维码），填写一份药品不良反应/事件报告表。药品不良反应/事件报告表见附表3-6-1。

药品不良反应案例一   药品不良反应案例二   药品不良反应案例三

二、药品不良反应处理实训

1. 患者，因心衰和肺部感染入住心脏科。入院后给予注射用哌拉西林舒巴坦5g+0.9%氯化钠注射液100ml，ivgtt，q12h，2天后加用盐酸莫西沙星氯化钠注射液400mg，ivgtt，qd。9：31开始输注，11：00结束，当天19：04突发意识丧失，呼之不应，大动脉波动消失，小便失禁。立即予以胸外按压，行心电监护，提示室颤。19：10予以电复律、心外按压，肾上腺素1mg静推，心率140次/分。患者大动脉搏动恢复，但仍处于意识丧失，呼之不应。19：50行气管插管，呼吸机维持呼吸。

请判断上述患者的情况是否属于药品不良反应，若是，是何种药物引起的？并阐述如何进一步处理该药品不良事件。

2. 患者，女性，52岁，因急性胆囊炎入院，入院后予禁食。给予注射用头孢哌酮舒巴坦3.0g+0.9%氯化钠注射液100ml，ivgtt，q12h，氢化可的松注射液100mg+0.9%氯化钠注射液100ml，ivgtt，qd治疗。用药过程中，患者出现颜面部皮肤潮红、头痛、头晕、视物模糊、血压下降等不良反应。对症处理，并停用氢化可的松后反应逐渐消失未再出现。

请判断上述患者的情况是否属于药品不良反应，若是，是何种药物引起的？并阐述如何进一步处理该药品不良事件。

3. 患者，老年男性，因腹痛急诊入院。入院后诊断为肠梗阻，术后因呼吸衰竭转入ICU，应用呼吸机机械通气。术后使用注射用头孢美唑1g+0.9%氯化钠注射液100ml，ivgtt，q12h预防术后感染。后因侵袭性真菌感染加用注射用伏立康唑200mg q12h。用药后患者感染症状有所好转，但肾功能指标渐进性增高：血肌酐由89μmol/L增加至208μmol/L，出现代谢性酸中毒及高氯血症。

请判断上述患者的情况是否属于药品不良反应，若是，是何种药物引起的？并阐述如何进一步处理该药品不良事件。

书网融合……

微课   本章小结

模块四
药库管理实训

项目一　首营审核

学习目标

1. **掌握**　首营审核内容；首营审核程序；首营审核资料明细；首营审核的关键内容。
2. **熟悉**　医药企业商务活动的基本程序和具体方法。
3. **了解**　企业商务活动中的基本技能。
4. 能够审核首营资料是否完整，准确找出有问题的首营资料并标明问题。
5. 培养药师首营审核技能。

岗位情景模拟

情景描述　某药店欲从医药公司采购一批规格为每袋装 2g 的藤黄健骨丸，之前未曾与该公司有过业务来往，现对方企业委派曹李卡女士前来洽谈业务。

讨论　应该审核对方企业的哪些资料才能完成首营审核？

理论知识

一、首营企业

（一）定义

采购药品时，与本企业首次发生供需关系的药品生产或经营企业或成为药品上市许可持有人的药品研制机构等。取得合法资质的供应商成为合法的供货单位。

药品经营企业采购前对供货单位进行质量审核。通过质量审核，一方面可以准确地收集首营企业的相关资料，全面了解首营企业，确认供货企业的合法资质和质量保证能力；另一方面，是确保药品在流通环节能够有效降低药品质量风险的有效手段。

（二）首营企业审核内容

1. 企业资料核实　供货单位为药品生产企业，合法资质包括《药品生产许可证》《营业执照》及其年度证明；供货单位为药品经营企业，合法资质包括《药品经营许可证》《营业执照》及其年度证明；此外还包括供货企业的相关印章、随货同行单及企业的开户银行账号。

（1）**许可证核实**　对供货单位合法资格进行审核时，需要核对《药品生产许可证》《药品经营许可证》的真实性和有效性。真实性核对时可以到国家药品监督管理局以及各省食品药品监督管理局网站进行查询核实，核对许可证上的单位名称、法定代表人、注册地址、仓库地址、生产范围或经营范围等是否与网站公布的内容相符，如有不符，是否有变更证明等。有效性核对是指核查许可证是否在批准的有效期内。此外还要核查拟供药品是否在生产或经营范围内。

（2）**营业执照的核实**　需要核对《营业执照》的名称、法定代表人、住所等与许可证相关信息的一致性，以及营业执照是否在有效期内，是否加盖公章原印章等。对《营业执照》查询可以登录该企业所在地的市场监督管理局网站进行企业信息查询。核查企业是否存续，执照是否有效，是否按时填报年度报告。

（3）相关印章、随货同行单样式　印章式样至少包括企业公章、财务专用章、发票专用章、质量管理专用章、合同专用章、出库专用章、法人印章（或签字）等，上述印章应为原尺寸、原规格的原印章。随货同行单样式须为加盖企业公章及出库专用章的原式件，不得使用复印件加盖公章样式。

（4）开户户名、开户银行及账号　供货单位需要提供本单位开设基本账户的《开户许可证》复印件和回款账户的相关信息进行备案，包括企业名称、统一社会信用代码（纳税人识别号）、联系方式、开户银行名称及账号等。

（5）以上材料必须加盖企业原印章，符合法律规定的可靠电子签名、电子印章与手写签名或盖章具有同等法律效力。

2. 供货单位销售人员的合法资质审核　为保证供货单位销售人员身份的真实可靠，企业应当确认、核实供货单位销售人员身份的真实性，防止假冒身份、挂靠经营、超委托权限从事销售活动现象发生。法人委托授权书有效期要有时限要求，一般不超过 12 个月。

（1）销售人员身份证复印件　销售人员身份证复印件须加盖供货单位公章原印章。必须与本人身份证原件进行核对，确认其真实性。法人委托书有效期要有时限要求，一般不得超过一年。

（2）销售人员的授权书　授权书必须是原件，必须载明被授权人姓名、身份证号，以及授权销售的品种、地域和期限，并加盖供货单位公章原印章和法定代表人印章或者签名或者符合法律规定的可靠电子签名，电子印章。法人授权书授权销售的品种如为企业生产经营的全部品种，可表述为"授权销售我公司合法生产/经营的所有品种"。如不是全部品种委托，需提供委托授权销售的品种明细作为委托书的附件。

（3）销售人员资料核实内容

①授权书和身份证复印件是否加盖企业公章。

②授权书内容是否全面。

③授权书被授权人姓名、身份证号与身份证原件内容是否一致。

④授权书法人盖章（或签字）是否与备案的样式一致。

⑤授权书是否在授权期限内。

⑥销售人员所销售的药品应当在授权品种范围内，本企业应该在授权书的授权区域内。

⑦供货单位企业名称变更、企业法定代表人变更等，应重新提交销售人员授权书。

⑧实行药品销售人员网上备案登记的区域，登录供货单位所在地药品监督管理局网站，核实企业销售员备案情况。

⑨对销售人员的资料有疑问或者其他不能确定的情况时，应当向供货单位进行核实并有记录。

审核通过的销售人员资料应归档管理；供货方变更销售人员时，需要按照规范要求重新提交销售人员相关资料，并经过审核、批准，归档留存，否则需停止采购等业务活动。

（三）首营企业审核程序

根据《药品经营质量管理规范》要求，药品经营企业应建立首营企业审核的工作程序，规范对供货单位的审核工作。审核流程如图 4 - 1 - 1 所示。

1. 采购员索取材料　药品采购人员根据市场需要从首营企业购进药品时，应向供货单位索取以下材料。

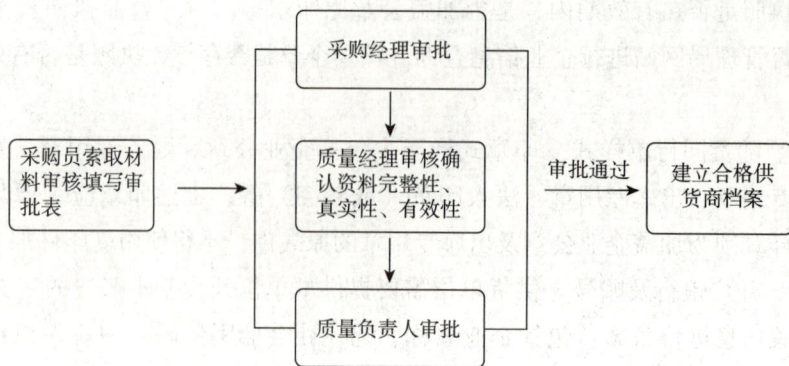

图 4 - 1 - 1　审核流程图

（1）索取企业资质　首营企业属于药品生产企业的，应向首营企业了解公司规模、历史、生产状况、产品种类、质量信誉、质量管理部门设置情况等，并索取加盖公司原印章的《药品生产许可证》复印件、《营业执照》复印件及其年报。

首营企业属于药品经营企业的，应向首营企业了解公司规模、历史、经营状况、经营种类、质量信誉、质量管理部门设置情况等，并索取加盖有公司原印章的《药品经营许可证》复印件、《营业执照》复印件及其年检证明。

（2）索取首营企业药品销售人员的证明材料验明首营企业药品销售人员的合法身份，并索取加盖企业原印章和有法定代表人印章或签字的委托授权书原件及销售人员的身份证复印件。

（3）首营企业的相关印章、随货同行单（票）样式。

（4）首营企业的开户户名、开户银行及账号。

（5）签订质量保证协议书，质量保证协议是为了明确供货方与购货方交易双方的质量责任，是药品供货方对药品购货方的质量承诺，具有与合同相同的法律效力。企业与供货方签订了质量保证协议，则不必在每份合同上都写明质量条款，但需说明按双方另行签订的质量保证协议执行。质量保证协议应当按年度签订，约定有效期，注明签约日期，有效期一般不超过一年。

质量保证协议应从药品的合法性、药品质量情况、药品有效期、合法票据、药品包装情况、运输方式、运输条件等按照药品特性做出明确规定，并明确协议的有效期、双方质量责任，加盖供货单位公章或合同章原印章或符合法律规定的可靠电子印章。

2. 填写"首营企业审批表"　采购员将资料收集齐后，填写"首营企业审批表"（企业一般在计算机系统中完成填报），进行合法性审核审批。

3. 合法性审核审批　采购员填写完"首营企业审批表"后，经本部门采购部负责人签署意见后，连同上述有关资料，依次送质量管理部审核、质量管理部负责人和企业质量负责人审批。质量管理部进行资料审核，审查主要从资料的完整性、合法性、真实性、一致性、有效性等方面进行，查资料是否完备，内容是否符合要求，是否在有效期内，是否加盖有规定的原印章或签章、所购进药品是否在供货单位的生产或经营范围内等。如果需要对供货单位的质量保证能力做进一步确认时，质量管理部会同采购部门进行实地考察，详细了解首营企业职工素质、生产经营状况，重点审查企业质量管理体系、质量控制的能力和有效性。

资料审查合格后，审核人在"首营企业审批表"上签署意见，注明"审核合格"。质量管理部负责人和企业质量负责人根据质量管理部门的具体意见进行最后审核把关，并在"首营企业审批表"上签署明确的意见，目前大多数企业的首营企业审核流程在计算机系统进行审核。

（四）建立合格供货方档案

对审核合格的首营企业，采购部或质量部在计算机管理系统中录入合格供货方信息，列入"合格供应商列表"，建立合格供货方档案。质量管理部门将"首营企业审批表"、首营企业资料、药品销售人员资料及质量保证协议等有关资料存档。

采购部门采购药品，只能选择"合格供应商列表"上的供应商进行采购；计算机系统具有预警机制，在供应商相应资质到期前，提示采购部门，避免采购行为发生时供货方资质已经过期无效，影响企业正常经营活动。

（五）资料保存

首营企业资料由质量管理部归档，至少保存 5 年，且不少于药品有效期满后一年。

二、首营品种

（一）定义

首营品种是指本企业首次采购的药品。首次从药品生产企业、药品批发企业采购的药品均为首营品种。包含原有品种变更供货单位的情形。

（二）首营品种审核内容

1. 首营品种属于国产药品

（1）《药品注册证批件》或《再注册批件》《药品补充申请批件》复印件。

（2）药品质量标准复印件。

（3）供货单位为药品生产企业，需要提供药品的包装、标签、说明书实样；供货单位为药品经营企业，需提供药品的包装、标签、说明书实样或者是药品的包装、标签、说明书复印件。

（4）法定检验机构或者本生产企业的检验报告书。

（5）该药品的生产企业合法证明性文件，包括《营业执照》《药品生产许可证》复印件。

（6）以上材料需加盖供货单位原印章或符合法律规定的可靠电子印章。

2. 首营品种属于进口药品（进口中药材除外）

（1）《进口药品注册证》《医药产品注册证》或《进口药品批件》复印件，以及药品的包装、标签、说明书实样等材料。

（2）进口麻醉药品、精神药品除提供上述资料外，还应提供《进口准许证》。

（3）以上材料需加盖供货单位原印章或符合法律规定的可靠电子印章。

3. 首营品种属于进口分装药品　药品采购人员应向供货单位索取加盖供货单位原印章或符合法律规定的可靠电子印章的以下材料：

进口分装的《药品补充申请批件》及原注册证号的《药品注册件》《进口药品注册证》或《医药产品注册证》复印件、进口药品注册标准复印件、检验报告书，以及药品的包装、标签、说明书实样等资料。

4. 首营品种资料属于进口中药材　要有《进口药材批件》复印件、进口药材质量标准、进口药品检验报告书及药材的包装、标签、说明书实样等资料。

（三）产品资料的审核

（1）首营品种应在供货企业《药品生产许可证》或《药品经营许可证》经营范围内，并在本公司

《药品经营许可证》的经营范围内。

（2）国产药品需核对药品包装、标签、说明书的品名、规格、生产企业、批准文号、药品标准、有效期等信息与《药品注册批件》或《再注册批件》上载明的相关信息是否一致，如不一致的需提供相应的《药品补充申请批件》或其他证明文件。药品标准变更需提供《药品标准颁布件》及新的标准。《药品注册批件》及《药品再注册批件》有效期为5年，超过有效期的，需要提供新的《药品再注册批件》或《再注册受理通知书》。

（3）进口药品及进口分装药品，需核对药品包装、标签、说明书的药品名称、商品名、规格、包装规格、生产企业、注册证号、药品标准、有效期等信息与《药品注册批件》《药品补充申请批件》《进口药品注册证》《医药产品注册证》《进口准许证》上载明的相关信息是否一致，如不一致应重新提供正确的资料。

（4）进口中药材还需核对产地是否与《进口药材批件》一致。

（5）药品包装、标签、说明书应符合国家药品监督管理局关于药品标签说明书的相关规定，项目齐全。

（6）标签、说明书上的成分、性状、功能主治、用法用量、规格、贮藏等应与质量标准相符。

（7）OTC药品说明书应与国家药品监督管理局网站公布的OTC药品说明书范本相符。

（四）数据查询核实

企业可以登录国家药品监督管理局网站对药品的批准文号进行查询，确认所提供资质的真实性。

（五）首营品种审核程序

根据GSP要求，药品经营企业应对合格供货方拟供的首营品种建立审核程序。首营品种审批流程如图4-1-2所示。

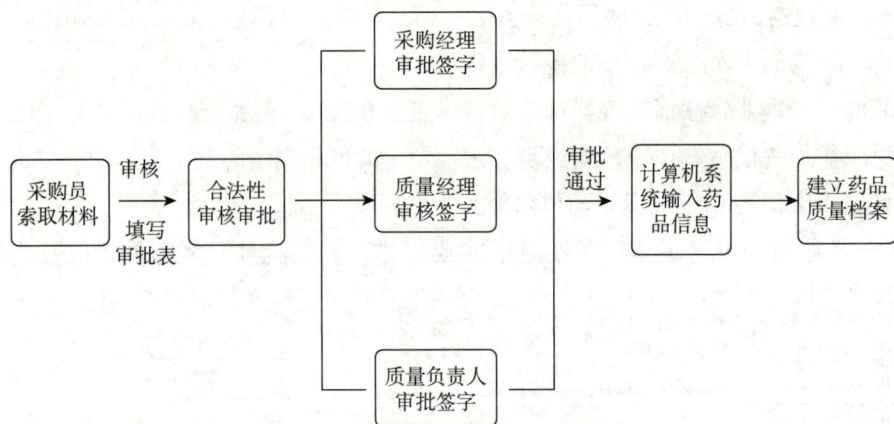

图4-1-2　首营品种审批流程

1. 采购员索取材料　药品采购人员根据拟购的首营品种情况，向供货单位索取加盖供货单位原印章的首营品种证明文件材料，并对材料进行初步审核。

2. 填表　填写"首营品种审批表"。

3. 合法性审核审批　采购员填写完"首营品种审批表"后，经本部门采购主管签署意见后，连同上述有关资料，依次送质量管理部审核、质量管理部负责人和企业质量负责人审批。质量管理部主要进行资质审核、质量信誉审核，审核所购进药品是否超出供货单位的生产或经营范围，是否超出本企业的经营范围。如果需要对该品种生产企业进行实地考察，质量管理部会同采购部门共同进行。

资料审查合格后，审核人在"首营品种审批表"上签署意见，注明"资料齐全，符合要求"。质量管理部负责人、企业质量负责人根据质量管理部门的具体意见进行最后审核把关，并在"首营品种审批表"上签署"同意购进"意见，资料转质量管理部门。

4. 计算机系统输入药品信息　审核审批通过后的首营品种，由采购部或质量管理部等部门在计算机系统内输入首营品种信息，并持续进行资料更新与维护。

5. 建立药品质量档案　质量管理部门将"首营品种审批表"、首营品种资料等存档，建立药品质量档案。药品质量档案包括初次提供的材料和所有变更的材料。质量档案中的合法资质和证明文件应保证持续有效。

（六）资料保存

首营品种资料由质量管理部归档，至少保存5年，且不少于药品有效期满后一年。

三、赛证聚焦

技能竞赛　　　　资格证书考核

岗位对接

【实训目的】

1. 能正确填写首营企业审批表；能正确填写首营品种审批表。
2. 能建立药品首营企业档案；能建立药品质量档案。

【实训准备】

首营企业资料；首营品种资料。

【实训考核】

考核内容	标准分（100分）	评分标准	得分
首营企业审核	50	1. 企业资料收集完整（10分） 2. 项目核查齐全（10分） 3. 内容核查准确无误（10分） 4. 能够到市场监督管理局和药品监督管理局官网核对信息（5分） 6. 首营企业审批表填写规范、准确（5分） 7. 审批表审核签字，签署意见（10分）	
首营品种审核	50	1. 项目核查齐全（10分） 2. 内容核查准确无误（10分） 3. 能够到市场监督管理局和药品监督管理局官网核对信息（10分） 4. 首营品种审批表填写规范、准确（5分） 5. 审批表审核签字，签署意见（5分） 6. 档案盒编号，资料齐全归档（10分）	

一、首营企业审核实训

任务一　我公司是一家药品批发企业，经营的药品范围包括中药饮片、中成药、化学药制剂、抗生素、生化药品、生物制品、蛋白同化制剂、肽类激素。本年度 1 月，拟首次从 A 公司采购药品。我公司的采购员需要按照 GSP 要求，让供应商销售人员提供首营企业资料，并交给质量部进行审核。

请根据 GSP 和首营企业资料的审核要求完成以下工作：

1. 从给定的所有资料中找出正确的首营企业资料并编号；

2. 写出缺少的首营企业资料名称；

3. 写出有问题的首营企业资料编号及问题原因。

二、首营品种审核实训

任务二　2022 年 1 月本公司拟从新合作的 A 公司首次购进一批药品，本公司采购员需要按照 GSP 要求，让供应商销售人员提供首营品种资料，并交给质量部进行审核。

请根据 GSP 和首营品种资料的审核要求完成以下工作：

1. 从给定的所有资料中找出正确的首营品种资料并编号；

2. 写出缺少的首营品种资料名称；

3. 写出有问题的首营品种资料编号及问题原因；

4. 完整、正确收集首营品种资料，审核审批首营品种资料后，建立首营品种档案，将首营品种资料归档。

书网融合……

微课　　　　　本章小结

项目二　药品采购与验收

PPT

学习目标

1. **掌握**　药品购进原则及流程；药品收货流程；药品验收流程。
2. **熟悉**　药品收货过程异常情况处理；药品验收过程异常情况处理。
3. 能够完成药品采购与收获验收。
4. 培养药品采购与验收的操作技能。

岗位情景模拟

情景描述　本年度 3 月 8 日，A 医药有限公司 3 月 5 日从 B 医药集团股份有限公司采购的药品送达仓库收货场地。随货有 B 医药集团股份有限公司药品随货同行单、药品检验报告书、冷链交接单。

讨论　收货员需要对哪些项目进行检查？

理论知识

一、药品购进

（一）定义

药品购进是指药品经营、生产企业或医疗、科研等机构向上游供应商采购药品来满足自身经营、医疗、科研等需求的行为。药品购进过程的管理控制，是整个药品经营活动合法、规范、保障人民用药安全的首要环节。

（二）药品购进原则

1. 坚持原则　坚持"诚信经营、质量第一"的质量方针，遵循"按需进货，择优选购"的原则。

2. 确定供货单位的合法资格　合法的供货单位经过首营企业审核合格，将审核合格的供货单位基础信息录入计算机系统，建立合格供应商档案（必要时对供应商的质量保障能力要上门进行考察）。采购部门采购药品时，只能从"合格供应商列表"里的供应商进行采购。同时计算机系统对合格供应商资质的有效期进行控制，资质过期将无法采购。

3. 确定采购药品的合法性　首次采购的品种必须经过质量管理部门和企业质量负责人的审核批准。计算机系统对经营药品的批准证明文件的有效期进行监控，批件过期将无法采购。

4. 审核供货单位销售人员的合法资格　企业质量管理部门应该对供货单位销售人员的合法资格进行审核，重点审核法人授权书的真实性、销售人员的身份证件、授权品种范围、是否有法人签名确认等内容，防止销售人员挂靠走票，从非法销售人员处采购药品。计算机系统对销售人员的法人授权书的范围、有效期进行自动锁控，超过授权范围及授权书过期将无法采购。

5. 与供货单位签订质量保证协议　采购部门应对供货单位提出明确质量要求，签订符合《药品经营质量管理规范》要求的质量保证协议。协议应经双方协商一致，明确责任，供双方共同信守和执行。

6. 严格履行首营审核审批程序　企业应当按照药品采购管理制度制定"首营企业""首营品种"审核程序，经过审核合格，才能购进药品。

（三）药品购进流程

1. 制定采购计划　采购计划一般按照企业经营管理需要，一般按照年度、季度、月度编制，分为年度采购计划、季度采购计划、月度采购计划和临时采购计划。

2. 采购合同录入　采购人员通过计算机系统录入采购合同。录入合同时，需按照业务开展情况选择对应的法人授权委托书录入。

3. 建立药品采购记录　采购合同或者采购订单提交后，计算机系统自动生成药品采购记录。采购记录应当包含药品的通用名称、剂型、规格、生产厂商、供货单位、数量、价格、购货日期等内容，采购中药材、中药饮片的还应当标明产地等。采购记录生成后不得随意修改，以保证数据的真实性和可追溯性。采购记录应按日备份，至少保存 5 年，且不少于药品有效期满后一年。

4. 索取发票　采购药品应当向供应商索取发票。发票上需列明药品的通用名、规格、单位、数量、单价、金额等信息，应与采购记录、供货单位的随货同行单内容保持一致。发票不能全部列明的，应当附《销售货物或者提供应税劳务清单》，并加盖供货单位发票专用章原印章、注明税票号码。

企业付款流向及金额、品名、规格应与采购发票上的购、销单位名称及金额、品名、规格一致，付款流向与供货单位审核时提供的开户行和账号一致，并与财务账目内容相对应。

开具发票的单位和个人应当按照税务相关的规定存放和保管发票，不得擅自毁损。已经开具的发票联合发票登记簿，应当至少保存 5 年，且不少于药品有效期满后一年。

二、药品收货

（一）定义

药品收货是指药品到货时，收货人员根据供应商提供的随货同行单，对照采购记录，检查运输工具，核对药品实物、接收药品的过程。

根据收货药品的来源，可以分为采购到货收货和销后退回收货。采购到货收货是根据供货单位的随货同行单，核对药品购进记录，审核药品来源。目的是核实购进渠道、运输工具及运输状况。销后退回到货收货是依据销后退回的相关审批手续，核对销售记录，审核药品退回来源。目的是核实是否是本企业销售药品出去的药品及退回渠道。企业通过收货环节对采购渠道及退货渠道的双重把关，防止假劣药品流入企业。

（二）药品收货流程

根据 GSP 的要求，药品收货的流程一般包括检查运输工具、核对票据、到货检查、通知验收等环节（图 4 - 2 - 1）。

1. 检查运输工具和运输状况　药品到货时，收货人员检查运输工具是否密闭，运输工具内是否有雨淋、腐蚀、污染等可能影响药品质量的现象。

收货人员根据运输单据所载明的启运日期，检查是否符合协议约定的在途时限。

2. 核对随货同行单　核对随货同行单样式、印章印模，检查到货票据是否加盖供货单位药品出库专用章原印章，与备案的票据、印章进行对比是否一致。

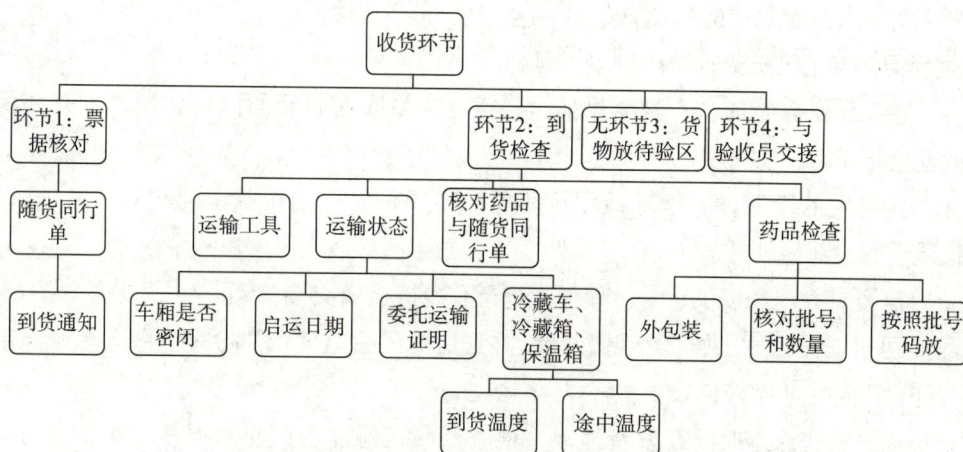

图 4 - 2 - 1 药品收货流程

核对采购记录，查询计算机系统中的采购记录，与随货同行单进行对比，核对内容包括供货单位、生产厂商，药品的通用名称、剂型、规格、批号、数量、收货单位。

3. 检查药品外包装与核对药品实物 收货人员检查药品外包装是否完好，有破损、污染、标识不清等情况。

收货人员依据随货同行单逐批核对药品实物，核对内容包括药品的通用名称、剂型、规格、批号、数量、生产厂商等。

4. 单据填写 确认收货后，收货人员在随货同行单或客户确认单上签字，并盖"收货专用章"，交给供货单位或委托运输单位送货人员。

5. 填写收货记录 收货人员根据收货验收情况，在计算机系统填写收货记录。记录内容包括收货日期、供货单位、药品的通用名称、剂型、规格、单位、生产厂商、批准文号、收货数量、批号、生产日期、有效期、收货员等。

6. 码放货品 规范合理地码放货品。

7. 交接单据 收货人员将随货同行单、检验报告单等相关证明文件转交验收人员。

（三）冷链药品的收货

冷链药品包括冷藏、冷冻药品，是具有高风险的药品，要求对其全过程冷链储存，运输情况应具有可追溯性，保证冷藏、冷冻药品的运输符合温度要求，避免因温度超标影响药品质量。运输冷藏、冷冻药品的冷藏车及车载冷藏箱、保温箱应当符合药品运输过程中对温度控制的要求。冷藏、冷冻药品到货时，应当对其运输方式及运输过程的温度记录、运输时间等质量控制状况进行重点检查并记录。不符合温度要求的应当拒收。

1. 运输工具的检查

（1）冷藏车的检查 冷链药品到货时，首先核实运输工具是否符合要求。运输冷藏、冷冻药品应使用密闭的冷藏车运输，冷藏车具有自动调控温度、显示温度、存储和读取温度监测数据的功能。同时为了防止冷藏车途中出现故障，建议采取相应的预防措施，比如使用的冷藏车采用2台制冷机，其中1台连接汽车发电机，正常情况下带动进行制冷；另1台制冷机单独配置发电机，如出现异常情况可直接启动此备用制冷机工作。

（2）保温箱的检查 在使用冷藏车统一配送的情况下，对于急送的冷链药品以及冷藏线路未延伸到的偏远地区，或者小批量的药品采用保温箱配送，保证冷链运输设备符合要求。冷藏箱及保温箱具有外部显示和采集箱体内温度数据的功能。

2. 运输过程中温度记录核查

（1）冷藏、冷冻药品到货时，查验冷藏车、车载冷藏箱或保温箱的温度状况，核查并留存运输过程和到货时的温度记录。

（2）对未采用规定的冷藏设备运输或温度不符合要求的，应当拒收，同时对药品进行控制管理，做好记录并报质量管理部门处理。

（3）收货时需要对方现场提供运输过程温度记录和冷链运输交接单。

（4）现场使用相应仪器（比如红外测温仪）监测到货药品温度，并检查冷藏车车载温度计显示的温度状况是否符合规定，并做好记录。

（5）收货员通过核实启运时间及发货地点，检查药品运输途中的实时温度记录，实时温度记录应覆盖输运的整个过程，不允许有脱节或者空白时间。

（6）不能现场提供运输过程温度记录的（无法打印或导出）允许供应商返回后通过监测系统导出温度记录并加盖质量管理专用章后，收货员核实温度的启运和到达时间以及温度记录的真实性后方可入库。

3. 收货缓冲区的要求　冷藏、冷冻药品收货必须在与药品存储温度要求相同的库区内进行，收货区应设置冷藏库或阴凉处，不得置于阳光直射或其它可能会提升周围环境温度的位置。如在其他温度条件下收货的应有明确的时间规定。冷藏药品从收货转移到待验区的时间不宜过长。

冷链到货时应有专用缓冲区可直接与冷藏车门对门进行卸货工作，缓冲区控制温度15℃以下，卸货完成后立即转移至冷库内，保证冷链全程不断链。没有门对门卸货平台的企业，采用保温车或者保温箱进行药品收货的转移工作。

4. 票据的要求　冷藏药品收货时，应索取运输交接单，做好实时温度记录，并签字确认。有多个交接环节，每个交接环节的都要签收交接单。计算机系统控制必须填写收货时间、运输方式、到货温度等冷链信息方可完成收货。

（四）销后退回药品的收货

销后退回的药品，由于经过流通环节的周转，其质量已经脱离本企业质量体系的监控，在外部运输储存环节面临巨大的质量风险，因此在退回过程中，应该严格按照销售退回程序进行申请和审批，并在退回收货环节严格按照收货流程操作。收货人员要依据销售部门确认的退货凭证或通知对销后退回药品进行核对，确认为本企业销售的药品后，方可收货并放置于符合药品储存条件的专用待验场所。

1. 销售退货申请程序

（1）开票员查阅"销售记录"系统内容，确认销售客户的品种、批号、销售时间。

（2）销售员填写"销后退回药品申请单"一式三联，签字（销售经理、开票员、收货员留存）。

（3）销售主管审核、销售经理批准，并在"销后退回药品申请单"签字。"销后退回药品申请单"一联由销售经理留存。

（4）开票员凭批准的"销后退回药品申请单"开具"销后退货单"，将一联"药品销售退货申请单"留存。

2. 销售退回收货程序　收货员凭借"销后退回药品通知单"执行严格的收货程序，依据"销后退回药品通知单"中的信息与到货药品进行核对，确认为本企业销售的药品。并将药品放置于退货区，进行收货检查，填写收货记录，通知验收员进行验收（图4-2-2）。

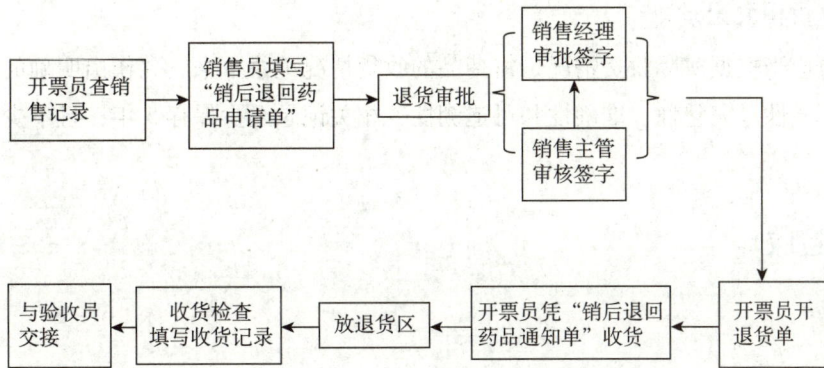

图 4 – 2 – 2　销售退回收货流程图

（五）收货异常情况处理

1. 货单不符　对于随货同行单内容中，除数量以外的其他内容与采购记录、药品实物不相符的，经供货单位确认并提供正确的随货同行单后方可收货。

对于随货同行单与采购记录、药品实物数量不相符的，经供货单位确认后应由采购部门确定并调整采购数量后方可收货。

供货单位对随货同行单与采购记录、药品实物不相符的内容，不予确认的，应当拒收，存在异常情况，上报质量管理部门处理。

2. 资料不全

（1）对于到货药品无随货同行单或在计算机系统中无与随货同行单相关的采购记录的，应当拒收。

（2）随货同行单中供货单位、药品的通用名称、剂型、规格、单位、生产厂商、数量、批号、收货单位、收货地址、发货日期等内容不齐全，或未加盖供货单位药品出库章原印章，收货人员应通知采购部门，资料补齐无误后方可收货。

（3）随货同行单及单上的印章与企业备案的票样不一致，报质量管理部门处理，更换备案资料后方可收货。

3. 运输条件不符

（1）发现运输工具内有雨淋、腐蚀、污染等可能影响药品质量的现象，及时通知采购部门并报质量管理部门处理。

（2）根据运输单据所载明的启运日期，在途时限不符合协议约定的，报质量管理部门处理。

（3）供货方委托运输药品的承运方式、承运单位、启运时间等信息，与企业采购部门事先通知的内容不一致，收货人员应通知采购部门并报质量管理部门处理。

（4）运输冷藏、冷冻药品未采用规定的冷藏设备运输或温度不符合要求的，应当拒收，同时对药品进行控制管理，将药品隔离存放于符合温度要求的环境中，做好记录并报质量管部门处理。

（5）对销后退回的冷藏、冷冻药品，退货方不能提供温度控制说明文件和售出期间温度控制的相关数据，或温度控制不符合规定的，应当拒收，做好记录并报质量管理部门处理。

4. 外包装异常

（1）对外包装出现破损、污染、标识不清等情况的药品，应当拒收。

（2）在发现上述异常情况及拒收时，收货人员填写相关记录表格。

（六）药品收货相关记录

药品收货人员应当根据实际收货情况，将药品的收货情况记录下来，并作出明确的结论，做到药品质量数据信息的真实性、完整性、准确性和可追溯性，相关记录至少保存5年，且不少于药品有效期满后一年。

三、药品验收

（一）定义

药品验收是指验收人员依据国家药典标准、相关法律法规和有关规定及企业验收标准对采购药品的质量状况进行检查的过程。包括查验检验报告书、抽样、查验药品质量状况、记录等。

（二）药品验收流程

1. 核对药品   验收人员按照随货同行单再次核对药品实物。核对内容包括：品名、规格、批号、有效期、数量、生产企业等，并检查随货同行单是否加盖供货单位"出库专用章"原印章。

2. 查验合格证明文件   验收药品应当按照批号逐批查验药品的合格证明文件，对于相关证明文件不全或内容与到货药品不符的，不得入库，并交质量管理部门处理。验收药品应当按照药品批号查验同批号的检验报告书。供货单位为生产企业的，检验报告书应加盖供货单位检验专用章或质量管理专用章。供货单位为批发企业的，检验报告书应当加盖其质量管理专用章原印章，检验报告书的传递和保存可以采用电子数据形式，但应当保证其合法性和有效性，应当由质量管理人员负责电子格式检验报告书的收集、确认并传递至验收岗位，确保验收人员在验收药品时能够在计算机中进行核对。药品检验专用章或质量管理专用章原印章应与在本企业备案的印章式样保持一致。

验收实施批签发管理的生物制品时，查验加盖供货单位药品检验专用章或质量管理专用章原印章的《生物制品批签发合格证》复印件。

验收进口药品时，查验加盖供货单位质量管理专用章原印章的相关证明文件：

（1）《进口药品注册证》或《医药产品注册证》；

（2）进口麻醉药品、精神药品以及蛋白同化制剂、肽类激素应当有《进口准许证》；

（3）进口药材应当有《进口药材批件》；

（4）《进口药品检验报告书》或注明"已抽样"字样的《进口药品通关单》；

（5）进口国家规定的批签发管理的生物制品必须有批签发证明文件和《进口药品检验报告书》。

验收特殊管理的药品应当符合国家相关规定。

3. 抽取样品   验收人员应按照验收规定的方法，对每次到货药品进行逐批抽取样品，抽取的样品应该具有代表性，能准确反映被验收药品的总体质量情况。

（1）对同一批次的整件药品，按照堆码情况随机抽取样品，抽样数量见表4-2-1。

表4-2-1 抽样数量要求表

整件数量（N）	抽取的整件数量
N≤2	全部抽取
50≥N>2	至少抽样检查3件
N>50，每增加50	在3件的基础上每增加50件，至少增加抽样检查1件，不足50件的，按50件计

（2）对抽取的整件药品需开箱抽样检查，从每整件的上、中、下不同位置随机抽取3个最小包装进

行检查，对存在封口不牢、标签污损、有明显重量差异或外观异常等情况的，应当加倍抽样检查。

（3）对整件药品存在破损、污染、渗液、封条损坏等包装异常的，要开箱检查至最小包装。

（4）对到货的非整件零货、拼箱的药品要逐箱检查，对同一批号的药品，至少随机抽取一个最小包装进行检查。

（5）外包装及封签完整的原料药、实施批签发管理的生物制品，可不开箱检查。

4. 检查样品　药品验收人员应对抽样药品的外观、包装、标签、说明书逐一进行检查、核对、确认是否符合规定的验收标准。

（1）药品包装的检查

①检查药品外包装、中包装、最小包装等，核对相关包装信息、式样。

②检查运输储存包装的封条有无损坏，包装上是否清晰注明药品通用名称、规格、生产厂商、生产批号、生产日期、有效期、批准文号、贮藏、包装规格及储运图示标志，以及特殊管理的药品、外用药品、非处方药的标识等标记。

③检查最小包装的封口是否严密、牢固，有无破损、污染或渗液，包装及标签印字是否清晰，标签粘贴是否牢固。

④中药材有包装，并标明品名、规格、产地、供货单位、收购日期、发货日期等；实施批准文号管理的中药材，还需注明批准文号。

⑤中药饮片的包装或容器与药品性质相适应及符合药品质量要求。中药饮片整件包装上有品名、产地、生产日期、生产企业等，并附有质量合格的标志。实施批准文号管理的中药饮片，还需注明批准文号。

⑥进口药品的包装以中文注明药品通用名称、主要成分以及注册证号。

（2）标签、说明书的检查

1）标签或说明书的项目，内容是否齐全。

①标签　有药品通用名称、成分、性状、适应证或者功能主治、规格、用法用量、不良反应、禁忌、注意事项、贮藏、生产日期、产品批号、有效期、批准文号、生产企业等内容；对注射剂瓶、滴眼剂瓶等因标签尺寸限制无法全部注明上述内容的，至少标明药品通用名称、规格、产品批号、有效期等内容；中药蜜丸蜡壳至少注明药品通用名称。中药饮片的标签需注明品名、包装规格、产地、生产企业、产品批号、生产日期；实施批准文号管理的中药饮片，还需注明批准文号。

②化学药品与生物制品说明书　药品名称（通用名称、商品名称、英文名称、汉语拼音）、成分［活性成分的化学名称、分子式、分子量、化学结构式（复方制剂可列出其组分名称）］、性状、适应证、规格、用法用量、不良反应、禁忌、注意事项、孕妇及哺乳期妇女用药、儿童用药、老年用药、药物相互作用、药物过量、临床试验、药理毒理、药代动力学、贮藏、包装、有效期、执行标准、批准文号、生产企业（企业名称、生产地址、邮政编码、电话和传真）。

③中药说明书　药品名称（通用名称、汉语拼音）、成分、性状、功能主治、规格、用法用量、不良反应、禁忌、注意事项、药物相互作用、贮藏、包装、有效期、执行标准、批准文号、说明书修订日期、生产企业（企业名称、生产地址、邮政编码、电话和传真）。

④分装类药品　注明原生产企业、分装企业、分装批号。

⑤进口药品的标签　以中文注明药品通用名称、主要成分以及注册证号，并有中文说明书。

2）药品的各级包装标签是否一致。

3）标签所示的品名、规格与实物是否相符。

4）标签与说明书内容是否一致。

5）标签印字是否清晰，粘贴是否端正、牢固、整洁。

（3）药品包装标识、警示语的检查

1）特殊管理药品　特殊管理药品是指麻醉药品、精神药品、医疗用毒性药品、放射性药品。为加强特殊药品的管理，避免出现与其他药品混放和丢失，要求特殊管理的药品应当在专库或者专区内验收。按照相关规定，要求双人验收，货到即验。验收时除了核对品名、规格、生产企业等一般验收项目外，还要核对其包装的标签或说明书上应有规定的标识和警示说明。验收时要求双人开箱验收清点到最小包装。

特殊管理药品和外用药品的专有标识（图4-2-3）如下。

①麻醉药品：蓝白相间的"麻"字样。

②精神药品：红绿相间的"精神药品"字样。

③放射性药品：红黄相间的圆形图案。

④医疗用毒性药品：黑底白字的"毒"字样。

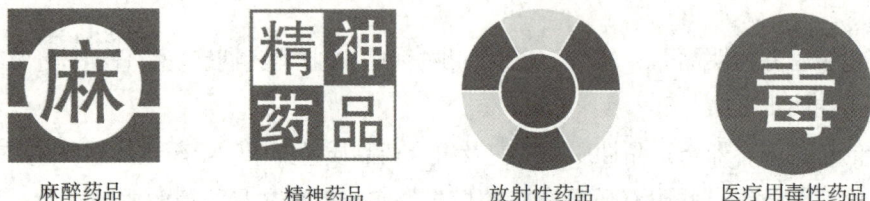

麻醉药品　　精神药品　　放射性药品　　医疗用毒性药品

图4-2-3　特殊药品标识图

2）处方药和非处方药　处方药是指凭执业医师或助理执业医师处方方可购买、调配和使用的药品。

非处方药是指由国务院药品监督管理部门公布的、不需要凭执业医师或助理执业医师处方，消费者可以自行判断、购买和使用的药品。非处方药分为甲类非处方药和乙类非处方药（图4-2-4）。

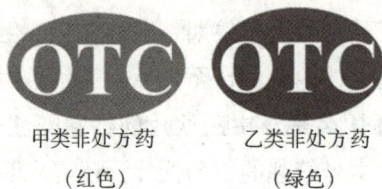

甲类非处方药　乙类非处方药

（红色）　　　（绿色）

图4-2-4　处方药标识图

处方药警示语：凭医生处方销售、购买和使用。

非处方药忠告语：请仔细阅读药品使用说明书、按说明书使用或在药师指导下购买和使用。

（4）外用药品　外用药品：红底白字的"外"字样（图4-2-5）。

①蛋白同化制剂和肽类激素及含兴奋剂类成分的药品　蛋白同化制剂和肽类激素及含兴奋剂类成分的药品包装应注明："运动员慎用"警示标识。

②药品验收人员应检查药品的外观性状，通过药品外观有无变色、沉淀、分层、吸潮、结块、熔化、挥发、风化、生霉、虫蛀、异臭、污染等情况，判定药品质量是否符合规定。

③验收结束后，药品验收人员将抽样检查后的完好样品放回原装，用专用封箱带和封签进行封箱，并在抽验的整件包装上标明抽验标志。

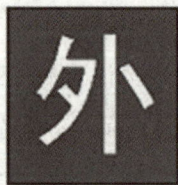

图4-2-5　外用药品标识图

（5）填写验收记录　药品验收人员对照药品实物在计算机系统中录入药品的批号、生产日期、有效期、到货数量、验收合格数量、验收结果等内容，确认后系统自动形成验收记录。验收记录包括药品的通用名称、剂型、规格、批准文号、批号、生产日期、有效期、生产厂商、供货单位、到货数量、到货日期、验收合格数量、验收结果、验收人员姓名和验收日期等内容（表4-2-2）。

表4-2-2　药品验收记录表

到货日期	供货单位	通用名称	商品名称	剂型	规格	数量	生产厂商	生产日期	生产批号	有效期	批准文号/注册证号	到货数量	验收合格数量	验收结果	验收员	备注

（6）销后退回药品　销后退回药品验收记录包括退货单位、退货日期、通用名称、规格、批准文号、批号、生产厂商（或产地）、有效期、数量、验收日期、退货原因、验收结果和验收人员等内容。

（7）特殊管理的药品　特殊管理的药品应采用专用账册按规定内容记录，验收记录要求双人签字。

（8）验收药品处置　对已经验收完毕的药品，验收人员应当及时调整药品质量状态标识。

在计算机系统中输入药品验收信息后确认，计算机系统按照药品的管理类别，自动分配库位，仓库保管员根据计算机系统的提示，经复核确认后将验收合格药品入库至指定位置。

（9）扫描上传　药品验收人员在检验报告书等合格证明文件上加盖本企业"质量管理章"并扫描，扫描的文件上传到计算机系统。

（10）资料保存　验收人员应将每日收到的随货同行单和检验报告书等合格证明文件分别整理，按月装订，存档至少5年，且不少于药品有效期满后一年。

（11）冷链药品验收　冷链药品应按照是上述验收流程验收之外，冷链药品验收区必须设置在冷库区，药品验收人员应在冷库内完成验收。冷链药品验收应快速及时，在60分钟内完成验收。在规定时间内不能完成验收的，冷链药品必须放置在冷库待验区待验。

（三）验收异常情况处理

1. 药品合格证明文件不全或与到货药品不符　药品合格证明文件不全包括以下情况：合格证明文件上未加盖供货单位药品检验专用章或质量管理专用章原印章，或印章与备案不符；有注册证、准许证不在有效期内的；有缺少部分批号药品检验报告书或批号与检验报告书不符的；有检验报告没有合格结论的。

对于上述合格证明文件不符合要求、缺失或不规范的情况，药品验收人员不得确认入库，需报告质量管理部门处理。由质量管理部门通知供货企业，补全补对相关资料后方可验收入库。如确认无法提供正确、完整资料的，按拒收处理，由验收人员填写药品拒收通知单，经质量管理部门审核确认后，通知供货单位，将拒收药品退给供货单位。未退货前，拒收药品可暂存于待处理区。

有合格证明文件上的信息如药品名称、规格、批号、生产企业名称、注册证号等与药品实物不符时，需报告质量管理部门处理。由质量管理部门通知供货企业，更换正确的合格证明文件后方可验收。

2. 包装、标签和说明书异常　对药品包装、标签、说明书等内容不符合药品监督管理部门批准的，将药品移入不合格药品区，不能退货，需上报药品监督管理部门进行处理。

包装封条损坏、最小包装封口不严、有破损、污染或渗液，包装及标签印字不清晰，标签粘贴不牢固等情况，属于供货方质量违约责任，将药品移入退货区，办理拒收退货手续。

无包装、标签、说明书的药品，视同不合格药品，应直接拒收。

3. 药品质量状况有异常　药品各类剂型外观性状检查标准，药品验收人员在验收过程中发现药品外观性状不符合规定的，或其他质量可疑的情况，药品验收人员应报告质量管理部进行处理。如对内在质量有怀疑时，还可送县级以上药品检验机构检验确定。经质量管理部门复检确认为不合格药品时，按拒收或入不合格品库处理。

（四）药品验收相关记录

药品验收人员应当根据验收实际质量情况，将验收药品的质量状况记录下来，并作出明确的结论，做到药品质量数据信息的真实性、完整性、准确性和可追溯性，相关记录至少保存 5 年，且不少于药品有效期满后一年。

四、赛证聚焦

技能竞赛　　　　　　　　　资格证书考核

岗位对接

【实训目的】

1. 能完成药品收货、验收并对异常问题进行合理处置。

2. 能填写药品收货和药品验收记录。

【实训准备】

1. 货架、包装箱若干，＊＊＊＊公司收货专用章

2. 标识牌：收货区、待验区

3. 采购记录

4. 到货药品单据

5. 待验收药品、单据

6. 待验收药品检验报告书

【实训步骤】

1. 药品收货　票据查验；根据收货程序进行收货；填写收货记录；填写交接记录。

2. 药品验收　根据验收程序进行逐批抽样验收；将验收完的药品按照验收结论放置相应区域；填写验收记录。

【实训考核】

考核内容	标准分（100分）	评分标准	得分
收货程序	59	1. 在正确区域内操作（2分） 2. 采购记录与随货同行单核对（1分） 3. 随货同行单与实物核对（7分） 4. 在随货同行单上标注不符之处（3分，每处1分），签名（2分） 5. 收货记录填写，其中原因及处理方式错误扣1分，其他未填、错填每处扣0.5分，共32分 6. 收货结束，货物放置正确位置（8分），错误每种药品扣1分 7. 日期、签字各2分	

续表

考核内容	标准分（100分）	评分标准	得分
验收程序	41	1. 核查文件（2分），每个药品翻看六面（5分） 2. 验收记录填写：名称、合格数量每空0.5分；不合格数量，验收结论、不合格原因、处理方式每空1分，共25分 3. 将药品放置相应区域（5分），每错1个药品扣1分 4. 日期、签字各2分	

一、药品收货实训

任务 本年度3月8日，本公司3月5日从某药品批发公司采购的药品送达仓库收货场地，随货有该批发公司药品随货同行单、药品检验报告书、冷链交接单。收货员对运输车辆封闭情况、运输过程温度、到货药品外包装进行检查，均符合要求。据GSP和收货要求完成以下工作：

1. 按照药品收货流程对采购到货药品进行收货，在随货同行单、冷链交接单签字，加盖收货专用章；
2. 填写收货记录；
3. 如有异常情况，写明问题和处置措施。

二、药品验收实训

任务 某医药公司从某生产企业采购的药品到货了，收货员对采购的药品进行了检查，现收货员通知验收员验收药品。根据GSP和验收要求完成以下工作：

1. 按照药品验收流程进行来货验收；
2. 验收检查完成后填写药品验收记录；
3. 如有异常，写明问题明细和处置措施。

药品经营质量管理规范（2016年修订）

书网融合……

微课　　　　　本章小结

项目三　药品储存与养护

1. 掌握　药品储存与养护的基本概念；医药物流仓库的常见布局；药品储存与养护的基本程序与要求；

2. 熟悉　中药饮片的养护知识；

3. 了解　冷链药品的储存与养护要求；

4. 能够对医药仓库进行正确的分库与分区；能够对药品进行合理储存；能够制订重点养护品种计划表。

5. 培养药品储存与养护的工作技能。

岗位情景模拟

情景描述　XXX 批发企业质量管理部在对仓库进行内部检查时，发现退货区摆放了数瓶急支糖浆，但药品内包装瓶破损，有明显液体渗出，造成药品外包装污染明显。经查计算机系统该批药品的货品状态还是在合格状态，可以开票销售，寻问保管员，保管员解释该批药品是刚销售退回，所以就摆放在了退货区。

讨论　请问以上保管员对该批退货药品的处理方式是否合理？如果不合理正确做法应该是？

理论知识

一、药品储存与养护

（一）药品储存、养护概念

药品关系着公众的生命健康，药品生产与流通行业也是我国高新技术产业，不合格药品产生的原因，除了生产与人为因素之外，还有一个重要原因就是未按法定的要求进行储存与运输。"储存"即保护、管理、贮藏物品，药品属特殊商品有法定的贮藏要求，从生产环节至进入医院或药店，最后流到患者手中，环节众多，流通过程中不可避免地要经过屡次中转、停留而形成暂时的储备。未按正确的贮藏方法，贮藏温度过高或过低、受潮、污染均可影响药品质量安全，严重药品不良事件的发生大多数是因冷链药品未按法定的贮藏要求进行储存与养护而导致的药品变质或失效，药品储存是药品流通过程中必不可少与药品质量密切相关的重要环节。

现阶段我国医药物流仓储行业发展迅速，从药品监督管理部门分类监管的模式划分，有专业从事医药产品储存与配送服务的"医药第三方物流"企业（需要省级药品监督管理部门进行备案）及药品生产或经营企业自建的物流仓库，各类医疗机构也设有专门储备药品的仓库。药品"第三方物流企业"通过现代物流规划技术和先进的计算机仓库管理系统（俗称 WMS 系统），高位货架、立体仓库，运用智能化、信息化、可视化的管理，部分环节用机器人代替人工操作，为客户提供第三方物流储存与配送业务。

药品养护是指药品在所有流通环节的储存过程中，运用现代物流的技术与计算机质控辅助功能，根据药品储存过程中质量变化规律，用维护药品质量的有关理论、方法和技术，对药品本身、温控调节设备及储存药品的设施与设备，进行科学检查与保养的技术性工作。

（二）药品合理储存与养护的意义

《药品经营质量管理规范》（以下简称《GSP》）第八十三条规定：企业应当根据药品的质量特性对药品进行合理储存；《GSP》附录1冷藏、冷冻药品的储存与运输管理，对冷藏、冷冻药品的储存也进行了更加全面详细的规定，是医药经营企业储存操作的标准化文件。

根据药品的储存质量特性对药品进行合理、科学、规范储存是保证药品储存期间质量稳定与安全的前提与法定的基本要求。依据药品在储存过程中的质量变化规律及对药品储存设施设备的运行情况进行科学定期的检查与养护，是及时发现储存问题、纠正不恰当的储存方式，降低储存损耗，保障出库药品全部合格有效的重要措施。

二、现代医药物流仓库

（一）医药仓库布局基本原则

1. 遵循及符合《GSP》要求 分区、分库、专管、色标管理原则。

2. 流水线走向原则 叉车，机器人，自动分拣系统，仓库作业人员、货架、托盘、整条流水线的走向科学合理的顺畅原则。

3. 满足业务需求及拓展原则 根据现有及未来的业务规模及药品吞吐量（指一定时间内药品入库、出库的总量）来设计各功能区域的大小及未来可能的拓展空间，达到充分利用各类智能化储运设备，提高作业技术条件，实现药品精准入库、储存、复核、出库等操作，机械化、自动化操作程度高。

4. 作业线路最优化原则 药品的收货、验收、上架、分拣、复核、发货尽可能保持直线作业，避免迂回逆向作业，缩短各环节搬运距离，减少重复劳动，通过一次性作业节省人力与物力成本，提高物流仓库作业效率。科学、合理的医药物流仓库分布规划，最经济的运输半径，适应每种设备的具体要求能明显提高医药流仓储作业的效率、减少储存成本，增加盈利值。

5. 作业通道顺畅、安全原则 物流的入口和出口要分开，设有主通道、副通道、临时通道，减少转弯。

（二）仓库专库划分

主要是根据《GSP》规定结合企业经营业务规模及仓库面积，在分库、分区、分类的基础上，再针对货物进出频率、机械与流水作业及药物剂型、药物性质、保管规律等因素，进行科学与合理布局。

1. 储存的医药商品按监管属性划分

（1）特殊管理药品（专库） 储存毒、麻、精、放药品专库，专库内设置专柜（毒性及放射性药品），专库24小时全程监控，防盗措施及报警装置齐全，专库及专柜实行双人双锁管理。

（2）冷库（专库） 储存冷藏与冷冻药品（血液制品、疫苗基本是冷藏药品）及需冷藏医疗器械（器械与药品在冷库中分区、分柜），冷藏及冷冻药品的收货与验收、发货与复核、装箱等操作也全部在冷库内完成。

（3）化学危险品（专库） 储存易燃、易爆（乙醇、高锰酸钾等）等危险化学品或药品专用仓库。

（4）药品整件库　储存整件的药品，外用与内服分区，处方药与非处方药可以不分（大多数是分区），含特药复方制剂及肽类激素类整件药品集中存放并有明显标识。

（5）药品散件库　储存散件的药品，外用与内服分区，处方药与非处方药可以不分（大多数是分区），含特药复方制剂及肽类激素类散件药品集中存放并有明显标识。

（6）中药材库　储存按中药材管理的，产地收购的中药材及按中药材管理的药食二用的参茸贵细类药材（如人参、西洋参等），不能存放监管按中药饮片分类管理的中药饮片及其他非药品。

（7）中药饮片库　储存按中药饮片监管配方用的中药饮片，不得存放监管按中药材分类管理的中药材。

（8）医疗器械库　储存按一类、二类、三类管理的医疗器械（三类器械集中储存）。

（9）非药品库　定型包装的食品、消杀、化妆品、日用百货等，掌握外用与内服分货架，类似消灭蚊虫有农药含量的消毒用品要单独储存。

（10）不合格药品库　存放各种原因经质量确认的不合格药品，部分企业同时也存放其他不合格商品，但不合格药品与其他不合格商品要区分存放。

2. 根据温控范围划分

（1）常温库　温度控制在 10～30℃（用于常温储存范围内的药品）。

（2）阴凉库　温度控制不高于 20℃（用于储存有阴凉储存要求的药品，中药材、中药饮片基本阴凉储存）。

（3）冷藏库　指温度控制在 2～10℃（用于储存按规定需冷藏的药品，例：常见的冷藏药品种类：疫苗、血液制品、部分体外诊断试剂、肽类激素、部分抗生素、化学药等）。

（4）冷冻库　指温度控制在 -25～-10℃（用于需冷冻储存的原料药或生物制品）。

（5）恒温库　指温度控制在 15～25℃（用于储存温度范围比较小的化学药品）。

（三）药品仓库功能区介绍

1. 仓储作业区　收货区、待处理区（主要存放收货药品信息与定单不符、质量合格证明不全、随货通行单信息不全等待处理药品）、验收区（又分来货验收及退货验收，已验收及未验收）、复核区（装箱）、集货区或发货区、退货区等。

2. 辅助作业区　物料区（堆放各种包装物料、托盘）、工具停放区（叉车、推车等搬运装卸机械或工具）。为了物料取用方便，辅助作业区应尽可能靠近仓储作业区，但必须保持相隔，相对独立，预防安全经营事故。

3. 行政生活区　仓库管理机构办公及生活区域，大型企业规划与仓储分开的楼幢或楼层。行政生活区与库区各作业区明显隔离，单独的出入通道。

4. 仓库工作人员办公区　仓库作业人员计算机系统录入等存放电脑的现场办公场所（不得作为生活区使用），与仓库作业区有明显隔离，但可以在同在一个楼层或共用通道。

三、药品储存与养护的工作内容

（一）药品储存保管员的工作职责

1. 总体要求　安全储存，分类合理，数量准确，收发迅速，避免事故。

2. 合理储存　按包装标示的温湿度要求，将药品在储存于相应的库房中，常温库温度 10～30℃、阴凉库温度不超过 20℃、冷库温度 2～8℃。冷冻 -2℃及以下，恒温度 15～25℃，相对湿度为 35%～

75%。包装上没有标示具体温度的，按照《中华人民共和国药典》规定的贮藏要求进行储存。

3. 色标管理　仓库药品储存按质量状态严格实行色标管理，待验区、退货区、待确定区——黄色；合格品区、发货区、拼箱复核区、暂存区—绿色；不合格品库——红色。

4. 专库、专区　药品与非药品、外用药与其他药品分开存放、中药材和中药饮片分库存放，不合格药品专区或专库存放。

5. 合理堆码　不同批号的药品不得混垛，垛间距不小于5cm，与库房内墙、顶、温度调控设备及管道等设施间距不小于30cm，与地面间距不小于10cm。搬运和堆码药品严格按照外包装标示要求规范操作，堆码高度符合包装图示要求，避免损坏药品包装。

6. 措施到位　药品储存按要求采取避光、遮光、通风、防潮、防虫、防鼠等措施。有避光、遮光、通风、防潮、防虫、防鼠、防污染、防鸟等设施设备。库内的用电、照明等设施符合安全要求。

7. 定期盘点　仓库保管员应每月对库存药品进行盘存，做到账、货相符。盘存时需核对药品的名称、批号、效期、规格、生产厂家、数量等信息。

8. 技能熟练　仓库保管养护员能安全、正确、熟练使用防潮、防虫、防鼠、通风、降温、温湿度自动监测设备。

9. 温湿度调控　根据季节、气候变化，保管员在养护员的指导下做好温湿度调控工作，确保药品储存安全。

10. 定期清洁　药品储存的货架、托盘等保持清洁，无破损和无杂物堆放，仓库内保持干燥、通风，库房内墙壁、顶棚和地面光洁、平整，门窗结构严密。保持库房、货架清洁卫生，每天进行清理和打扫，作好防盗、防潮、防腐、防鼠、防污染等工作。

11. 持续学习　保管人员应积极主动学习药品保管知识，熟练操作计算机系统、手持终端，掌握电子标签的操作，努力提高药品保管技术水平。

（二）储存入库核对程序

1. 仓库保管员用RF手持终端（又称RF手持扫描枪）先在入库上架功能键界面中，扫描已验收完毕放在暂存区药品的托盘条码，仔细核对实物与RF手持终端上的药品信息是否相符，并检查药品堆码是否规范合理、整齐牢固，无倒置，便于运输。

2. 保管员根据药品属性，以及按照安全高效的原则，将药品分类、储存于合理的仓房货位，确保入库药品的质量安全（计算机系统会自动根据药品基础信息属性自动分配库区与货位）。

3. 保管员根据上架货品的推荐货位或保管员自行选择空置货位，将药品摆放到指定货位上，用RF手持终端扫描货位条码，将药品与货位相关联，完成上架工作。

（三）储存分类程序

1. 药品存放，根据验收结果，按质量状态实行色标管理。

2. 药品与非药品、外用药与其他药品应分开存放，中药材和中药饮片分库存放，含特殊复方制剂药品单独存放（不用分库），蛋白同化及肽类激素单独存放，毒、麻、精、放等特殊管理的药品应专库存放并有安全消防设施，危险品单独专库存放，配备必要的安全消防设施。

3. 药品应按药品批号分开存放，不同批号的药品不得混垛，药品垛间距，药品与地面、管道，设施间距合理。

4. 药品堆码按外包装标示规范操作，上架轻拿轻放，堆码高度符合保障图示要求，避免损坏药品包装。

5. 对质量状态为不合格药品实行专人管理，不合格药品的销毁必须有完整的不合格药品销毁审批和销毁记录。

（四）药品养护员的工作职责

1. 总体要求   根据库房条件、外部环境、药品质贮藏特性等科学养护、改善储存条件、防护措施，保证质量、降低损耗，以防为主，防治结合。

2. 指导监督储存   指导储存人员对药品进行合理储存与作业，对储存人员不规范的储存与作业行为给予纠正，并督促持续改进。

3. 养护日常工作   重点对药品储存条件，包括库内温湿度情况、药品储存设备的适宜性、药品避光、防鼠等措施的有效性、安全消防设施的运行状态、库内的卫生环境等进行检查。

4. 养护时间   一般养护品种 90 天为一个养护周期，重点养护品种 30 天为一个养护周期，系统自动生成养护计划，按养护工作任务完成养护检查。

5. 设备维护   药品养护中发现的设施设备出现损坏、故障等，要及时更换及报修，并留存相关记录。发现药品有质量疑问时，应立即以醒目的方式进行标记，告知储存人员暂停发货，在计算机系统进行锁定，报质量管理人员处理。

6. 汇总分析   养护人员应当对养护情况进行定期汇总分析。"定期"的时限一般不应超过 1 年，报告的内容有储存品种的结构、数量、批次，养护过程中所发现的质量问题及产生原因、比率、改进措施及目标等。药品养护定期汇总分析报告应当作为企业对储存药品质量进行回顾性分析的重要信息。

（五）药品养护操作程序

1. 养护员熟练操作计算机系统及手持 RF 手持终端根据计算机系统自动生成的养护计划，对库存药品进行认真、定期的循环检查，一般药品 90 天内不少于一次养护检查；重点养护品种 30 天内不少于一次养护检查。

2. 养护员根据质量管理部确定的重点养护品种目录、近期内发生过质量问题品种当前在库的相邻批号，在系统"重点养护商品"菜单中设为重点养护品种或重点养护批号，系统自动生成重点药品养护计划（重点养护品种应当包括：主营品种、首营品种、冷藏药品、质量不稳定的品种、对温湿度及避光等有特殊储存要求的品种、储存时间较长的品种、近效期不足一年的品种、近期内发生过质量问题的品种及药监部门重点监控的品种等）。重点养护品种确认表应当包括药品名称、规格、剂型、生产企业、确定时间、确定理由、养护重点等内容。

3. 养护员根据药品入库时间在系统中生成药品养护计划，每日依据养护计划对照货位库区开展药品的日常养护。养护时结合药品包装特性，外观等质量状况进行检查。

4. 养护人员重点工作必须检查与关注库房温湿度监测数据，保证检测的频率和效果，发现超出规定范围的数据时，应及时排查原因，采取相应措施（除湿或增湿、降温或升温、通风等），使库房温湿度保持在符合输出要求的范围内对常温、阴凉储存的药品，其储存环境温度超出规定温度范围时，应当积极采取有效措施。

5. 养护员在养护过程中发现不合格药品，养护员立即在系统中更改药品状态为"待处理不可销"锁定该品种，停止发货，并挂黄牌停止拣货，并在系统中录入《不合格药品确认报告单》，由公司质量管理部审核确认后，按不合格药品的处理规程处理；

6. 中药材、中药饮片按其特性采取有效方法进行养护并记录，不得采用硫磺、磷化铝熏蒸的养护方法进行养护。

7. 根据现场养护记录，将养护结果（或意见）填入系统中，形成计算机系统养护档案。药品养护档案包括药品名称、规格、批准文号、生产企业、建档时间、药品的质量标准及变更情况、药品性状、药品检查项目、储存要求、包装情况、药品养护记录、出现质量问题药品的原因及处理措施等内容。

8. 对库内的设施设备（包括温湿度系统短信报警设备），每月进行一次进行维修保养、需检定的每年定期检测，做好有关检测保养和使用记录，保证设施设备有效运行，建立健全设施设备管理档案。

9. 养护员根据药品养护记录和药品养护档案对药品质量情况每季不少于一次进行汇总、分析，并上报质量管理部。

📎 **知识链接**

温度和湿度对药品稳定性的影响

1. 温度　是影响药物储存质量稳定性的第一大因素，各国药典对药品有法定的温度贮藏要求，温度过高或过低都可能导致药品变质失效，尤其是需要冷藏的血液制品、疫苗等生物制品及按器械管理的生物辅料，更易出现质量变化。超过法定的贮藏温度还会加快药物内在化学反应或物理变化速度，影响药械使用疗效及安全。但温度过低也会使一些药品产生沉淀、冻结、凝固，甚至变质失效，有的则使容器破裂而造成损失。中药材及中药饮片对温度更加敏感，部分含油性、脂肪油成分较多的中药材及中药饮片在温度过高会出现走油现象，利于害虫、霉菌的生长繁殖；有挥发性的药物加速挥发，有效成分降低。

2. 湿度　湿度指空气中水蒸气的含量，常用相对湿度百分比表示。湿度是影响药物储存质量稳定性的第二大因素，湿度过高可以使易吸湿药品（例：片剂、颗粒、胶囊）吸湿而发生潮解、变形、变质、霉变等；例：蒙脱石散、多酶片、维生素 C 泡腾片，阿司匹林，外用栓剂等；中成药颗粒：例：板蓝根颗粒、银黄颗粒等。而受潮的片剂（特别是中成药的糖衣片）容易产生霉点或花斑。湿度过低又容易使某些药品风化或干裂。

（六）常用养护方法

1. 除湿　浙江属亚热带湿润季风气候，雨热同季，降水充沛，年平均相对湿度均在80%以上，养护员采取适当的措施给库区除湿是常见的养护工作。

（1）自然通风　适用天气晴朗，空气干燥，库外绝对湿度小于库区内绝对湿度时，打开库区门窗通风，空气自然流动，加快对流，但阴雨天气，室外空气湿度大反而易增加湿度，不宜采用。

（2）开启鼓风机　开启鼓风机，加快空气对流，促使湿气排出库外。

（3）除湿机除湿法　仓库专用全自动除湿机工作原理是：全自动控制，风扇将潮湿空气抽入机内，通过热交换器，使空气中的水分冷凝成水珠，汇聚到托水盘中由水管排出，如此不断循环使室内湿度逐渐降低。

（4）密封防潮法　可用于中药材或中药饮片库，用隔热、保温或不透性的材料，尽可能密封库房门窗，防止库外潮湿空气流入室外。现因仓库空调广泛使用，调节温湿度方便，该方便已较少运用。

（5）吸潮除湿法　部分储存中药材及中药饮片区，在库区的转角处，摆放包装好的吸湿剂（生石灰、氯化钙、硅胶等）。

（6）空调除湿　开启空调除湿功能，或适当提高库区温度也能同时降低库区的湿度。

2. 调节温度

（1）当库内温度接近库区温控范围的临界点时，养护员应及时启动制冷机组或空调，将库内温度调节至库区温控范围。

（2）利用冷风机或暖风机调节温度，但调节温度范围有限，仅是辅助作用或接近温控临界值时使用。

> 🔗 **知识链接**
>
> 　　《药品经营质量管理规范》附录3第十三条：药品库房或仓间安装的测点终端数量及位置应当符合以下要求。
>
> 　　1. 每一独立的药品库房或仓间至少安装2个测点终端，并均匀分布。
>
> 　　2. 平面仓库面积在300平方米以下的，至少安装2个测点终端；300平方米以上的，每增加300平方米至少增加1个测点终端，不足300平方米的按300平方米计算。平面仓库测点终端安装的位置，不得低于药品货架或药品堆码垛高度的2/3位置。
>
> 　　3. 高架仓库或全自动立体仓库的货架层高在4.5米至8米之间的，每300平方米面积至少安装4个测点终端，每增加300平方米至少增加2个测点终端，并均匀分布在货架上、下位置；货架层高在8米以上的，每300平方米面积至少安装6个测点终端，每增加300平方米至少增加3个测点终端，并均匀分布在货架的上、中、下位置；不足300平方米的按300平方米计算。
>
> 　　高架仓库或全自动立体仓库上层测点终端安装的位置，不得低于最上层货架存放药品的最高位置。
>
> 　　4. 储存冷藏、冷冻药品仓库测点终端的安装数量，须符合本条上述的各项要求，其安装数量按每100平方米面积计算。
>
> 　　温湿度自动监测测点终端的安装位置及数量，全部需要经过验证，根据验证结果，充分考虑仓库的层高、结构、出风口、门窗、散热器分布等因素，测点终端应当安装牢固、位置合理，安装好后不允许随意调整。

（七）医药物流温湿度自动监测系统配置

1. 仓库温湿度监测平台　　仓库配备的温湿度监控系统除了符合GSP附录3规定以外，企业还需要建立可视化仓库温湿度监测平台中心，能即时显示库区所有药品存储楼层的温湿度，软件控制中心具有报警、短信功能设置、实现历史数据查询等功能。

2. 温湿度监测探头安装要求　　所有库区的温湿度监测探头安装位置应根据验证结果合理布置，在库区各个区域都设有探测头，能定时监测各区域温湿度的变化情况，同时能显示库区平均温湿度数据。

3. 历史数据可查询　　温湿度自动监测系统点击监测系统的"历史信息"，可浏览任一监测点的历史数据，所有监测点的数据30分钟记录一次。

4. 报警设置　　操作人员按GSP要求设置库区温湿度上下限，当温湿度超出上下限的时候，系统会自动在温湿度界面以红色的字体进行提示报警。

5. 短信设置　　可进行短信设置，当温湿度超出上下限范围，系统会以短信的形式将报警信息发送至相关温湿度管理人员进行报警，可以同时设置多个手机号码、报警方式（短信或语音）及报警间隔时间（一般为1分钟或以上）。

6. 库区温湿度应控制在GSP规定范围　　常温库：10～30℃，阴凉库：20℃以下，冷库：2～8℃。养护员每天定时检查库内各区域温湿度仪器运行状态，上午8：00、10：30；下午1：00、4：00各检查一次，并做好数据备份、存档工作。

7. 设备维护 维护员做好库区制冷设备的日常维修保养工作，每季度不少于一次的定期保养且做好维护保养记录，确保制冷设备能正常运作，保证药品存储环境。

8. 超温预警 若库区温湿度超标，养护员、设备维护员在接到系统自动发送的短信报警通知后，应迅速启动相关应急预案，在最短时间范围内予以控制，确保在库药品质量。

四、中药材储存与养护

（一）根据中药材及中药饮片质量特性合理储存

1. 按中药特性，指导保管人员对中药进行合理储存 首先将中药按照根及根茎、茎类、皮类、叶类、花类、全草类、果实类和种子类、树脂类、动物类、矿物类等进行分类，然后根据每一类中药的特点，将其分类存放于仓库适宜的位置，并根据每类药材的特点采取不同的养护管理措施。分类储存的一般做法如下。

（1）植物类药材 应存放于通风干燥的库区环境中。

（2）易虫蛀、霉变、泛油、变色的药材 这类中药的种类很多，如党参、当归、黄芪、甘草、杏仁、佛手片、柏子仁等。此类中药，应储存于仓库建筑和门窗结构严密、干燥、凉爽、四周整洁、温湿度管理严格、具备药剂熏蒸条件和设备的库房环境中。

（3）花类品种 花类药材都具有各种不同的色泽和芳香气味，如保管不善，容易产生褪色和散失气味，严重的还会发霉生虫。故保管此类品种，关键是要防止受潮。应储存于绝对干燥的库区环境中，并严防阳光直射。

（4）全草及地上部分 药材中全草和地上部分的品种很多，多数品种只要自身干燥，一般不易发生变化，可以储存在条件一般的库区内，但要防风吹日晒。

（5）盐腌品种 盐腌药材具有易潮解溶化和含盐分的特点，应选择阴凉的仓库，并能防止潮湿空气的侵入，以控制潮解。

（6）动物类药材 动物类药材极易生虫和泛油，并具腥臭气味，应采取干燥、清洁、密封的小仓库以货架分层方式专门储存，并能通风以调节库内温湿度。

（7）矿石贝壳类药材 矿石贝壳类药材一般不受外界影响较少，无特殊储存要求。

2. 特殊类型的药材储存

（1）贵细品种 这类药材经济价值高，需加强管理，多数企业按重点储存品种的要求专柜专账储存（例：冬虫夏草、鹿茸、麝香、牛黄、人参等）。

（2）易燃品种 这类药材是遇火极易燃烧的品种，如硫黄、火硝、樟脑、干漆、海金沙等，须按照消防管理要求，储存在安全库内，并有安全和消防设施。

3. 中药材及中药饮片库区常规温控 全部为阴凉库设置（不高于20℃相对湿度控制在35%~75%范围内），养护员须经常检查在库药材的储存条件是否符合要求，发现异常及时采取有效的调节方式。

4. 贵重药材冷藏储存 每年的梅雨或高温季节，可将贵重的中药如：冬虫夏草、人参、西洋参、海参、血竭、人工麝香等放进冷藏箱或冷库储存。

（二）不同特性中药材养护方法

1. 总的要求 养护人员应对库存中药根据流转情况定期进行养护和检查。养护员应每季对所保管的中药检查一次，每年5—10月，温度高、湿度大、害虫繁殖传播快、库存商品极易发生各类变异，是中药仓库防霉保质的重要时期。要组织养护人员，定期轮番对库存中药进行检查，以便及时发现变化情况，并采取防治措施。这期间对重点中药，要每星期检查一次，一般中药每半个月检查一次，每月全面检查一次。

2. 易虫蛀、霉变等中药材　应列为重点养护品种，应根据中药材特性采取适宜的养护措施，以预防变质。

3. 干燥养护　可以除去中药材中过多的水分，同时可杀死霉菌、害虫及虫卵，起到防治虫、霉作用，达到久贮不变质的效果，具体方法如下。

（1）摊晾法　将中药材置于室内阴凉处，使其借温热空气的流动，吹去水分而干燥，适用于含挥发油的芳香性叶类、花类、果皮类和枣仁、知母、柏子仁、苦杏仁、火麻仁等不宜暴晒的种仁类。

（2）高温烘燥法　采用干燥箱等加热增温以去除水分并杀虫驱霉。适合大多数药材的应用。烘干的温度时间及操作方法，应根据药材的性质及加工炮制的要求，分别对待，以免影响质量。

（3）石灰干燥法　将中药材置于石灰箱、石灰缸或石灰吸潮袋内进行吸潮干燥，适用于容易变色、价值贵重、质量娇嫩、容易走油、溢糖而生霉虫蛀、受潮后不宜暴晒或烘干的品种，如人参、枸杞子、鹿茸、白糖参、怀牛膝等。所放石灰约占石灰缸容积高度的 1/6～1/5。

（4）木炭干燥法　将木炭烘干后用牛皮纸包好，夹置于易潮易霉的中药内，可吸收侵入的水分而防霉虫。适用于多数中药，特别对一些贵重细料药材（如参类）等的干燥。木炭应一个月烘干一次。

（5）翻垛通风法　一般在霉雨季节或发现药材含水量较高时，将垛底中药翻到垛面，或堆成通风垛，利用电风扇、鼓风机等机械装置加速通风。

（6）对抗同贮养护　利用不同品种的中药所散发的气味、吸潮性能或特有驱虫去霉等化学性质来防止另一种中药发生虫、霉变质等现象的一种贮藏养护方法。

> 🔗 **知识链接**
>
> ### 中药对抗贮藏法
>
> **1. 泽泻、山药与丹皮同贮防虫保色**　泽泻和山药易生虫，丹皮易变色，若三者交互层层存放，或泽泻与山药各分别与丹皮贮存在一起，即可防泽泻、山药生虫，又可防丹皮变色。
>
> **2. 藏红花防冬虫夏草生虫**　藏红花与冬虫夏草同贮于低温干燥的地方，可使冬虫夏草久贮不坏。
>
> **3. 蜜灸桂圆、肉桂保味色**　在容器的底部盛放一碗蜂蜜，然后架放上带孔的隔，将肉桂或桂圆置于隔板上加盖保存，置阴凉干燥处贮藏，可保色、味不变。
>
> **4. 大蒜防芡实、薏苡仁生虫**　将适量生大蒜瓣用纸包好，在纸上扎一些小孔洞，与芡实或薏苡仁以 1∶20 的比例放匀，在缸内盖严存放，可起到防虫效果。此外，大蒜头与土鳖、斑蝥、全蝎、僵虫等虫类同贮，可使这些虫类不易生虫。
>
> **5. 细辛、花椒护鹿茸**　将细辛末调成糊状，涂在鹿茸锯口，烤干后置箱内或取鹿茸装入盒子，盒底铺一层花椒，封盖存放，可使鹿茸不生虫、不变色。
>
> **6. 姜防蜂蜜"涌潮"**　生姜洗净、凉干、切片，撒于蜂蜜上，可防止蜂蜜涌潮。
>
> **7. 荜澄茄驱除黄曲霉素**　易生虫的蕲蛇、乌捎蛇、金钱蛇等有腥味的肉质蛇类及其他易生虫的中药与荜澄茄或花椒同贮，可起到防虫防霉的效果。
>
> **8. 当归防麝香走气色**　将麝香和当归各 0.5～1.0g，分件用纸包好，依次装入瓷罐，盖口密封，置干燥处保存，可使麝香既不变色也不走香气。

9. 酒蒜养护土鳖虫　将两头大蒜用纸包好，扎上若干小孔，与喷洒适量白酒或酒精的土鳖虫，依次层层装箱，封箱贮存，可使土鳖虫不发霉生虫。

4. 根及根茎类药材的养护

（1）常见易发霉的中药　川牛膝、玉竹、天冬、黄精、甘草、当归、怀牛膝、百部、天花粉、白术、葛根、附片、山药、独活、知母、羌活、紫菀、麦冬、芦根、苍术、商陆、木香、黄芩、远志、白及、白茅根等，它们含有霉菌生长需要的营养物质，在适宜条件下极易霉变。这类中药应严格控制储存库房的温湿度，保证库房的通风、阴凉及干燥，避免阳光直射。应采用降温、干燥等养护方法，温度控制在30℃以下，相对湿度控制在75%以下为宜。

（2）常见易生虫的中药　独活、白芷、防风、川芎、藁本、泽泻、藕节、川乌、白芍、草乌、前胡、南沙参、莪术、黄芪、山药、当归、党参、板蓝根、苎麻根、葛根、白附子、贝母、天南星、半夏、郁金、甘草、桔梗、天花粉、防己、生（干）姜、仙茅、北沙参、狼毒、白蔹等，储存时要贮于通风、干燥、凉爽处防虫蛀，并适当增加熏蒸次数。

（3）含糖及黏液质较多的饮片　肉苁蓉、熟地黄、天冬、党参等，宜于通风干燥处贮藏养护。

（4）含挥发油的药材　如芍药、当归、木香、川芎、荆芥等，养护时应控制温度，以免有效成分挥发，宜置阴凉、干燥处贮养。

（5）酒炮制的饮片　如当归、常山、大黄等，以及加醋炮制的饮片如莞花、大戟、香附、甘遂等，最好应贮于密闭容器中，置阴凉处储存以防散失气。

（6）盐炙的饮片　如泽泻、知母、车前子、巴戟天等易吸收空气中的湿气而受潮，若温度过高则过干，盐分易从表面析出，最好贮于密闭容器内，置通风干燥处以防受潮。

（7）经蜜炙的饮片　如款冬花、甘草、枇杷叶等，如温度过高则易融化、虫蛀、霉变等，应尽量密闭储存于通风、干燥、凉爽处保存养护。

5. 叶、花、全草类药材的养护　该类药材贮存中常发生褪色、发霉、虫蛀等现象。因此，养护时应防潮、避光、置阴凉干燥处贮藏。

6. 果实、种子类药材的养护　由于该类中药富含脂肪、蛋白质、糖类等成分，故易发生虫蛀，有些含糖质多的果实种子如桑椹、枸杞子、大蓼等虫蛀更甚，养护时应增加熏蒸次数，以防虫害的发生，另外，种仁类中药要控制温度以防走油。

7. 茎皮类药材的养护　茎皮类中药在贮藏时也易发生霉蛀，在养护中应合理采取相应措施。另外，一些皮类如肉桂、厚朴、牡丹皮、五加皮等气味浓郁的中药，贮存时要注意控制温度，防止气味散失，宜置阴凉处贮存。

8. 菌类药材的养护　菌类药材大多含有脂肪、蛋白质、氨基酸及糖类等成分，易引起霉虫等，故养护时应适当增加熏蒸次数，防止虫害的发生。

9. 动物类药材的养护　动物类药材在贮藏中易产生发霉、虫蛀、走气、变色、气味变淡等，养护时应防潮防热，选择干燥、避光、低温的环境贮藏养护，因本类药材大多含有较丰富的脂肪、蛋白质等成分，易遭鼠害，故特别要注意防鼠。

10. 矿物类中药的养护　某些矿物类中药如硼砂、芒硝等，在干燥空气中容易失去结晶水而风化，故应贮于密封的缸、罐中，置于凉爽处养护。

五、冷链药品储存与养护

（一）常见冷库平面布局图

常见冷库平面布局见图 4 - 3 - 1。

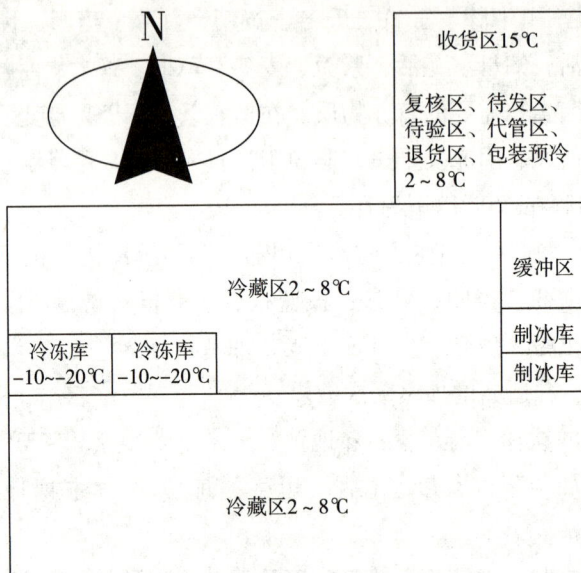

图 4 - 3 - 1　常见冷库平面布局图

（二）冷链药品储存养护知识介绍

1. 影响药品贮存质量的外界因素　温度、湿度、空气、光线、微生物等，其中与冷链相关的因素是温度，对温度敏感的药品都有法定的贮存温度。

（1）温度过高的影响　促进变质、挥发减量、破坏剂型。

（2）温度过低的影响　变质变异、破坏容器、沉淀冻结。

2. 贮藏要求名词释义

（1）冷链药品　是指对药品贮藏、运输条件有冷藏、冷处、冷冻等温度要求的药品。冷链药品目前使用的温控范围有：0~5℃、2~8℃、2~10℃、-20~-10℃和-20℃以下等。

（2）冷藏　温度符合 2~8℃的贮藏、运输条件。

（3）冷处　温度符合 2~10℃的贮藏、运输条件。

（4）冷冻　常规是温度符合 -10~-20℃贮藏、运输条件（具体根据药品说明书规定的冷冻贮藏要求）。

（5）其他特殊低温要求的　0~5℃和-20℃以下。

3. 常见冷链储存品种介绍

（1）常见的冷藏药品种类　疫苗、血液制品、体外诊断试剂、肽类激素、部分抗生素、化学药等。

（2）生物制品除另外规定外，贮藏温度为 2~8℃。

（3）冷处　马来酸麦角新碱。

（4）冷冻　珂立苏、欣普贝生、卡孕。

（5）部分药品较为特殊，需保存于 0~5℃环境，例如前列地尔注射液、东菱迪芙（巴曲酶注射液）。

（6）部分生物制品需要保存在 -20℃以下，例如口服 I 型Ⅲ型脊髓灰质炎减毒活疫苗（人二倍体细胞）。

4. 制冷供电设备介绍

（1）采用双回路供电，当一条线路因故障或检修停电时，另一条线路可以马上切换投入使用，短时内可完成切换。

（2）柴油备用发电机组，30 分钟内可完成切换。

5. 养护 冷链品种和近效期品种，系统自动默认为重点养护品种，每月不少于一次的养护检查。

🔗 知识链接

《GSP》【附录1】第五条储存、运输过程中，冷藏、冷冻药品的码放应当符合以下要求：

冷库内药品的堆垛间距，药品与地面、墙壁、库顶部的间距符合《GSP》的要求；冷库内制冷机组出风口 100 厘米范围内，以及高于冷风机出风口的位置，不得码放药品。

冷藏车厢内，药品与厢内前板距离不小于 10 厘米，与后板、侧板、底板间距不小于 5 厘米，药品码放高度不得超过制冷机组出风口下沿，确保气流正常循环和温度均匀分布。

六、赛证聚焦

技能竞赛

资格证书考核

岗位对接

【实训目的】

1. 能完成药品储存。

2. 能完成药品养护。

3. 能完成医药物流仓库分库和分区。

【实训准备】

1. 药品储存实训

（1）实训室模拟仓库设定一个已验收待上架的场景，已验收合格区域放置 10 个左右（包括 1~2 个冷藏储存药品、1~2 个阴凉储存药品、普通食品、消毒酒精、医疗器械）不同储存条件的药品与非药品，其中一个药品外包装有破损现象。

（2）设定相应的模拟库区（药品冷藏库、药品阴凉库、药品常温库、器械库）及模拟分区（合格区、退货区、不合格区、退货区）。

（3）准备"入库通知单"一份。

（4）RF 手持终端（道具）。

2. 药品养护实训

（1）模拟医药仓库计算机系统，提前设定部分品种的养护计划及各个品类的仓库明细库存表。

（2）RF 手持终端（道具）。

（3）准备 20 个药品（包括冷藏药品、阴凉药品、常温药品、6 个月内近效期药品、外用栓剂）。

（4）《重点养护品种确定表》空表一份。

（5）仓库温湿库监测设备数台。

（6）仓库风扇一台、空调一台。

3. 医药物流仓库分库、分区实训

（1）实训室模拟医药物流仓库，准备包含常温库、冷藏库、冷冻库、阴凉库、特殊管理库及各类分区标识牌及白纸若干张。

（2）要求学生模拟医药物流仓库，根据 GSP 规定在实训室布置相应库区及专区。

（3）各库区分类完成，请学校在所有库区上面用白纸写明温度控制范围。

4. 学习与掌握《药品经营质量管理规范》

【实训步骤】

1. 药品储存实训。

2. 药品养护实训。

3. 医药物流仓库分库、分区实训。

【实训考核】

考核内容	标准分（100 分）	评分标准	得分
药品储存实训	40 分	1. 能否根据"药品验收入库通知单"信息，核对已验收药品，进行实物批号与数量等信息核对，根据提示的上架库位信息进行上架前的确认，能否发现外包装有明显问题的药品并正确处理（10 分） 2. 能否根据商品属性（能区分药品、器械、非药品）合理分库、分区储存（10 分） 3. 能否根据药品外包装上所标示具体温度进行药品合理储存，常温库，10～30℃；阴凉库，20℃以下；冷库，2～8℃（10 分） 4. 考查学生能否根据色标管理原则，将外包装破损药品放置至合理区域（10 分）	
药品养护实训	30 分	1. 能否熟练登录计算机系统查找一般与重点养护计划表（5 分） 2. 能否根据养护计划表对照实物检查药品外包装，批号与有效期及质量状况（5 分） 3. 能否正确进行温湿度调节及监测设备的运行检查，能发现温湿度超标现象并正确处理（5 分） 4. 养护结果能正确录入计算机系统（5 分） 5. 能正确生存当月的养护计划表（5 分） 6. 能根据重点养护品种的确定的原则，填写完整重点养护品种表，并注明每一个品种的确定理由（5 分）	
医药物流仓库分库、分区实训	30 分	1. 分库：能否根据《GSP》要求进行合理分库（10 分） 2. 分区：能否根据《GSP》要求进行合理分区（10 分） 3. 温控要求：能根据《GSP》规定，正确注明所有库房的温控（10 分）	

一、药品储存实训

XXXX 年 XX 月 XX 日 XX 医药批发有限公司仓库，已验收合格区域摆放自某公司购进商品一批（其中包括冷藏药品、阴凉药品、普通药品、消毒酒精、医疗器械等），请您根据商品监管属性及储存要求完成分类、分区储存与上架。

1. 核对该批商品已验收合格标识。

2. 核对验收入库通知单与商品信息是否一致。

3. 核对拟储存与上架商品外包装等是否有质量异常情况。

4. 根据 GSP 要求及法定的贮藏要求，进行准确的分库，分区储存。

5. 发现质量异常商品能根据色标管理原则正确处置。

二、药品养护实训

任务　您的岗位是 XX 医药第三方物流公司药品养护员，今天是您第一天上班，请您登录计算机系统查找今日的养护计划，并根据养护计划开展药品养护检查。养护检查结束后请您根据现有仓库库存情况制订一份重点药品养护计划表。

1. 登录计算机系统查找当日养护计划。

2. 根据 GSP 对药品养护的要求，开展药品养护检查。

3. 检查仓库养护设备运行情况。

4. 检查仓库温湿度是否在合适范围，发现异常能正确处理。

5. 填写重点养护品种计划表。

三、仓库分库、分区实训

任务　您现在的岗位是拟筹建的 XXX 医药批发公司的质量管理员，拟筹建的医药批发公司仓库总面积 2000m²，经营范围包括药品、生物制品、中成药、中药饮片、中药材、食品、消毒用品、化妆品，不含特殊管理药品。请您根据 GSP 要求，设计一份仓库平面布局图。平面图内要标明专库、专区及温控要求。

1. 根据 GSP 要求进行专库划分。

2. 根据 GSP 要求进行专区划分。

3. 所有专库标明温湿度控制范围。

4. 制作仓库平面布局图。

书网融合……

微课　　　　　本章小结

模块五
静脉药物配置实训

项目一　静脉药物的无菌配置技术

学习目标

1. **掌握**　无菌配置技术的操作流程。
2. **熟悉**　无菌配置技术的要求。
3. **了解**　无菌技术的重要性。
4. 能进行静脉药物的无菌配置。
5. 培养静脉药物配置技能。

岗位情景模拟

情景描述　早上5:30开启紫外灯，6:00按操作规程启动洁净间和洁净工作台净化系统，并确认其处于正常工作状态，操作间室温控制在18~26℃、湿度40%~65%。

操作人员戴口罩，穿隔离服，戴无菌手套，6:10进入洁净区操作间，75%乙醇消毒操作台、推车、升降椅、振荡器，准备进行药品配置。配置过程中，操作人员甲手套疑似扎破，需要配置的药品还有两袋，他选择继续配置。

讨论　上述操作是否合理？紫外灯与净化系统能否同时开启？

理论知识

一、无菌技术

（一）概念

无菌技术是根据生产或操作的要求所采取的一系列控制微生物污染的方法或措施。静脉药物配置是一项系统的药品再生产的过程，所配置的药品将通过静脉给药的方法进入人体，因此，必须保证药品配置过程中的每一个环节都不会受到微生物的污染。无菌技术的应用可以确保达到这一目的，从而保证所配置的药品在人体应用的安全性。

知识链接

无菌技术的由来

1. 列文虎克——微生物的开山祖　列文虎克（Leeuwen Hoek），1632—1723年，荷兰人，是世界上第一个研制出放大200多倍显微镜的人。他通过观察井水、牙垢以及人和动物的粪便，发现了一个由球形、杆形与螺形细菌等微生物组成的微观世界，从而成为世界上第一个发现微生物的人。

2. 巴斯德——微生物学的奠基人　巴斯德，1822—1895年，法国人，微生物学的奠基人。他用一生的精力证明了三个科学问题。

（1）每一种发酵作用都是由于一种微生物作用的结果，他发现用加热的方法可以杀灭那些让啤酒变苦的微生物。很快，"巴氏消毒法"便应用在各种食物和饮料上。

（2）每一种传染病都是一种微生物在生物体内的发展所致，并找到了狂犬病、鸡霍乱、炭疽病、蚕病的病因和治疗方法。

（3）传染病的微生物在特殊的培养之下可以减轻毒力，使他们从病菌变成防病的疫苗。

他意识到许多疾病均由微生物引起，于是建立起了细菌理论。

3. 利斯特——无菌技术的创始人 利斯特（Lister），1827—1912 年，英国人，外科医生，无菌技术的创始人。利斯特在巴斯德的一系列研究成果的启发下，创立了李氏外科消毒，即用石炭酸喷雾消毒手术室，用煮沸法消毒手术用具，用石炭酸溶液浸湿的纱布覆盖伤口，来隔绝伤口与空气的接触。

4. 南丁格尔——无菌技术的临床应用 在 1854—1856 年克里米亚战争中，当时前线战场上伤病员的死亡率高达 50%，佛罗伦斯. 南丁格尔率领 38 名护士奔赴前线护理伤病员，在短短的半年时间内使英国前线伤员的死亡率降到了 2.2%。南丁格尔主要做了以下六件事。

（1）为伤员清洗伤口，消毒物品。

（2）设法调整饮食，加强伤员营养。

（3）积极整顿医院环境，改变卫生面貌。

（4）建立了阅览室和游艺室，以调剂士兵的生活。

（5）关心士兵心理活动并注重与士兵心理沟通，以调整士兵心理状态。

（6）重整军中邮务，以利士兵与家人通信。

（二）无菌配置技术的要求

1. 对配置场地和装修材料的要求 静脉药物配置场地一般选择在安静区域内周围绿化较好的房间，房间密封性良好，无卫生死角。装修材料应具有表面光洁、不反光、易清洁、易消毒、不起尘、易擦洗、耐腐蚀、经久耐用等特点。操作室门要简单平整紧闭，开启方向应朝室内或洁净要求较高的方向开启。窗应无缝隙，不积尘。传递窗两边的门要连锁、密闭性好、易清洁。

2. 对配置器械的要求 静脉药物配置中心器械如超净台、输液袋、一次性塑料注射器等均要求是无菌的，器械要求能耐受紫外线消毒、高温蒸汽消毒或化学气体消毒。

3. 对空气调净化的要求 由于空气中悬浮粒子以及悬浮粒子可能携带微生物造成产品的污染，因此减少空气中悬浮粒子的含量和有效去除业已存在的固体微粒，也是保证产品质量的必然要求。空气层流技术能有效地为工作区域提供高质量的空气。一般而言，较大面积无菌操作区域内空气的洁净度应为 1 万级，在静脉配置的核心区域的空气洁净度应达到 100 级。

4. 对操作人员的无菌要求 控制操作人员的接触污染是无菌技术中最重要的环节。工作人员必须经过批准和专门的培训。进入无菌操作区人员必须满足以下要求：①身体健康且不得佩戴任何饰品；②保持双手卫生，并彻底洗手消毒；③更换无菌服、无菌袜套及工作帽，戴无菌口罩及经过处理的乳胶手套。

二、无菌配置操作流程

无菌技术贯穿于静脉药物配置的整个过程，它包括药物配置场地的消毒、人员的无菌操作、药品的无菌配置等。

1. 药物配置场地的消毒灭菌　要求药物配置场地分为两个部分：非无菌操作区（控制区）和无菌操作区（洁净区）。应配有两套用具分别用于清洁控制区和洁净区，这两套清洁用具使用后分别用1000mg/L的速效消毒片溶液（临用时配置）进行消毒灭菌。

（1）控制区的消毒灭菌要求　主要根据药品自身堆放的要求置于相应的药架上，并定期消毒药架，注意控制区房间的温度、相对湿度、光线和卫生状况等，防止药品发生霉变、氧化等。

（2）洁净区的消毒灭菌要求　洁净区的消毒灭菌分每日清洗、每周清洗和每月清洗。每日清洗：①整理超净工作台台面，把废弃物丢入垃圾桶；②用75%乙醇溶液擦洗超净工作台风机，照明灯开关的按键，超净工作台的顶部，然后从上到下清洁台面的两壁，最后清洁工作台面。③用1000mg/L速效消毒片溶液（临用时配置）擦洗地面，不能留死角。④用75%乙醇溶液擦洗消毒传递窗。每周清洗：①与每日清洗的步骤相同；②检查所有设备的不锈钢表面是否有锈迹，如有则用百洁布擦去；③用75%乙醇溶液擦洗和清毒所有的不锈钢设备、货架、对讲机、坐椅和门等；④用75%乙醇溶液擦洗和消毒垃圾桶，包括内面和外面；⑤用1000mg/L的速效消毒片溶液（临用时配置）清洁消毒一更、二更的厨柜；⑥每周总消毒一次。每月消毒：①各仪器设备的高处除尘；②用1000mg/L的速效消毒片溶液（临用时配置）擦洗墙面、天花板和玻璃。

2. 人员的无菌操作　操作人员一般要经过批准和培训方可进入配置场地，在不同的场地也有不同的要求。

（1）在控制区的操作人员要求身体健康，不能有割伤、溃疡等体表损伤，工作服、工作鞋等应干净整洁，不准佩带首饰和携带食物，在工作前应彻底洗手等。

（2）在洁净区的工作人员无菌要求较高，除身体健康、无割伤、溃疡等体表损伤外，还要求穿无菌的衣裤，戴无菌口罩、工作帽等，在操作前要彻底洗手消毒，尽量避免人为因素产生的微生物污染。

（3）操作人员由控制区进入清洁区的参考程序如下：在非无菌的更衣室（一更）内先洗手→脱去控制区的工作服，换上洁净区拖鞋。

进入清洁区的缓冲区（二更）内后，按下列步骤行：戴无菌的工作帽→穿无菌的连体工作服→戴灭菌口罩→戴灭菌手套并检查手套与无菌工作服的密合性，必要时可使用胶带→进入无菌操作区前用镜子检查着装是否完全符合要求。

（4）操作人员由洁净区出来的程序

①临时外出，脱下连体工作服，并挂上挂钩，出洁净区，将一次性的灭菌手套、口罩等丢入更衣室外的垃圾箱内，重新进入清洁区必须按照操作人员由控制区进入清洁区的参考程序中的更衣程序进入洁净区。

②工作结束，将脱下的连体工作服直接送去洗衣房清洗，并进行消毒灭菌，将一次性的灭菌手套、口罩等丢入更衣室外的垃圾箱内，洁净区内用鞋每天在指定的水槽内清洗完毕后再进行消毒灭菌。

（5）在整个操作过程中要做到无菌这一要求，特别注意以下几点。①洗手是整个操作过程中无菌控制的关键一步，在洗手过程中需注意以下几点：脱去手表和其它饰品；最好应用抗菌肥皂清洗，而且使用过程中注意要完全覆盖直至手臂的肘关节处等，应注意将指甲和指间和空隙处清洗干净。②操作人员在无菌操作过程前尽量修剪指甲，在无菌操作过程中禁止交谈或吃食物等。③在无菌操作过程中，应避免无菌服接触地面，避免双手和身体任何部位接触无菌服和工作帽的外表面。不要直接接触药品、包装材料及器械。④在戴无菌手套时应注意：未戴手套的手不能触及手套外面，戴手套的手不能触及未戴手套的手及手套的内面；一旦手套破损立即更换。⑤无菌的容器不可以任意翻转。未经消毒的物品、手、臂等不可触及无菌物品，以免污染。⑥不可以将无菌物品或非无菌物品伸入无菌溶液内蘸取或直接接触瓶口倒液。倒出的溶液不可以倒回瓶内。

3. 药品的无菌配置　在调配操作前 30 分钟，按操作规程启动洁净间和洁净工作台净化系统，并确认其处于正常工作状态，操作间室温控制在 18～26℃、湿度 40%～65%、室内外压差符合规定，操作人员记录并签名。操作人员戴口罩，穿隔离服，带无菌手套（头发不外露，袖口卷入手套中）。进入洁净区操作间，75% 乙醇消毒操作台、推车、升降椅、振荡器，其中洁净台的擦拭顺序为：正对面、两侧及台面，从上到下，从里向外；物品 75% 乙醇消毒其整个外表面。

控制区的操作人员将要配置的药品放进经过 75% 乙醇擦洗的药篮中，从控制区侧放入传递窗内，经紫外线消毒后，由在洁净区的操作人员取出，进行配置。洁净区操作人员扫描药品二维码，将收费后的冲配药品置于小推车上，准备大小针筒、酒精、纱布准备冲配。生物安全柜的玻璃拉到安全线以下。核对药品名称、规格、数量、有效期等的准确性和药品完好性，确认无误后，进入加药混合调配操作程序。

选用适宜的一次性注射器，拆除外包装，旋转针头连接注射器，确保针尖斜面与注射器刻度处于同一方向，将注射器垂直放置于洁净工作台的内侧；药品与盐水同一直线，禁止交叉调配。用 75% 乙醇消毒输液袋（瓶）的加药处，放置于洁净工作台的中央区域。除去西林瓶盖，用 75% 乙醇消毒安瓿瓶颈或西林瓶胶塞，并在洁净工作台侧壁打开安瓿，应当避免朝向高效过滤器方向打开，以防药液喷溅到高效过滤器上。抽取药液时，注射器针尖斜面应当朝上，紧靠安瓿瓶颈口抽取药液，然后注入输液袋（瓶）中，轻轻摇匀。溶解粉针剂，用注射器抽取适量静脉注射用溶媒，注入粉针剂的西林瓶内，必要时可轻轻摇动（或置振荡器上）助溶，全部溶解混匀后，用同一注射器抽出药液，注入输液袋（瓶）内，轻轻摇匀。

配置完毕后，再次核对输液标签与所用药品名称、规格、用量，准确无误后，操作人员在输液标签上签名或者盖签章，并将调配好的成品输液和空西林瓶、安瓿一并放入药篮，以供核对药师核对。通过传递窗将成品输液送至成品核对区，进入成品核对包装程序。

三、灭菌检测

静脉药物配置中心洁净区需要定期的进行无菌检测，以确认灭菌效果。

四、赛证聚焦

技能竞赛　　　　　　　资格证书考核

岗位对接

【实训目的】

1. 能审核静脉药物处方。
2. 能完成静脉药物无菌配置。

【实训准备】

结合处方审核，严格按照无菌操作原则和查对制度，正确抽吸药物。

【实训步骤】

1. 审核注射药物处方：每个学生选取 2 张处方审核，正确处方予以通过，错误处方应指出错处和建议修改方案。

2. 静脉药物无菌配置实训：每个学生完成一次静脉药物无菌配置操作。

【实训考核】

考核内容	标准分（100 分）	评分标准	得分
静脉药物处方审核实训	10 分	1. 判断正确（3 分） 2. 错误点指出（4 分） 3. 修改建议正确（3 分）	
静脉药物无菌配置实训	90 分	1. 给药前评估药物的名称、剂量、给药途径、有效期（2 分） 2. 给药前评估药物的颜色有无变色、浑浊、有无沉淀、絮状物、有无颗粒状漂浮物等，确保药物未被污染（3 分） 3. 评估保存药物的容器以及抽吸药物的注射器是否完整（3 分） 4. 人员准备衣帽整洁规范，洗手、戴口罩、手套（2 分） 5. 用物准备安瓿、密封瓶、消毒液、注射器、针头、消毒纱布、医嘱单、砂轮、纱布（3 分） 6. 环境准备整洁、光线适宜、符合无菌操作要求（2 分） （1）核对医嘱、检查药物（5 分） （2）自安瓿内吸药法 ①将安瓿尖端药液弹至体部，用砂轮在安瓿颈部划一锯痕，然后安尔碘棉签消毒安瓿颈部消毒，拭去细屑，用小纱布按往颈部，折断安瓿（10 分） ②用注射器将针头斜面向下，伸入安瓿内的液面下，抽动活塞进行吸药。吸药时不得用手握住活塞，只能持活塞柄（10 分） （3）自密封瓶内吸药法 ①除去铝盖中心部分，用安尔碘棉签消毒瓶塞，待干后往瓶内注入所需药液的等量空气（10 分） ②倒转药瓶及注射器，使针头在液面下，吸取所需药量，再以食指固定针栓，拔出针头（15 分） （4）排尽空气将针头向上，回拉活塞，使针头中的药液流入注射器内，并使气泡聚集在乳头口，稍推活塞，驱出气体（10 分） （5）将安瓿或密封瓶套在针头上，再次核对后加药或放无菌盘内备用（5 分） （6）洗手，整理用物，分类处理垃圾（2 分） 7. 严格执行无菌操作原则和查对制度（2 分） 8. 抽药时不可用手握活塞体部，避免污染药液（2 分） 9. 根据药液的性质抽药（2 分） 10. 药液最后现用现抽吸，避免污染和效价降低（2 分）	

一、静脉药物处方审核实训

请对以下处方进行点评。

1. 卡泊芬净 70mg + 0.9% 氯化钠注射液 100ml，ivgtt，qd；

2. 5% GS 500ml + 氯化钾 1g + 维生素 C 1g + 维生素 B_6 0.1g + 胰岛素 6 IU，ivgtt，qd；

3. 万古霉素 1g + 0.9% 氯化钠注射液 100ml，ivgtt，bid；

4. 蔗糖铁 200mg + 0.9% 氯化钠注射液 250ml，ivgtt，qd；

5. 比阿培南 0.6g + 0.9% 氯化钠注射液 100ml，ivgtt，tid；

6. 克林霉素 0.9g + 0.9% 氯化钠注射液 100ml，ivgtt，qd。

二、静脉药物无菌配置实训

请抽取一张处方进行处方点评，并完成配置。

书网融合……

微课　　　　　　本章小结

项目二　化疗药物的配置

PPT

学习目标

1. **掌握**　化疗药物配置流程及注意事项；化疗药物溢出的处理流程。
2. **熟悉**　化疗药品的配置场所。
3. **了解**　化疗药物的职业危害与防护对策。
4. 能够审核化疗药品处方；能够处理化疗药物溢出。
5. 培养化疗药物配置技能。

岗位情景模拟

情景描述　患者，女，64 岁，体重60kg。因"发现颈部肿块 5 月余，诊断经典型霍奇金淋巴瘤4 月余"入院。入院诊断：①经典型霍奇金淋巴瘤，其他类型的Ⅱ期，预后良好组；②睡眠障碍；③室间隔缺损修补术后；④低钾血症。医嘱如下：

1. 维布妥昔单抗 50mg + 0.9% 氯化钠注射液 100ml + 灭菌注射用水 5ml，ivgtt，st。
2. 硫普罗宁钠 0.2g + 0.9% 氯化钠 100ml，ivgtt，st。

讨论　目前治疗方案是否合理？若不合理，请改正后说明药品配置步骤及注意事项；若合理，请说明药品配置步骤及注意事项。

理论知识

化疗药物在肿瘤的综合治疗中具有较为重要的地位，其种类较多，分类尚未完全统一，但大致可以分为细胞毒性类和非细胞毒性类药物。细胞毒性类药物为传统抗肿瘤药物，主要包括影响核酸合成药物、影响 DNA 合成药物、影响 RNA 合成药物以及抑制蛋白质合成药物。非细胞毒性类为新型抗肿瘤药物，主要包括调节激素类药物、分子靶向药物以及免疫治疗药物。

知识链接

化疗的由来

化疗的发现很有意思，它的起源并不是用来救人，反而是一种杀人武器——芥子气，最早是一位比利时科学家发现，它是一种无色油状可挥发物。而作为武器使用则发生在一战时期，芥子气被德军用来对付英军，造成了将近百万人死亡。

杀人的毒气怎么与救人的药物有关？故事在二战时期发生了转折。

二战时期耶鲁大学两位顶尖药学家，阿尔弗雷德·吉尔曼和路易斯·古德曼，发现芥子气对人体增殖分裂最快的白细胞有强烈抑制作用，而这个现象也在二战中毒气中毒的士兵身上得到验证。这给科学家们一个灵感：比白细胞增殖速度更快的癌细胞或许也能受到抑制？

随后，两位药学家对芥子气进行改造，合成了与芥子气相似的化合物——氮芥。经过7年的反复试验，吉尔曼成功进行了第一例采用氮芥来治疗淋巴瘤的试验，该患者在治疗几周后，肿瘤肿块显著减少。

由此，人类迎来了"化疗时代"，氮芥成为了现代化疗药物的鼻祖。

由于细胞毒性药物在人体内不能区别正常细胞与肿瘤细胞，往往在杀伤肿瘤细胞的同时，也影响到正常细胞的生长与繁殖。在大量配制细胞毒性药物时，由于配制量大、配制集中、时间长、空气封闭（静脉配置中心的通风大部分采用空调循环风和少量新风补充）等原因，静脉配置中心护士和药师接触化疗药物的概率高，药物的蓄积作用则有可能引起脏器损害和致癌。

潜在的职业危害种类如下。①操作者配置抗肿瘤药物过程中，在开启粉剂安瓿、抽取瓶装液体及拔针等时，均有肉眼看不见的药液逸出，形成含有毒性微粒的气溶胶或气雾，可通过皮肤、呼吸道、消化道侵入人体，引起骨髓抑制，导致白细胞、血小板计数下降。②肠道毒性。细胞毒性药物或其代谢产物会刺激延髓呕吐化学感受区或阻止DNA合成，引起恶心、呕吐，消化道黏膜损伤可引起口炎、咽炎、喉炎。③染色体异常（姐妹染色单体断裂）、致癌、致畸及致脏器功能损害等潜在危险。④脱发。细胞毒性药物侵入人体后可使毛发根部细胞群的有丝分裂受到抑制，使细胞不再更新、发生萎缩而出现脱发现象。随着接触抗肿瘤药物时间的延长，白细胞减少、脱发、月经异常等症状增加。⑤生殖系统的毒性反应。如卵巢功能降低、流产、胎儿畸形等，男性可表现为精子活动能力下降。女性医务人员职业性接触抗肿瘤药物可致流产。⑥皮肤接触，可造成皮肤损伤。在化疗的操作过程中，注射器溶药、排气、拔针等步骤都能造成皮肤接触或吸入。如阿霉素能与皮肤上的蛋白质结合，造成皮肤损伤。⑦过敏反应。个别高敏状态的配制人员遇到细胞毒性药物可能会引起过敏反应。

为防止细胞毒性药物对工作人员健康产生不利影响，我们对配置场所、配置人员、配置流程提出了一系列的要求。

一、配置场所

细胞毒性药物配置间为万级净化级别，并配有百级净化水平的生物安全柜。配制细胞毒性药物时只能在生物安全柜内进行，一般为Ⅱ级B₂型生物安全柜。配置操作前30分钟必须启动净化装置包括净化环境和生物安全柜。柜内空气洁净达百级标准，柜内压70~160Pa。对正常人体有伤害的药物，应在相对负压的环境下配置，以保护医护人员。生物安全柜的玻璃防护屏离台面高18cm，柜内强排风形成相对负压环境，无形的空气屏障可防止毒性微粒散出安全柜，以保护操作者。生物安全柜的排风系统能将柜内已被污染的空气通过管道直接排出室外，并在排气管室外端加高效过滤板，解决室内的重复污染。所有设备定期检测，确保正常安全使用。此外，生物安全柜前的空气幕很脆弱，极易受到干扰而造成污染，增加了职业暴露的危险，受到干扰的因素有：①生物安全柜前玻璃板抬至超过警戒线；②操作时操作者手臂频繁出入安全柜，手臂在安全柜内的动作太大；③操作台上摆放的物品、药品太多或不合理，阻挡了吸风口；④乙醇喷药瓶喷药时未对准瓶口；⑤开关房门、人员走动、咳嗽及说话形成的湍流。

另外化疗药物配置区域应设置冲洗眼睛的喷头和洗手的水池，并通过实际演示让操作人员掌握皮肤、眼睛等接触化疗药物后的应对方法。

二、配置人员

配置人员在配置细胞毒性药物时必须进行职业保护，穿好连体衣、戴手套等。

（一）连体衣

配置前要穿好一次性、非透过性、防静电、无絮状物材料制成的连体服，并且前部完全封闭，袖口必须加长，制服袖口应可以卷入手套之中。戴帽子、口罩，口罩需是经国家食品药品监督管理总局（State food and drug administration, SFDA）认可、符合中国 GB19083《医用防护口罩技术要求》的 N95颗粒物防护口罩，对非油性颗粒物气溶胶应具有至少 95% 的过滤效率，以防止呼吸道吸入。

（二）手套

戴两副手套，即聚氯乙烯手套外加 1 副无粉灭菌乳胶手套，厚度应大于（0.22±0.03）mm。每操作30 分钟或遇到手套破损、刺破、被药物玷污，则需更换手套，更换前后要按标准洗手，避免细胞毒药物与皮肤接触；戴眼罩、面罩，以防药物溅出，在使用气雾以及喷雾剂时也应有保护。

（三）其他

操作前，操作台面上应垫有一次性使用无菌医用垫单，以防打开安瓿制剂时药液溅到桌面，可以吸附偶然溢出液，减少其在空气中的挥发。如被细胞毒性药物污染，应及时更换。操作时保持离工作台外沿 20cm、内沿 8～10cm 并离台面至少 10～15cm 区域内进行操作。每配置 1 种药液，应使用 75% 乙醇喷洒并反复擦洗操作台面及配置操作台的侧面。

三、操作流程

（一）操作流程

配置人员在一更内先洗手，脱去手表和其他饰品，脱去工作服、工作鞋及其他个人衣裤，使用75% 乙醇消毒双手，戴一次性防护帽，然后进入洁净区的缓冲室（二更）内，戴 N95 口罩，穿无菌的连体防护服，进入配置间戴双层手套即在灭菌乳胶手套内戴一副 PE 手套并检查手套与连体工作服的密合性，再用 75% 乙醇消毒手套表面去除微粒，使化疗药物对配置人员的伤害降低到最低程度。打开生物安全柜排风装置，并在操作台内放置无菌纱布、砂轮、消毒液等。配置药品时，操作台面应铺设一块一次性防渗透性防护垫。它可以吸收溢出的药液，减少药液的污染，并在安全柜台面放置黄色塑料袋用于放置配置完后的空安瓿及其他被污染过的物品。

（二）注意事项

1. 所有的细胞毒性药物配置工作均应在生物安全柜中完成。在配置细胞毒性药物时应严格执行无菌操作规程，以防药液污染给患者造成不良后果。

2. 配置时，选择大小合适的灭菌注射器，严格固定针筒，防止针栓等同针筒分离，针筒中的液体不能超过针筒长度的 3/4，防止针栓从针筒中意外落。

3. 抽取化疗药物前检查一次性注射器，合格后撕开外包装，旋转针头连接注射器，确保针尖斜面与注射器刻度保持同一方向；配置完毕在丢弃针筒时不需再将针头帽套上，应立即丢入防刺容器中，这样可防止药物液滴的产生并防止被针头刺伤。

4. 在割锯安瓿前应轻轻弹其颈部,使附着的药液降至瓶底。然后用砂轮轻锯安瓿颈部,用75%乙醇消毒后,用无菌的纱布包绕轻轻掰开。可避免药液,玻璃碎片四处飞溅,并防止划破手套。掰开粉剂安瓿溶解药物时,应将溶媒沿安瓿瓶壁缓慢注入瓶底,等药粉浸透后再行晃动,防止粉末的逸出。

5. 配置瓶装药液进针时西林瓶与针筒成45°,针尖斜面朝上,针头一旦穿过橡皮塞后立即使针头和针筒呈垂直状态。瓶装药液稀释后立即抽出瓶内气体,以防瓶内压力升高药液从针眼溢出。从药瓶中吸取药液后在针头撤出时应用无菌纱布包裹住瓶塞穿刺针孔,防止药液外溢。吸完药液的安瓿不宜久置于空气中,以防蒸发污染室内空气。

6. 瓶装药物稀释及抽取药液时,可在瓶塞上插入1个带有滤过装置的输液器或输血器的排气针尖,在注入瓶内的过程中要保证排气针头在液面以上,以排除瓶内压力,防止压力过大使针栓脱落造成污染。

7. 操作中要求配置人员认真细致、动作轻巧,溶解、抽吸药物时避免强负压或强正压操作,以免产生药物气雾或出现喷溅现象,也可使用酒精棉球裹住针头和瓶塞部位,将针头从橡皮塞的瓶中抽出,用酒精棉球围住瓶口比不用时产生的气溶胶少99%。

8. 玻璃安瓿及西林瓶应采用可封口的塑料袋连同配制好的药液放入药筐内转送给药师核对,无误后方可弃去。操作完毕至少30分钟待药物气溶胶和气雾吸除干净后才能清洁安全柜。

(三)配置完后污物的处理

配置完后操作中所有尖的废弃物应放在防穿孔的容器中,所有接触过细胞毒药物的废弃物必须放在专用的2层黄色塑料袋中集中封闭处理,以免药液蒸发污染室内空气,存放时间不宜过久。所有装细胞毒药物的容器都必须贴有具有警告性质的陈述性语言的标识,如警告:"化疗药品袋,操作时请注意安全防护"。在完成全部药物配置后,需用75%乙醇擦拭操作柜内部和操作台表面,做清场处理。

四、溢出处理

在配置化疗药物的过程中,所有药物均应小心操作,规范处理,尽量避免溅洒或溢出的发生。但并不能绝对避免意外的发生,因此做好防范和应急工作是必需的。在存放、配置、运输化疗药物的区域需要配备应急包,应急包内推荐物资:警示带1卷、N95口罩1个、镊子1个、消毒片1片、橡胶手套2双、一次性隔离衣1件、抹布4块、黄色垃圾袋2个、鞋套一双、一次性手术帽1个、小扫把畚斗1套、500ml纯化水2瓶、锐器盒1个、护目镜1个和溢出处理记录表1份。

具体操作处理程序如下:①发生外溢后马上评估人员暴露情况,若有皮肤、衣物污染,立即用肥皂和清水清洗3遍,若无人员暴露,启用应急包,用警示带隔离警戒并大声示警,禁止其他人员进入该区域;②操作者穿好隔离衣、鞋套,戴上双层手套、口罩,戴上护目镜和帽子,准备好双层黄色垃圾袋;③用镊子移去大玻璃碎片,弃于锐器盒,将锐器盒弃于内层黄色垃圾袋;④将液体用吸湿性的织物吸收,弃于内层黄色垃圾袋(粉剂用纯化水打湿织物后擦去);⑤用小扫把扫去细玻璃碎片,碎片弃于锐器盒,扫把弃于内层黄色垃圾袋;⑥将半片施康片兑入500ml纯化水制成消毒剂,污染处按照清水、消毒剂、清水的顺序各清理3遍,清理方向由内向外;⑦抹布和外层手套、N95口罩弃于内层黄色垃圾袋并封口;⑧个人防护用品弃于外层黄色垃圾袋,封口;⑨做好相关记录,通知工作人员注意药物溢出。

五、赛证聚焦

技能竞赛

资格证书考核

岗位对接

【实训目的】

1. 能审核化疗药物处方。

2. 能规范安全配置化疗药物，防止化疗药物污染。

【实训准备】

结合处方审核，掌握化疗药物配置流程。

【实训步骤】

1. 处方审核 学生对给定的静脉化疗药物处方进行审核，并进行结果汇报。

2. 正确穿戴 学生按规定完成防护服装穿戴并完成化疗药物配置前的物品准备。

3. 规范操作 学生根据给定的化疗药物处方按规范进行化疗药物的配置。

【实训考核】

考核内容	标准分（100 分）	评分标准	得分
静脉药物处方审核实训	10 分	1. 判断正确（3 分） 2. 错误点指出（4 分） 3. 修改建议正确（3 分）	
静脉药物无菌配置实训	90 分	1. 着装准备：洗手（1 分），戴口罩（1 分），戴护目镜（1 分），戴一次性无菌帽（1 分） 2. 物品准备：手套 2 副（PVC 薄膜手套 1 副，无菌橡胶手套 1 副）（2 分），一次性防护垫（1 分），一次性隔离衣（1 分），空针（1 分），砂轮（1 分），药液（1 分），乙醇（1 分），纱布（1 分） 3. 正确开启生物安全柜风机电源（2 分），进行预热（2 分） 4. 洗手（2 分），正确穿一次性隔离衣（2 分），戴 2 层手套（2 分） 5. 正确开启生物安全柜（3 分），垫一次性防护垫（3 分） 6. 生物安全柜门窗降低到合适水平（4 分） 7. 割锯安瓿前轻弹其颈部（3 分），然后割锯安瓿，消毒（3 分），纱布包裹打开安瓿（3 分） 8. 选择适当型号空针抽吸溶液（3 分），沿瓶壁缓缓慢注入瓶底（3 分），待药粉溶解后再行振动，以防粉末逸出（3 分）。溶解紫杉醇酯质体时，正确使用专用振荡器（3 分） 9. 待药液溶解后使用针腔较大的注射器抽吸药液（5 分），以防注射器内压力过大使药液外溢（5 分） 10. 抽吸药液不超过注射器的 3/4（5 分），核对后将药液配入相应的液体中（5 分） 11. 配药完毕后正确及时关闭生物安全柜（3 分），配药操作完毕用酒精纱布擦拭台面（3 分），脱去手套（3 分），后用肥皂水及流动水彻底洗手（3 分），放在专用的垃圾处理放置地（3 分），化疗药物沾染过的物品放感染性废物袋后密实封口（6 分），操作娴熟，遵守无菌操作原则（5 分）	

一、化疗处方审核实训

请对以下化疗医嘱进行点评。

1. 卡瑞利珠单抗 200mg + 0.9% 氯化钠注射液 100ml，ivgtt，st；

2. 奥沙利铂 200mg + 0.9% 氯化钠注射液 500ml，ivgtt，st；

3. 贝伐珠单抗 0.3g + 0.9% 氯化钠注射液 250ml，ivgtt，st；

4. 多西他赛 120mg + 5% 葡萄糖注射液 100ml，ivgtt，st。

二、化疗药物配置实训

请从以上处方中挑一张进行配置。

书网融合……

微课　　　　本章小结

项目三　肠外营养的配置

PPT

1. 掌握　肠外营养液的标准化处方审核原则；肠外营养液配置技术。

2. 熟悉　肠外营养制剂的成分，肠外营养液储存。

3. 了解　肠外营养配置设施要求。

4. 能够审核肠外营养液的标准化处方；能够根据处方进行无菌操作，正确并准确地进行配置及保存。

5. 培养肠外营养液配置的药学服务技能。

岗位情景模拟

情景描述　患者，男性，32岁。因"近期持续性、反复腹泻，每日多于6次，黏液脓血便并伴有腹痛；全身性表现主要有体重减轻、发热、口腔溃疡、食欲不振、疲劳、脸色苍白、肛周脓肿等症状"前来就诊。查体：BMI（体质指数）16，脉搏100次/分钟，体温37.9℃，血红蛋白84g/L，红细胞沉降率32mm/h；结肠镜检查表现为黏膜自发性出血及溃疡；黏膜活组织检查判断为活动期。诊断为：重症活动期溃疡性结肠炎。医嘱如下：

1. 补液、补充电解质，由于患者病情严重暂禁食，予肠外营养。

2. 甲泼尼龙注射液60mg/d，ivgtt，使用3天后无效则转换治疗药物或进行手术治疗。

讨论　进行肠外营养的目的是什么？需要注意什么？怎么进行肠外营养液的配置？

理论知识

肠外营养（parenteral nutrition，PN）系指通过静脉输注脂类、氨基酸、葡萄糖、电解质、维生素和微量元素等营养物质的一种营养治疗方式，帮助不能正常进食或高代谢情况下的患者维持良好的营养状况，提高胃肠功能障碍患者的生活质量。肠外营养能够促进患者康复，但同时由于其具有组成成分复杂、液体稳定性波动大的特点，在配置和使用过程中存在较高风险，被美国用药安全研究所列为高警示药物。配置不当可导致液体出现沉淀或被污染，输注不当会导致静脉炎、导管相关性血流感染、血糖异常等并发症，严重影响患者健康安全。

全肠外营养（total parenteral nutrition，TPN），系指患者必需的所有营养物质均从胃肠外途径供给。从制剂角度，将脂肪乳、氨基酸和葡萄糖混合在一起，加入其他各种营养素后放置于一个袋子中输注，称为"全合一"系统（All-in-One，AIO），美国肠外肠内营养学会（Amecican Society for Parenteral and Enteral Nutrition，ASPEN）称其为全营养混合液（Total nutrient admixture，TNA）。

一、肠外营养的组成

肠外营养配方全营养混合液包括水、脂肪乳、氨基酸、葡萄糖、电解质、多种微量元素和维生素。

为了维持血浆中有效药物浓度，降低输液总量，减少污染和器材费用，某些药理营养素（如谷氨酰胺、$\omega-3$ 脂肪酸等）或药物（如胰岛素、H_2 受体拮抗剂等）也可加入混合液中。所有这些添加物和添加顺序以及添加方式均可能影响全营养混合液的稳定性和相容性。

（一）脂肪乳

脂类是机体重要的能量底物和主要的能源储备。

静脉用脂肪乳的主要成分是甘油三酯，其理化性质和代谢特性取决于各脂肪酸成分。根据碳链长度，脂肪酸可分为短链脂肪酸（<8 个碳原子）、中链脂肪酸（8~10 个碳原子）和长链脂肪酸（>10 个碳原子）。根据双键数量，脂肪酸又可分为饱和脂肪酸（saturated fattyacid，SFA，无双键）、单不饱和脂肪酸（monounsaturated fatty acid，MUFA，有 1 个双键）和多不饱和脂肪酸（polyunsaturated fatty acid，PUFA，至少有 2 个双键）。脂肪酸的双键数量及第一个双键位置（$\omega-6$、$\omega-3$ 或 $\omega-9$）影响其生理作用，见表 5-3-1。

表 5-3-1 不同来源脂肪的结构与生理作用

脂肪来源	脂肪酸类型	双链数量	第一个双链位置	生理作用
长链脂肪酸	大豆油 PUFA 鱼油 PUFA	≥2 个	$\omega-6$ $\omega-3$	代谢产物促进炎症反应 代谢产物抑制炎症反应
	免疫干扰小	橄榄油 MUFA	1 个	$\omega-9$
中链脂肪酸	椰子油 SFA	0 个		

1. 临床常用的脂肪乳

①豆油长链脂肪乳（long chain triglyceride，LCT）：$C_{14~24}$，由 100% 大豆油组成，含少量甘油及卵磷脂。

②中/长链脂肪乳（medium and long chain triglyceride，MCT/LCT）：$C_{6~24}$ 或 $C_{8~24}$，由 50% 中链甘油三酯和 50% 大豆油组成，含少量甘油及卵磷脂，部分制剂含抗氧化剂维生素 E。

③结构脂肪乳（structured triglyceride，STG）：$C_{6~24}$，由 75% 混合链三酰甘油和少量 LCT、MCT 组成，含少量甘油及卵磷脂。

④橄榄油长链脂肪乳：$C_{14~24}$，由 80% 橄榄油和 20% 大豆油组成，含少量甘油及卵磷脂。

⑤鱼油长链脂肪乳：$C_{12~24}$，100% 鱼油组成，含少量甘油、卵磷脂及抗氧化剂维生素 E。

⑥多种油脂肪乳：由 30% 大豆油、30% 中链三酰甘油、25% 橄榄油和 15% 鱼油组成，含少量甘油及卵磷脂。

2. 选择和注意事项

在选择输注脂肪乳时，应综合考虑不同来源脂肪的组成，包括脂肪酸类型、各脂肪酸比例和抗氧化剂含量（多不饱和脂肪酸对过氧化损伤很敏感）。通过全营养混合液方式输注脂肪提供能量，不仅能预防必需脂肪酸的缺乏，还能减少葡萄糖摄入。但是，不同患者对不同脂肪乳的廓清能力存在差异，故其摄入量和输注速度应根据其具体情况决定。脂肪乳的起始输注速度应尽可能慢，并通过监测血三酰甘油水平调整用量或输注速度。

（二）氨基酸

氨基酸是蛋白质水解后的结构单位，其共同特征是具有一个酸性的羧基（—COOH）和一个碱性的氨基（—NH_2）共同连在一个碳原子上，分子其余部分随氨基酸的不同而不同。两性的氨基酸分子具有一定的缓冲作用，在全营养混合液中对脂肪乳有一定的保护作用，但由于不同制剂的氨基酸种类与含量不尽相同，其缓冲能力亦不能一概而论。

组成人体蛋白质的氨基酸有 20 种，其中 8 种是成人必需氨基酸（essential amino acid，EAA），即异亮氨酸、亮氨酸、赖氨酸、蛋氨酸、苯丙氨酸、苏氨酸、色氨酸和缬氨酸。而在一些特定情况下，某些氨基酸也是必需的，即条件必需氨基酸（conditionally essential amino acid，CEAA），如处于生长发育期的婴儿，组氨酸是必需的；酪氨酸对于早产儿，半胱氨酸对于早产儿及足月儿都是必需的；对肝病患者，半胱氨酸是条件必需的；对肾病患者，酪氨酸是条件必需的。

复方氨基酸制剂中氨基酸的配比模式常以人乳、全蛋及血浆游离氨基酸等为依据，各种氨基酸配比模式的优劣很难对比、评估。临床常用的是平衡型氨基酸溶液，含 13～20 种氨基酸，包括所有成人必需氨基酸。近年来也有适用于婴幼儿、肝病、肾病等患者的特殊类型氨基酸溶液供临床使用，但其疗效是否优于标准的平衡型氨基酸尚缺乏足够的循证依据。实际上，复方氨基酸制剂的研制还在不断发展，最佳氨基酸组成还未确定，且限于制剂因素，目前的氨基酸制剂常缺乏足够量的条件必需氨基酸，因此在特定情况下，某些条件必需氨基酸可以二肽形式单独添加。

通过全营养混合液方式输注氨基酸提供氮源，不仅能全面、高效地补充成人必需氨基酸，还能降低氨基酸溶液渗透压，提高耐受性。值得注意的是，有些氨基酸制剂中含有电解质，需计入全营养混合液供给。

（三）葡萄糖

葡萄糖是机体最主要的能量底物，是全营养混合液中唯一的碳水化合物。高温或久置条件下，葡萄糖分子中的羧基（—COOH）与氨基酸分子中的氨基（—NH_2）可能发生 Maillard（美拉德）反应，使混合液变成褐色。此外，高渗的葡萄糖溶液可能使油滴间空隙消失，发生融合，影响全营养混合液的稳定性。全营养混合液中的葡萄糖不仅能作为能量底物，还能参与机体生长、细胞再生、免疫细胞增殖和其他合成过程。

（四）水和电解质

水和电解质是体液的主要成分，体液平衡为机体细胞正常代谢提供所必需的内环境，也是维持机体生命及各脏器生理功能的必备条件。

钠离子是细胞外液中主要的阳离子，其主要功能是参与维持和调节渗透压，同时可加强神经肌肉和心肌的兴奋性。钾离子是细胞内液中主要的阳离子，其主要功能是参与糖、蛋白质和能量代谢，维持细胞内外液的渗透压和酸碱平衡，维持神经肌肉的兴奋性和心肌功能。镁离子的主要作用是激活 ATP 酶和其他多种酶的金属辅酶，尤其在糖原分解过程中起重要作用。钙离子在维持神经肌肉兴奋性、血液凝固、细胞膜功能、多种酶活性、一些多肽激素的分泌和活性方面都起重要作用。磷除了与钙形成骨骼外，还以有机磷的形式广泛分布于体内，它是磷脂、磷蛋白、葡萄糖中间代谢产物和核酸的组成部分，并参与氧化磷酸化过程及形成 ATP 等。根据不同电解质的体内分布特点和生理功能，必须从体外获取、丢失到体外及因疾病导致体液在体内腔隙间流动三个角度来考虑水及电解质平衡的问题。

目前全营养混合液中常用的电解质制剂一般为单一制剂，主要是各种浓度的氯化钠、氯化钾、葡萄糖酸钙、硫酸镁和甘油磷酸钠等。

（五）维生素、微量元素

维生素和微量元素是机体有效利用能量底物和氨基酸的基础，是重要的微量营养素。它们的需要量相对较少，但不能在体内合成或合成量不足，必须以外源性补充。需要营养支持的患者常常已经处于微量营养素耗尽的状态，并且由于疾病因素，微量营养素的需要量可能有所增加。所有需要营养支持的患者在初期就应充分补充必需微量营养素。

维生素是必需有机微量营养素，可分为脂溶性（维生素 A、D、E、K）和水溶性（B 族维生素、维生素 C）两大类。微量元素是无机微量营养素，维持机体生理功能所必需的主要有 9 种，即锌、铜、硒、铁、钼、铬、锰、碘和氟。水溶性维生素可经尿排泄，即使大量摄入也不会对人体造成损害，而脂溶性维生素和微量元素的安全剂量范围相对较窄。

（六）全营养混合液中参数估算公式

1. 总热量　总热量（kcal）= 葡萄糖总量（g）×3.4（kcal/g）+ 脂肪乳总量（g）×9（kcal/g）+ 氨基酸总量（g）×4（kcal/g）。

全营养混合液中
各参数估算公式

2. 糖脂比　糖脂比 =［葡萄糖总量（g）×3.4（kcal/g）/非蛋白热量（kcal）]：［脂肪乳总量（g）×9（kcal/g）/非蛋白热量（kcal）]。

3. 热氮比　热氮比（kcal：g）= 非蛋白热量（kcal）：［复方氨基酸（g）×16% + 丙氨酰谷氨酰胺（g）×12.89%]。

二、特殊药物的成分

（一）药理营养素

营养方案可通过添加 $\omega-3$ 不饱和脂肪酸、谷氨酰胺等药理营养素进一步完善。

1. $\omega-3$ 不饱和脂肪酸　$\omega-3$ 不饱和脂肪酸需要与其他脂肪乳联合使用。鱼油长链脂肪乳中富含 $\omega-3$ 不饱和脂肪酸，需将其与大豆油、中链甘油三酯、橄榄油按一定比例物理混合，既保证了必需脂肪酸的供给，又可以起到调节免疫的作用。

目前，有研究表明 $\omega-3$ 脂肪酸是一种重要的免疫营养素，探讨了 $\omega-3$ 脂肪酸在重症、肿瘤及手术患者中的免疫增强作用，但限于方法学上的局限性，在肿瘤和危重症患者临床应用方面，ASPEN 和 ESPEN（欧洲临床营养与代谢协会 European Society for Clinical Nutrition and Metabolism）尚不能提供一致的循证意见；但手术患者中的免疫增强作用，其临床获益仍是被 ASPEN、ESPEN、CSPEN（中华医学会肠外肠内营养学分会 Chinese Society for Parenteral and Enteral Nutrition）等指南认可和推荐的。

2. 谷氨酰胺　谷氨酰胺属于非必需氨基酸，是组成人体蛋白质的 20 种氨基酸之一，在感染、炎症、代谢应激和营养不良状态下成为条件必需氨基酸。由于谷氨酰胺在水溶液和长时间保存时不稳定，并且溶解度很低，故静脉用药时将其制成二肽单独添加。

ASPEN 给出了静脉用谷氨酰胺作为药理营养素的循证总结：①不建议重症患者常规使用静脉用谷氨酰胺；②某些其他手术（如腹部）或重症非机械通气患者可能获益；③骨髓移植患者获益不明；④烧伤或急性胰腺炎患者可能获益；⑤儿童人群研究有限。

总之，因药理营养物的临床使用尚存在争议，在临床使用时需综合考虑。另需注意，在加入这些物质后，一些常规的常量营养素应相应减少，以满足常规标准营养液中三大营养物质的供能比例。

（二）胰岛素

通过添加胰岛素，能够有效控制大多全肠外营养治疗患者的血糖水平。若全营养混合液输注袋包装材料为聚氯乙烯（PVC）袋，则对胰岛素有较强的吸附作用。胰岛素采用单独以静脉输注泵持续输注方式的原因之一是可以解决包材 PVC 对其吸附的问题。若客观条件有限，则建议在营养液配置完毕，输注前即刻才加入胰岛素，以稀释胰岛素。因为长时间静置时，胰岛素可能堆积，导致突然大量入血后的低血糖风险高，若全营养混合液中含胰岛素应每1～2小时轻轻晃动营养袋混匀以防胰岛素挂壁，同样PVA材质的不需要再每1～2h晃动混匀。

全营养混合液常规不推荐加入胰岛素，TPN输注期间可能出现血糖升高的现象，优先考虑调整葡萄糖输注速度对血糖的影响，其后再考虑加入胰岛素。用量方面，糖尿病患者和非糖尿病患者推荐起始用量略有不同，后期根据TPN输注期间血糖情况进行调整。糖尿病患者是否选用其他途径增加胰岛素用量要根据患者情况决定，而且TPN输注时间较长，血糖代谢与TPN密切相关，选用其他途径并非常规推荐。

（三）肝素

1. 肝素因具有抗凝作用，可减少静脉输注管道堵管发生率；并能够促进肝脏蛋白酯酶活性的作用，具有减少全肠外营养相关淤胆发生率的潜在作用。

2. 药物配伍时，若在含钙的"全合一"肠外营养液中添加肝素，则可导致脂肪乳剂颗粒被破坏，因此不建议在"全合一"营养液中常规添加肝素。

（四）其他药物

需要肠外营养支持的患者主要是由于胃肠道功能衰竭或解剖结构破坏，肠道吸收能力下降同时影响口服药物的吸收，常需静脉给药。为降低药物治疗的复杂性，临床上可能利用全营养混合液作为药物输注载体，以降低患者的容量负荷。然而，肠外营养液是含有多种营养物质的活性载体，不同药物（包括辅料）与全营养混合液间的相互作用不能简单进行理论推测，其可能存在的不相容性限制了药物的添加。原则上，为保证乳剂稳定应尽可能避免自行加入其他药物。如果必须在营养液中加入药物，需要仔细评估体系稳定性及各组分有效性，并在用药过程中密切监测不良反应及药物的药理活性。

三、设施要求

（一）洁净级别要求

1. 肠外营养液配置场所中的各功能室的洁净级别要求：①一次更衣室、洗衣洁具间为十万级；②二次更衣室、加药混合调配操作间为万级；③层流操作台为百级。

2. 其他功能室应当作为控制区域加强管理，禁止非本室人员进出。洁净区应当持续送入新风，并维持正压差。

3. 在配置场所中应当根据药物性质分别建立不同的送、排（回）风系统。排风口应当处于采风口下风方向，其距离不得小于3米或者设置于建筑物的不同侧面。

（二）水平层流洁净台

设置营养药品配置间，肠外营养液的配置场所是超净工作台，又称水平层流洁净台。在洁净级别为百级的水平层流空气洁净台上，物品摆放应规范、合理，避免跨越无菌区域。在水平层流洁净台上，大件物品放置相距不小于15cm，小件物品相距不少于5cm，距离台面边缘不少于15cm，物品摆放不得阻挡洁净层流，距离洁净台后壁不少于8cm。

配置过程应严格按照无菌操作技术进行，保证营养液安全无菌；严格执行核对制度，保证营养液准确无误；严格掌握药物的相容性和理化性质，保证营养液性质稳定。

四、全肠外营养的配置

(一) 准备工作

1. 配置前一日准备

(1) 准备配置用物。①针筒、针头、剪刀、镊子、75% 乙醇、棉球、药杯、无纺布、利器盒、医疗废弃袋和生活垃圾袋、砂轮和静脉营养输液袋等；②检查静脉营养输液袋有效期、外包装有无破损和漏气等；③肠外营养治疗（医嘱）卡。

(2) 清洁配置室。用有效消毒溶液擦净化台面、传递箱内舱、治疗车及地面。

(3) 药师核对医嘱，核查有无药物的配伍禁忌；按医嘱准备药品，打印医嘱标签粘贴纸。

(4) 清洁输液玻璃瓶外表。用有效消毒溶液清洁输液玻璃瓶外表（避免药名标签纸脱落），将玻璃瓶置于治疗车上，次日配置备用。

2. 配置日物品等准备

(1) 检查各项物品和治疗卡等是否齐全、准确，三查七对。

(2) 用有效浓度消毒液擦净化台台面，消毒地面，开启净化台。

(3) 消毒净化室、风淋房，紫外线照射传递箱。

(4) 将准备好的医嘱标签粘贴纸和所需药物经传递箱递进配置室。

3. 配置人员准备

(1) 洗手，一次更衣；换清洁拖鞋，戴口罩、帽子。

(2) 经风淋房风淋后，二次更衣；再次换清洁拖鞋，穿消毒隔离衣，戴手套。

(二) 配置步骤

1. 准备

(1) 进入净化室，关闭净化室及传递箱内消毒系统。

(2) 取出传递箱内的物品、药品，将其放置于净化台上。

(3) 检查药瓶有无破损等，再次核对医嘱（三查七对）。

2. 配置

(1) 消毒除去输液瓶外盖，用消毒棉球消毒瓶盖，消毒并开启安部。

(2) 添加小针剂药物用针筒抽吸药液，分别将各药液添加到相应的溶液中进行混合。

(3) 准备输液袋和瓶再次检查静脉营养输液袋外包装有无破损和（或）漏气：开启静脉营养输液袋外包装；检查静脉营养输液袋装置是否完好；关闭连接输液皮条的通路；核对医嘱标签粘贴纸与配置用药液，将医嘱标签粘贴纸倒贴于营养袋表面；将静脉营养输液袋置于净化台上；将输液瓶悬挂于净化台上方或一侧输液架上。

(4) 配置和放液去除放液端皮条的针头外套；首先插入葡萄糖或氨基酸溶液并将液体放入输液袋内；最后放入脂肪乳剂，边放边摇匀。

(5) 留取配置液的标本（置冰箱内 4℃ 保留 3 天），以备必要时做检测用。

(6) 排气和封管放液结束后排净静脉营养输液袋的气体；用固定的盖子封闭放液端开口；再次摇匀。

(7) 将配置好的营养液袋悬挂片刻，观察是否有漏液或渗液。

（8）再次检查配置好的营养液（标签、渗漏、三查七对），然后放入传递窗，由专人送至病区。

3. 处理废弃物

（1）剪断废弃的皮条；毁损用过的针筒、针头；一次性物品置入黄色垃圾袋，统一处理。

（2）清理台面。

（3）准备下一袋营养液的配制。

4. 全肠外营养的配置顺序及操作注意事项

全肠外营养配置操作时，应注意正确的混合原则与混合顺序，如钙剂和磷酸盐分别加入不同的溶液内稀释，以免生成磷酸钙沉淀；氨基酸和葡萄糖混合后检查有无沉淀和变色，确认无沉淀和变色才可加入脂肪乳。

（1）操作步骤

①将高渗葡萄糖或高渗盐水、电解质（除磷酸盐外）、胰岛素（胰岛素最好单独用）加入葡萄糖中。

②将磷酸盐加入氨基酸中。

③将微量元素加入另一瓶（袋）氨基酸中。

④用脂溶性维生素溶解水溶性维生素后，加入脂肪乳剂中。如果处方中不含脂肪乳，可将水溶性维生素加入5%葡萄糖注射液中溶解。复合维生素，可加入5%葡萄糖注射液或脂肪乳注射液中。

⑤将加了成分的氨基酸及葡萄糖分别加入或经过过滤输注管滤入营养袋内，在滤入混合过程中轻轻摇动，肉眼检查袋中有无沉淀和变色等现象。

⑥确认无沉淀和变色后，将加了维生素的脂肪乳滤入营养袋内。

⑦应不间断地一次性完成混合、充袋，并不断轻摇营养袋，使之混合均匀，充袋完毕时尽量挤出袋中存留的空气。

⑧贴上营养液输液标签（注明科别、病区、床号、姓名、营养液的处方组分等基本信息）。

配置完成后需肉眼检查混合液有无分层或颜色、沉淀等变化，并再次复核药物、配置处方和标签。若有分层、颜色变化、沉淀析出，则停止使用。

（2）操作注意事项

①电解质不宜直接加入脂肪乳剂中，以免破坏乳滴稳定性，导致破乳。

②磷与钙、钙与镁不可加入到同一载体中，避免生成沉淀。

③葡萄糖注射液不宜直接与脂肪乳剂混合，以免影响其稳定性。

④多种微量元素注射液与甘油磷酸钠注射液，应分别加入两瓶氨基酸，避免局部浓度过高发生变色反应。

⑤如需加胰岛素和肝素钠，则单独加在葡萄糖注射液或氨基酸注射液中。

⑥全营养混合液中一价阳离子电解质浓度不高于 $130 \sim 150$ mmol/L，二价阳离子电解质浓度不高于 $5 \sim 8$ mmol/L。

⑦避免在全营养混合液中加入其他药物（除非已经过配伍验证），以免影响全营养混合液的稳定性及加入药物的药效。

⑧建议现配现用，24小时内输注完毕。

⑨混合调配肠外营养液，应在水平层流洁净台内操作。

⑩如果有非整支（瓶）用量，应有双人复核确认与签名，并在输液标签上有明显标识，以便提示

复核、校对。

五、肠外营养液储存

1. 营养液宜现配现用，避免阳光直射，如需存放，应置于4℃冰箱内避光冷藏，并应复温后再输注。

2. 不含维生素与微量元素的全营养混合液在室温下可保存30小时，2~8℃下可保存7天。

六、赛证聚焦

技能竞赛　　　　　资格证书考核

岗位对接

【实训目的】

1. 能够审核肠外营养处方。

2. 能够配置肠外营养液。

【实训准备】

结合肠外营养制剂的相关内容，判断处方合理性，并严格按照无菌操作原则，做好肠外营养液配置的准备工作，按照配置步骤正确进行配置。

【实训步骤】

1. 处方审核　每个学生选取1张处方审核，正确处方予以通过，错误处方应指出错处和建议修改方案。

2. 肠外营养液配置　每个学生完成一次肠外营养液无菌配置操作。

【实训考核】

考核内容	标准分 （100分）	评分标准	得分
处方审核	6分	1. 判断正确（2分） 2. 错误点指出（2分） 3. 修改建议正确（2分）	
核对	12分	1. 评估周围环境、符合无菌操作，避免走动过多增加污染机会（2分） 2. 按标签核对药品名称、规格、数量、有效期（3分） 3. 检查静脉营养输液袋有效期、外包装有无破损和漏气等（2分） 4. 核对所有药品有无变质、混浊，有无絮状物，检查各种药品、用物的有效期（2分） 5. 评估药物的相互作用、配伍禁忌、加药顺序（3分）	
操作人员准备	8分	1. 一次更衣室脱下专用工作鞋，换上洁净区用鞋，按七步洗手法洗手清洁（2分） 2. 二次更衣室戴一次性口罩与帽子、穿洁净隔离服，戴无粉灭菌乳胶手套（2分） 3. 穿戴规范，无头发外露，皮肤应尽量少暴露（2分） 4. 用手肘部推开门进入调配操作间，禁止用手开门（2分）	

续表

考核内容	标准分 （100 分）	评分标准	得分
用物准备	10 分	1. 在操作前 30 分钟，按操作规程启动操作间净化系统以及水平层流洁净台，并确认其处于正常工作状态（2 分） 2. 用物准备：75% 乙醇、注射器（根据配置需要选择）、肠外营养药物、营养袋、无纺布、利器盒、医疗废弃袋和生活垃圾袋、砂轮、笔等（2 分） 3. 水平层流洁净台消毒。用蘸有 75% 乙醇的无纺布，从上到下、从内到外擦拭各部位（2 分） 4. 水平层流洁净台大件物品放置相距不小于 15cm，小件物品相距不少于 5cm，距离台面边缘不少于 15cm，物品摆放不得阻挡洁净层流，距离洁净台后壁不少于 8cm（4 分）	
操作过程	58 分	1. 正确消毒西林瓶和安瓿并打开（4 分） 2. 加入药品前，关闭一次性静脉营养输液袋所有输液管夹（4 分） 3. 将微量元素和电解质制剂分别加入氨基酸液及葡萄糖液内（5 分） 4. 将磷酸盐制剂加入葡萄糖液内，磷和钙、钙与镁不可加入同一载体中，避免生成沉淀（5 分） 5. 用脂溶性维生素溶解稀释水溶性维生素后，再加入脂肪乳内；若处方中不含脂肪乳，可将水溶性维生素加入 5% 葡萄糖注射液中溶解；复合维生素，可加入 5% 葡萄糖注射液或脂肪乳注射液中（5 分） 6. 胰岛素（1ml 4 单位）加入葡萄糖液中（4 分） 7. 将配置好的氨基酸溶剂及配置好的葡萄糖溶液同时混入营养装内，加入药液时，要不断缓慢按压输液袋，使充分混匀（5 分） 8. 注射液注入静脉营养输液袋后，及时关闭相应两路输液管夹，防止空气进入或液体流出，并用肉眼检查袋内液体有无浑浊、变色、异物以及沉淀物生成（5 分） 9. 将配置好的脂肪乳加入已装有氨基酸液及葡萄糖的营养袋内，最后注入袋内，边加边缓慢轻压袋体，全部注入后，及时关闭输液管夹，防止空气进入或液体流出（5 分） 10. 竖直一次性静脉营养输液袋，使加药口向上，拆除加液管，通过挤压袋体排尽空气后关闭截流夹，将无菌帽套于加药口上（4 分） 11. 悬挂一次性静脉营养输液袋，检查是否有渗出、沉淀、异物、变色等异常情况。如出现，应废弃并重新调配，及时查找原因并记录（4 分） 12. 加药完毕后，再次核对空瓶，有无漏加多加，确认无误后在营养袋上签名，送出仓（4 分） 13. 调配完成后的肠外营养成品输液标签应注明总容量、成分、注意事项、建议输注时限和有效期等（4 分）	
总体评价	6 分	1. 无菌操作意识强，严格执行查对制度；操作熟练、规范（2 分） 2. 抽药时不可用手握活塞体部，避免污染药液（2 分） 3. 每完成一组（批）混合调配操作后，应立即清场，用蘸有 75% 乙醇的无纺布擦拭台面，不得留有与下一批调配无关的药品、余液、用过的注射器和其他物品（2 分）	
总分	100 分		

一、肠外营养处方审核实训

请对以下处方进行点评。

（一）任务一

肿瘤科，男性，58 岁，结肠癌广泛全身转移，近期反复下消化道出血，需禁食水。既往心肺功能正常，ALT 219U/L，胆红素正常。肾功能正常。患者有 PICC 通路，身高 160cm，体重 45kg，该患者的肠外营养处方如下：

50% 葡萄糖注射液	250ml
5% 葡萄糖氯化钠注射液	500ml
结构脂肪乳注射液（$C_{6\sim24}$）	250ml：50g
复方氨基酸注射液 20AA	500ml：50g
10%10ml 氯化钾注射液	35ml

10% 10ml 葡萄糖酸钙注射液	10ml
注射用水溶性维生素	5ml
注射用脂溶性维生素（Ⅱ）	10ml
甘油磷酸钠	10ml
多种微量元素（Ⅱ）	10ml

请说明该患者总能量消耗及该处方总能量各是多少？热氮比、糖脂比、一价阳离子、二价阳离子浓度是否合理？为什么？

（二）任务二

顽固性呕吐患者，女性，27 岁，无法进食已有 6 日，同时感染心肌炎入院，该患者的肠外营养处方如下：

10% 葡萄糖注射液	1000ml
50% 葡萄糖注射液	200ml
葡萄糖氯化钠注射液	500ml
20% 中/长链脂肪乳注射液	250ml
复方氨基酸注射液 18AA	12.5g：250ml
丙氨酰谷氨酰胺注射液	10g：50ml
10% 氯化钾注射液	40ml
注射用脂溶性维生素（Ⅱ）	20ml
10% 葡萄糖酸钙注射液	20ml
25% 硫酸镁注射液	10ml
多种微量元素注射液	10ml
注射用二丁酰环磷腺苷钙	40mg

该处方的配方是否合理？药品用量是否合理？该处方热氮比、糖脂比、一价阳离子、二价阳离子浓度是否合理？为什么？

（三）任务三

一般性禁食卧床患者，女性，46 岁，严重肝功能不全，总胆红素 43.33μmol/L，无特殊丢失或消耗，无糖尿病肾病，肠外营养的处方如下：

10% 葡萄糖注射液	1000ml
50% 葡萄糖注射液	180ml
20% 中/长链脂肪乳注射液	250ml
10% 复方氨基酸—20AA 注射液	500ml
10% 氯化钠注射液	50ml
10% 氯化钾注射液	60ml
10% 葡萄糖酸钙注射液	15ml
25% 硫酸镁注射液	4ml
甘油磷酸钠注射液	10ml
多种微量元素注射液	10ml
注射用水溶性维生素	10ml

注射用脂溶性维生素（Ⅱ）　　　　　　10ml

计算其糖脂比、热氮比、离子浓度。从处方中的成分配比和稳定性方面判断，是否合理？为什么？

（四）任务四

从处方中的成分配比和稳定性方面，判断该肠外营养处方是否合理？并计算其一价、二价离子浓度。

8.5%复方氨基酸注射液（18AA-11）	500ml
20%丙氨酰谷氨酰胺注射液	100ml
20%结构脂肪乳注射液	250ml
10% ω-3 鱼油脂肪乳注射液	100ml
50%葡萄糖注射液	250ml
5%葡萄糖注射液	500ml
15%氯化钾注射液	30ml
10%浓氯化钠注射液	30ml
5%葡萄糖0.9%氯化钠注射液	500ml
10%硫酸镁注射液	10ml
10%葡萄糖酸钙注射液	20ml
水溶性维生素粉针	1瓶
注射用脂溶性维生素（Ⅱ）	10ml
多种微量元素注射液	10ml
甘油磷酸钠注射液	10ml

二、肠外营养药物配置实训

请从以上处方中挑一张进行配置。

书网融合……

微课　　　　　　本章小结

模块六
常见疾病的用药咨询与指导实训

项目一　循环系统疾病的用药咨询与指导

PPT

学习目标

1. 掌握　循环系统疾病的药物治疗、用药原则以及用药指导。

2. 熟悉　循环系统疾病用药宣教的方法和途径。

3. 了解　循环系统疾病的病因、诊断。

4. 能够制订循环系统疾病的治疗方案、审核处方以及用药宣教。

5. 培养循环系统疾病的药学服务技能。

👨‍⚕️ 岗位情景模拟

情景描述　患者，男性，72 岁。因"突发胸闷、气短半小时"就诊。查体：T 36.3℃，P 96 次/分，R 32 次/分，BP 205/110mmHg。神志清，精神差，急性病容，痛苦貌，抬入病房，查体合作，问答切题。端坐呼吸。口唇轻度紫绀，未见颈静脉怒张，气管居中。双侧胸廓对称无畸形，未触及胸膜摩擦感，双肺呼吸动度一致，叩呈清音，满肺可闻及哮鸣音及湿啰音。患者有高血压病史 15 年，平时服用缬沙坦 80mg，qd，po，氨氯地平 5mg，qd，po，平时血压控制较差，日常血压维持在 155/105mmHg 左右。诊断为：急性心力衰竭，高血压。医嘱如下：

1. 呋塞米片 20mg，qd，po

2. 螺内酯片 20mg，qd，po

3. 硝酸异山梨酯注射液 2mg/h，输液泵输注

4. 缬沙坦 80mg，qd，po

5. 氨氯地平 5mg，qd，po

讨论　目前治疗方案是否合理？若不合理，请改正后给予用药指导及健康教育；若合理，请完成用药指导和健康教育。

▌理论知识

一、高血压

（一）诊断

1. 诊断标准　在未使用降压药物的情况下，非同日 3 次测量诊室血压，收缩压（systolic blood pressure，SBP）≥140mmHg 和（或）舒张压（diastolic blood pressure，DBP）≥90mmHg 可诊断高血压。SBP≥140mmHg 和 DBP＜90mmHg 为单纯收缩期高血压。患者既往有高血压史，目前正在使用降压药物，血压虽然低于 140/90mmHg，仍应诊断为高血压。

2. 分类　目前我国采用正常血压、正常高值和高血压进行血压水平分类；根据血压升高水平，又

进一步将高血压分为 1 级、2 级、3 级。见表 6－1－1。

表 6－1－1　血压水平分类和定义

分类	收缩压（mmHg）	和	舒张压（mmHg）
正常血压	<120	和	<80
正常高值	120～139	和（或）	80～89
高血压	≥140	和（或）	≥90
1 级高血压（轻度）	140～159	和（或）	90～99
2 级高血压（中度）	160～179	和（或）	100～109
3 级高血压（重度）	≥180	和（或）	≥110
单纯收缩期高血压	≥140	和	<90

注：当收缩压和舒张压分属于不同级别时，以较高的分级为准。

3. 分层　高血压患者的诊断和治疗不能只根据血压水平，必须对患者进行心血管综合风险的评估和分层，以指导治疗和判断预后。按心血管风险分层，将高血压患者分为低危、中危、高危和很高危（表 6－1－2）。

表 6－1－2　高血压患者心血管危险分层标准

其他危险因素和病史	高血压		
	1 级	2 级	3 级
无	低危	中危	高危
1～2 个其他危险因素	中危	中危	很高危
≥3 个其他危险因素，靶器官损害，或慢性肾脏疾病 3 期，无并发症的糖尿病	高危	高危	很高危
临床并发症，或慢性肾脏疾病≥4 期，有并发症的糖尿病	很高危	很高危	很高危

心血管危险因素：①1～3 级高血压；②男性 >55 岁/女性 >65 岁；吸烟或被动吸烟；③糖耐量受损；④糖耐量受损（2 小时血糖 7.8～11.0mmol/L）和（或）空腹血糖异常（6.1～6.9mmol/L）；⑤血脂异常；⑥早发心血管病家族史；⑦腹型肥胖（腰围：男性 >90cm，女性 >85cm）或肥胖（BMI≥28kg/m²）；⑧高同型半胱氨酸血症（≥15μmol/L）。

（二）药物治疗

常用药物：目前常用以下五类降压药物，即利尿剂、β 受体拮抗剂、钙通道阻滞剂（calcium channel blocker，CCB），血管紧张素转换酶抑制剂（angiotensin converting enzyme inhibitors，ACEI）以及血管紧张素 Ⅱ 受体拮抗剂（Angiotonin receptor blocker，ARB）。

1. 利尿剂　主要通过利钠排尿、降低容量负荷发挥降压作用。用于控制血压的利尿剂主要有三类：①噻嗪类，常用的有氢氯噻嗪、吲达帕胺等；②袢利尿剂，常用呋塞米等；③保钾利尿剂，常用氨苯蝶啶、安体舒通等。

噻嗪类利尿剂适用于老年高血压、单纯收缩期高血压或伴心力衰竭患者，也是难治性高血压的基础药物之一。

2. β 受体拮抗剂　主要通过抑制过度激活的交感神经活性、抑制心肌收缩力、减慢心率而发挥降压作用。常用药物有比索洛尔、美托洛尔、阿替洛尔、普萘洛尔、卡维地洛等。β 受体拮抗剂尤其适用于伴有快速性心律失常、冠心病、慢性心力衰竭、交感神经活性增高以及高动力状态的高血压患者。

3. 钙通道阻滞剂　主要通过阻断血管平滑肌细胞上的钙离子通道发挥扩张血管降低血压的作用。分为二氢吡啶类 CCB（如硝苯地平、氨氯地平、非洛地平、尼群地平等）和非二氢吡啶类 CCB（如维拉帕米、地尔硫䓬）。

二氢吡啶类 CCB，可与其他 4 类降压药联合应用，尤其适用于老年高血压、单纯收缩期高血压、伴稳定型心绞痛、冠状动脉或颈动脉粥样硬化及周围血管病患者。临床常用的非二氢吡啶类 CCB，也可用于降压治疗。

4. 血管紧张素转换酶抑制剂　抑制血管紧张素转换酶，阻断肾素血管紧张素Ⅱ的生成；同时抑制缓激肽的降解，从而达到降压效果。常用药物有卡托普利、依那普利、贝那普利等，降压作用起效缓慢，逐渐加强。限盐或联合使用利尿药可使 ACEI 降压作用增强。适用于伴慢性心力衰竭、心肌梗死后心功能不全、心房颤动预防、糖尿病肾病、非糖尿病肾病、代谢综合征、蛋白尿或微量白蛋白尿患者。常见不良反应是干咳，多见于用药初期，症状较轻者可坚持服药，不能耐受者可改用 ARB。

> **知识链接**
>
> ### 从蛇毒到卡托普利，科学探索的"接力赛"
>
> 卡托普利，一个耳熟能详的降压药，但很多人不知道，它的发明还跟蛇毒有关。1933 年，巴西的一家医院接诊了一位被巴西蝮蛇咬伤的患者，实习生席尔瓦在治疗中发现患者发生低血压休克时，用很多升压药都不能把患者的血压升上去。这件事使他决定去探究蛇毒里究竟有什么物质，能让血压如此顽固地降低。1948 年，他在英国学习期间从蛇毒中成功提取了"缓激肽"。然而缓激肽的半衰期很短，几分钟就失效了，因此实用价值不大。
>
> 1965 年，巴西籍博士费雷拉从巴西蝮蛇蛇毒的提取液里找到了缓激肽增强因子。然而，缓激肽增强因子在人体内存在的时间仍然非常短暂。
>
> 1967 年，罗伯特爵士与同事巴克尔一起发现了蛇毒中含有有效的血管紧张素转化酶抑制剂。
>
> 最终，施贵宝公司的两位科学家库什曼和奥特梯从费雷拉的蛇毒提取物中分离出了一种九肽化合物，经过分子修饰研制出了具有较好口服生物利用度的药物。通过几代科学家的接力，卡托普利终于诞生了！

5. 血管紧张素Ⅱ受体拮抗剂　通过阻断血管紧张素Ⅱ的 1 型受体而发挥降压作用。常用药物有氯沙坦、缬沙坦、厄贝沙坦等，降压作用起效缓慢，但平稳而持久。适用于伴左心室肥厚、心力衰竭、糖尿病肾病、冠心病、代谢综合征、微量白蛋白尿或蛋白尿患者以及不能耐受 ACEI 的患者，并可预防心房颤动。不良反应少见，偶有腹泻，长期应用可升高血钾，应注意监测血钾及肌酐水平的变化。双侧肾动脉狭窄、妊娠妇女、高钾血症者禁用。

除了以上五类降压药物外，还有外周交感神经递质再摄取抑制剂如利血平、中枢 α 受体激动剂如可乐定、α 受体拮抗剂如哌唑嗪等，因其不良反应较多，现已经不主张单独使用，但在复方制剂中仍在使用。

6. 联合用药　当血压≥160/100mmHg 或高于目标血压 20/10mmHg 及以上的高危人群，往往初始治疗即需要应用 2 种降压药物。如果血压超过 140/90mmHg，也可考虑初始小剂量联合降压药物治疗。如仍不能达到目标血压，可在原方案基础上加量，或者使用 3 种甚至 4 种以上降压药物。联合用药时，降压作用机制应具有互补性，同时具有相加的降压作用，并可互相抵消或减轻不良反应。联合用药方案见图 6 - 1 - 1。

（三）用药指导

医学研究表明，血压在清晨呈上升趋势，上午 6～10 时达到高峰，然后逐渐下降，下午 3 时左右再次升高，随着夜幕降临血压再次降低，入睡后血压呈持续下降趋势，午夜至睡醒前波动不大。晚上用药

药物治疗选择

血压<160/100mmHg.
或高于血压目标血压<20/10mmHg.
或中低危患者

血压≥160/100mmHg.
或高于血压目标血压20/10mmHg及以上,
或高危/很高危患者

单药起始治疗

联合起始治疗

第一步　　A　B　C　D　　　C+A　A+D　C+D　C+B　F

第二步　　C+A　A+D　C+D　C+B　F　　　C+A+D　C+A+B

第三步　　C+A+D　C+A+B　　　可加其他降压药

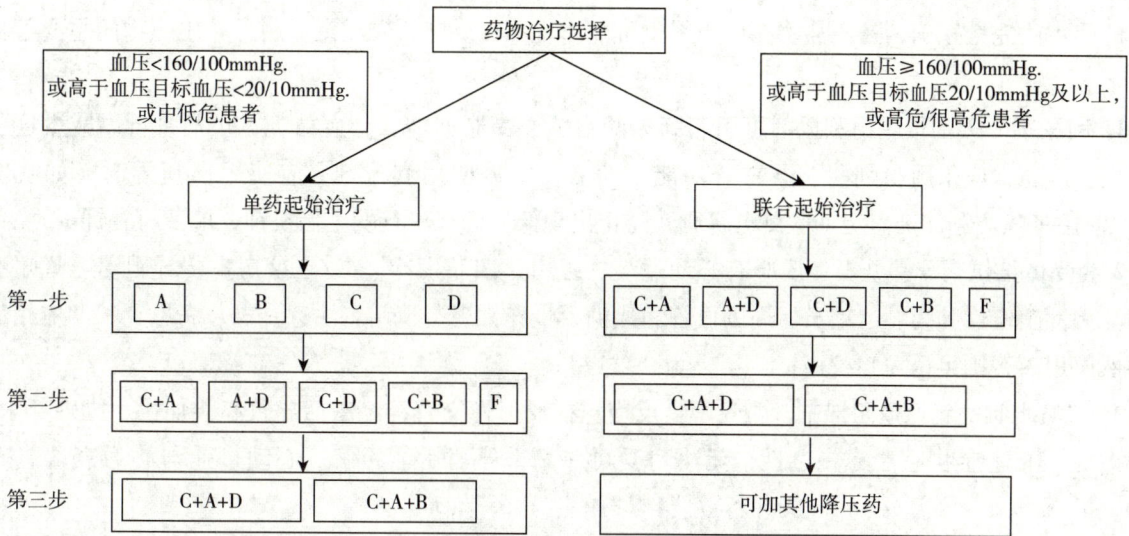

图 6-1-1　高血压用药选择原则

A, ACEI 或 ARB；B, β 受体拮抗剂；C, 二氢吡啶类 CCB；D, 噻嗪类利尿剂；F, 固定复方制剂

会使夜间血压下降的明显，使得心脑等重要器官供血不足，诱发心绞痛和脑缺血，所以不主张睡前服用抗高血压药物。服用方法为长效抗高血压药每日服用 1 次，宜在清晨醒后服用，能使白天的血压得到良好的控制，又不会使夜间血压过度下降，从而起到稳定 24 小时血压的目的。短效降压药物一般早中晚饭后服用。常用药物用法用量见表 6-1-3。

表 6-1-3　常用口服降压药物服用方法

口服降压药物		每天剂量（mg）	服用频率（次）
利尿剂	氢氯噻嗪片	12.5~25	1
	吲达帕胺片	1.25~2.5	1
	呋塞米片	20~80	2
β 受体拮抗剂	比索洛尔片	2.5~10	1
	普萘洛尔片	20~90	2~3
	美托洛尔缓释片	47.5~190	1
	阿替洛尔片	12.5~50	1~2
CCB	硝苯地平缓释片	10~20	2
	硝苯地平控释片	30~60	1
	氨氯地平片	2.5~10	1
	非洛地平片	5~10	1
	尼群地平片	10~20	3
	维拉帕米缓释片	120~240	1~2
	地尔硫卓缓释片	90	1~2
ACEI	卡托普利片	12.5~75	3
	依那普利片	5~40	1
	贝那普利片	5~40	1
ARB	氯沙坦钾片	50~100	1
	缬沙坦胶囊	80~160	1
	厄贝沙坦片	150~300	1

即使用法完全正确，降压药物在使用中也可能出现不良反应，应注意监测，降压药物的主要不良反应如下。

1. 利尿剂　大剂量应用利尿剂可引起高尿酸血症、高脂血症、高血糖等，小剂量可以减少这些不良反应，故通常应采用小剂量。严重肾功能不全者，如需使用利尿剂，应使用袢利尿剂（如呋塞米等）。使用噻嗪类利尿剂需定期监测电解质，防止出现低血钾。一旦发生低血钾，应及时补钾。

2. β受体拮抗剂　常见不良反应有心动过缓、乏力、四肢发冷。二/三度房室传导阻滞、哮喘患者禁用。慢性阻塞性肺病、运动员、周围血管病或糖耐量异常患者慎用。注意，冠心病患者长期应用后不能突然停用，否则可诱发心绞痛。

3. 二氢吡啶类钙通道阻滞剂　常见不良反应包括反射性交感神经激活导致心跳加快、脚踝部水肿、面部潮红。上述症状通常为一过性，无法耐受可停药，停药后能缓解。心动过速与心力衰竭患者应慎用。

4. ACEI 和 ARB　ACEI 常见不良反应为干咳，多见于用药初期症状较轻者可坚持服药，不能耐受者可改用 ARB。ACEI 和 ARB 长期应用可能导致血钾升高，使用过程中应定期监测血钾及血肌酐水平。妊娠、双侧肾动脉狭窄、高钾血症、肾功能衰竭患者禁用。

注意事项：首先应该明确对于轻度的高血压患者，舒张压小于 95～100mmHg 者，可先采用非药物治疗 3～6 个月，如果血压未能达到目标水平，才开始应用降压药物治疗。服用降压药物时避免酗酒，同服激素类药物、拟肾上腺素类药物时应密切监测血压。

二、冠心病

（一）诊断

1. 诊断标准　冠脉造影显示存在冠状动脉粥样硬化使血管狭窄或阻塞，或（和）因冠状动脉功能性改变（痉挛），导致心肌缺血缺氧或坏死而引起的心脏病，统称冠状动脉粥样硬化性心脏病。冠心病的实验室检查主要包括血液检查、心电图、X 线检查、运动试验检查、心脏超声检查、同位素检查和冠脉造影检查等。冠脉造影属于有创性检查手段，是目前诊断冠心病的金标准。

2. 分类　冠心病分为两种综合征类型，即慢性心肌缺血综合征和急性冠状动脉综合征。慢性心肌缺血综合征又称为稳定性冠心病，包括隐匿型冠心病、稳定型心绞痛及缺血性心肌病等。急性冠状动脉综合征：包括 ST 段抬高型心肌梗死、非 ST 段抬高型心肌梗死及不稳定型心绞痛。

（二）药物治疗

冠心病的治疗药物主要有两大类：一类为改善心肌缺血、减轻症状的药物，包括硝酸酯类药物、β受体拮抗剂及钙通道阻滞剂。另一类为预防心肌梗死，改善预后的药物，包括抑制血小板聚集的阿司匹林、氯吡格雷，抗凝药物华法林，他汀类药物，ACEI 和 ARB 类药物等。

1. 改善心肌缺血、减轻症状的药物　主要包括硝酸酯类药物、β受体拮抗剂及钙通道阻滞剂。

（1）β受体拮抗剂　β受体拮抗剂作为稳定型心绞痛的初始治疗药物，能降低心肌梗死后稳定型心绞痛患者死亡和再梗死的风险。常用药物为琥珀酸美托洛尔（倍他乐克）、比索洛尔（康忻）等。

（2）硝酸酯类药物　为内皮依赖性血管扩张剂，可改善心绞痛症状。硝酸酯类药物会反射性增加交感神经张力使心率增快，因此常联合负性心律药物，如β受体拮抗剂与非二氢吡啶类钙离子通道阻滞剂联合治疗慢性心绞痛。舌下含服或喷雾型硝酸甘油既用于心绞痛发作时缓解症状，也可用于活动前数分钟使用，以减少心绞痛发作。长效硝酸酯类不适用于心绞痛急性发作的治疗，而用于慢性长期治疗。

（3）钙离子阻滞剂 通过改善冠状动脉血流和减少心肌耗氧量来缓解心绞痛，对以冠状动脉痉挛为主的心绞痛或变异性心绞痛是一线治疗药物。通常以二氢吡啶类硝苯地平和非二氢吡啶类钙离子阻滞剂维拉帕米为代表药物。

（4）其他药物 包括代谢性药物曲美他嗪，钾通道开放剂尼可地尔等。

2. 预防心肌梗死，改善预后的药物 主要包括抗血小板聚集药物、抗凝药物、他汀类等。

（1）阿司匹林 对血小板聚集有抑制作用，可阻止血栓形成，所有冠心病患者一般均建议长期服用小剂量阿司匹林 100mg，每日 1 次。

（2）氯吡格雷 为 P2Y12 受体拮抗剂，能有效减少二磷酸腺苷介导的血小板激活和聚集。主要与阿司匹林联合用于急性冠脉综合征患者（包括支架植入后）或稳定性冠心病支架植入术后患者，用来预防动脉粥样硬化血栓形成，同时可用于对阿司匹林禁忌和对阿司匹林不耐受患者的替代治疗。

（3）替格瑞洛 为新型 P2Y12 受体拮抗剂，直接作用于血小板二磷酸腺苷受体。目前仅推荐用于急性冠状动脉综合征患者（联合阿司匹林），尚无指南推荐替格瑞洛可用于替代阿司匹林，必须在专科医师指导下进行阿司匹林与氯吡格雷、阿司匹林与替格瑞洛之间的替代治疗。

（4）抗凝药物 常用于急性冠脉综合征患者。常用的有低分子肝素、普通肝素。

（5）他汀类药物 是羟甲基戊二酰辅酶 A 还原酶（HMG－CoA）抑制剂，以降低血清、肝脏、主动脉中的总胆固醇及低密度胆固醇水平为主，具有降血脂、保护血管内皮细胞功能、稳定粥样斑块等作用，能有效降低总胆固醇及低密度胆固醇水平，减少心血管事件。

（6）ACEI 和 ARB 类药物 能抑制肾素－血管紧张素系统的血管紧张素转化，用于高血压、心绞痛以及充血性心力衰竭。ACEI 或 ARB 能使无心力衰竭的高危心血管疾病患者的主要终点事件（心血管死亡、心肌梗死和卒中）相对危险性降低。

（三）用药指导

1. 阿司匹林 冠心病缓解期服用阿司匹林维持治疗 100mg，每日 1 次，服用时间最好在早晨 8 时前，也可在晚上睡觉前服用，但肠溶片必须在空腹服药，如果无胃肠道反应可以长期维持。阿司匹林的主要不良反应为胃肠道不适，严重时可能出现胃肠道出血，使用期间如出现恶心呕吐、腹泻、黑便、淤斑等症状，患者需及时就医。

2. 氯吡格雷 对于冠脉支架置入术后、冠状动脉搭桥术后和急性冠状动脉综合征的患者，目前均主张强化抗血小板治疗，即采用阿司匹林与氯吡格雷双联用药的治疗方案；阿司匹林 100mg 口服，每日 1 次，联合应用氯吡格雷 75mg 口服，每日 1 次。连续 12 个月，其后长期单用阿司匹林 100mg 口服，每日 1 次。使用氯吡格雷期间应密切监测出血，尤其是消化道出血及牙龈出血，定期（3 个月）复查血常规与便常规。出现出血情况不可自行减量，应及时就医。

3. 硝酸甘油 心绞痛发作时可用硝酸甘油 0.5mg，置于舌下含化，1~2 分钟即开始起作用，约半小时后作用消失。不良反应主要为头痛、面色潮红、心率反射性加快和低血压等，特别是第一次含用硝酸甘油时，应注意可能发生体位性低血压。长期服药后突然停药可诱发心肌缺血，加重冠心病症状。

4. 单硝酸异山梨酯 服用硝酸甘油延迟见效或完全无效提示患者并非患冠心病或患有严重的冠心病，可应用单硝酸异山梨酯，常用剂量为 30mg 或 60mg，分 1~2 次服用。服药时，用水吞服，药片不能压碎或嚼碎。使用期间可能会出现头晕或头痛，因此在需要集中注意力时，如驾驶和操作机械时应慎用。

5. 美托洛尔 酒石酸美托洛尔片口服 25mg，每天两次，空腹服用。琥珀酸美托洛尔缓释片 47.5mg 口服 0.5~1 片，每天 1 次，最好在早晨服用，可掰开服用，但不能咀嚼或压碎，服用时应该至少用半杯液体送服。美托洛尔的主要不良反应为心动过缓、消化道不良反应，一般程度较轻，可耐受，无需特殊处理，如恶心、呕吐、腹痛等症状明显，需及时就医。

6. 阿托伐他汀 每日服用一次阿托伐他汀 20mg。冠脉支架置入术后，无论血脂是否增高均应使用他汀类药物治疗。应将 LDL - C 降至 ≤1.8mmol/L。中等剂量他汀（如阿托伐他汀 20~40mg 每日 1 次）仍不能达标时，提倡联合使用依折麦布 10mg 每日 1 次。他汀类药物主要不良反应为横纹肌溶解、肝功能损害。服药期间需定期监测血脂、肝功能与磷酸肌酸激酶，需控制 LDL - C ≤1.8mmol/L（70mg/dl）。如服药期间，出现了肌肉酸痛、无力等感觉需及时就医，磷酸肌酸激酶超出 10 倍以上，转氨酶超出 3 倍以上，应停药。

三、高脂血症

（一）诊断

血脂水平受人群的生活方式及饮食习惯影响较大，也与性别、年龄等有关。故目前不主张使用"正常值"的概念，而是根据血脂水平对心血管病的发生和发展的影响来提供一个合适的范围。《中国成人血脂异常防治指南》提出的我国人群的血脂合适水平见表 6 - 1 - 4。

表 6 - 1 - 4　我国人群的血脂合适水平

	合适范围 （mmol/L）	边缘升高 （mmol/L）	升高 （mmol/L）	降低 （mmol/L）
总胆固醇（TC）	<5.18	5.18 - 6.19	≥6.22	
三酰甘油（TG）	<1.7	1.7 - 2.25	≥2.26	
低密度脂蛋白（LDL - C）	<3.37	3.37 - 4.12	≥4.14	
高密度脂蛋白（HDL - C）	≥1.04			<1.04

（二）药物治疗

目前临床上可供选择的调脂药物有许多种类，大体上可分为：主要降低胆固醇的药物和主要降低甘油三酯的药物。对于严重的高脂血症，常需要多种调脂药联合应用，才能获得良好疗效。

1. 他汀类 他汀类是目前临床上应用最广泛的一类调脂药，能显著降低血清 TC 和 LDL - C 水平，也能降低血清 TG 水平和轻度升高 HDL - C 水平，常用他汀类药物有阿托伐他汀、瑞舒伐他汀、辛伐他汀，不同种类与剂量的他汀类药物降低 LDL - C 幅度见表 6 - 1 - 5。

2. 胆固醇吸收抑制剂 胆固醇吸收抑制剂能有效抑制肠道内胆固醇的吸收，常用药物为依折麦布，当单用他汀类药物未达到血脂控制目标时，可与依折麦布联用。

表 6 - 1 - 5　他汀类药物降胆固醇强度

高强度 （每日剂量可降低 LDL - C ≥50%）	中等强度 （每日剂量可降低 LDL - C 25%~50%）
阿托伐他汀 40~80mg 瑞舒伐他汀 20mg	阿托伐他汀 10~20mg 瑞舒伐他汀 5~10mg 氟伐他汀 80mg 洛伐他汀 40mg 匹伐他汀 2~4mg 普伐他汀 40mg 辛伐他汀 20~40mg

3. 普罗布考 适用于高胆固醇血症，目前临床使用较少，美国市场已退市。

4. 胆酸螯合剂　与他汀类联用，可明显提高调脂疗效，一般不单用，仅作为高脂血症的辅助用药。

5. 贝特类　能够明显降低血三酰甘油，并不同程度升高高密度脂蛋白。目前临床上常用药物有非诺贝特、吉非罗齐、苯扎贝特等。

6. 前蛋白转化酶枯草溶菌素 Kexin 9 型（PCSK9）抑制剂　接受最大耐受剂量他汀类药物治疗后，LDL－C 水平仍旧无法达到目标的患者，或是他汀类药物禁忌使用的患者，推荐使用 PCSK9 抑制剂。常用的有依洛尤单抗、阿利西尤单抗和英克司兰。

（三）用药指导

1. 阿托伐他汀　起始剂量为每次 10mg 口服，每日一次；每日最大剂量为 80mg，剂量调整间隔周期应不短于 4 周。可在一天内的任何时间服用，并不受进餐的影响。阿托伐他汀不良反应见"冠心病"用药指导中的阿托伐他汀部分。

2. 瑞舒伐他汀　起始剂量为每次 5mg 口服，每日一次；每日最大剂量为 20mg；剂量调整间隔周期应不短于 4 周。可在一天内的任何时间服用，进食或空腹时均可。瑞舒伐他汀不良反应与阿托伐他汀相似。

3. 辛伐他汀　起始剂量为每次 20mg 口服，晚间一次服用；每日最大剂量为 80mg；剂量调整间隔周期应不短于 4 周。辛伐他汀不良反应与阿托伐他汀相似。

4. 依折麦布　每次 10mg 口服，每日一次，可在一天内的任何时间服用，空腹或与食物同时服用。不良反应轻微且多为一过性，主要表现头疼和消化道症状，与他汀联用也可发生转氨酶增高和肌痛等，妊娠期和哺乳期禁用。

5. 非诺贝特　每次 200mg 口服，每日一次，与餐同服。主要不良反应为胃肠道反应，长期应用可能诱发类似 I 型自身免疫性慢性肝炎，停药后可逐渐恢复。

6. 依洛尤单抗　皮下注射，可选择每次 140mg，每 2 周 1 次或每次 420mg，每月 1 次。如果忘记给药，在 7 天内可以按照原剂量给药，如果漏给药超过 7 天，则不需要补注射，等待下一次按照原定剂量正常给药。依洛尤单抗自动注射剂日常保存在 2～8℃冰箱中，使用前放置于室温下 30 分钟以上，使药物恢复到室温，减少低温注射的刺激性。也可保存在常温下，但必须在 30 日内使用。注射时要轮换注射部位，如果皮肤出现淤青、红肿、变硬则不可在该区域注射。不良反应主要为鼻咽炎、上呼吸道感染及背痛等，一般可耐受。

7. 英克司兰　皮下注射，每次 284mg，第一次注射后，间隔三个月再次给药，然后每 6 个月给药一次。如果发现漏用药物，且在三个月内发现漏用，可在发现后立即用药，并按照原定计划继续给药。如果发现时已经超过 3 个月，则重新实施给药方案，即一次用药后间隔 3 个月，再每隔 6 个月给药一次。不良反应主要为注射部位反应，包括疼痛、红斑、皮疹等，一旦发生，则该区域皮肤不再进行注射。

四、心力衰竭

（一）诊断

心力衰竭（简称心衰）是多种原因导致心脏结构和（或）功能的异常改变，使心室收缩和（或）舒张功能发生障碍，从而引起的一组复杂的临床综合征，主要表现为呼吸困难、疲乏及液体潴留（肺淤血、体循环淤血及外周水肿）等。

根据心衰发生的时间、速度分为慢性心衰和急性心衰。慢性心衰是指在原有慢性心脏病基础上逐渐出现心衰的症状和体征，是缓慢进展的过程。急性心衰是因急性的严重心肌损害或突然加重的心脏负荷使心功能正常或处于代偿期的心脏在短时间内发生衰竭或使慢性心衰急剧恶化，威胁生命，通常需要紧急入院进行医疗干预，以急性左心衰竭最常见。

（二）药物治疗

常用心衰治疗药物主要有 5 大类，包括利尿剂、肾素 – 血管紧张素 – 醛固酮系统（renin – angioten-sin – aldosterone system，RAAS）抑制剂、β 受体拮抗剂、醛固酮受体拮抗剂、伊伐布雷定、洋地黄类药物。

1. 利尿剂　常用利尿剂有袢利尿剂、噻嗪类利尿剂、保钾利尿剂和血管加压素 V_2 受体拮抗剂。

（1）袢利尿剂适用于大部分心衰患者，特别适用于有明显液体潴留或伴肾功能受损的患者，包括呋塞米、托拉塞米、布美他尼。

（2）噻嗪类利尿剂仅适用于有轻度液体潴留、伴高血压而肾功能正常的心衰患者，包括氢氯噻嗪、吲达帕胺。

（3）保钾利尿剂利尿作用弱，一般与其他利尿剂联合使用，包括氨苯蝶啶和阿米洛利和螺内酯。

（4）血管加压素 V_2 受体拮抗剂：常用药物为托伐普坦，对伴顽固性水肿或低钠血症者疗效显著。

2. RAAS 抑制剂

（1）ACEI　治疗心衰的基石和首选药物，除非有禁忌证或不能耐受，所有射血分数降低的心衰（heart failure with reduced ejection fraction，HfrEF）患者均应使用 ACEI，包括卡托普利、依那普利、培哚普利、贝那普利等。

（2）ARB　用于不能耐受 ACEI 的 HfrEF 患者，对于因其他适应证已服用 ARB 的患者，如果随后发生 HfrEF，可继续使用 ARB，常用药物有坎地沙坦、缬沙坦、氯沙坦、厄贝沙坦等。

（3）血管紧张素受体脑啡肽酶抑制剂（angiotensin receptor – neprilysin inhibitor，ARNI）　常用药物为沙库巴曲缬沙坦。对于心功能 Ⅱ ~ Ⅲ 级、有症状的 HfrEF 患者，以 ARNI 替代 ACEI/ARB，以进一步降低心衰的发病率及病死率。

3. β 受体拮抗剂　除了有禁忌证或不能耐受的患者外，所有病情相对稳定的 HfrEF 患者均应使用 β 受体阻滞剂。常用药物包括琥珀酸美托洛尔、比索洛尔及卡维地洛。

4. 醛固酮受体拮抗剂　适用于射血分数（left ventricular ejection fraction，LVEF）≤ 35%、使用 ACEI/ARB/ARNI 和 β 受体拮抗剂治疗后仍有症状的 HfrEF 患者，急性心肌梗死（acute myocardial in-farction，AMI）后且 LVEF ≤ 40%，有心衰症状或合并糖尿病者。常用药物为螺内酯。

5. 伊伐布雷定　已使用 ACEI/ARB/ARNI、β 受体拮抗剂、醛固酮受体拮抗剂，β 受体拮抗剂已达到推荐剂量或最大耐受剂量，心率仍然 ≥ 70 次/分的患者推荐使用伊伐布雷定。

6. 洋地黄类药物　应用利尿剂、ACEI/ARB/ARNI、β 受体阻滞剂及醛固酮受体拮抗剂仍持续有症状的 HfrEF 患者可使用洋地黄类药物减轻症状，常用药物为地高辛。

（三）用药指导

1. ACEI 和 ARB　应尽早使用，由小剂量开始，逐渐递增，直至达到目标剂量，一般每隔 2 周剂量倍增 1 次。住院患者在严密监测下可更快上调，滴定剂量及过程需个体化，常用 ACEI 和 ARB 剂量见表 6 – 1 – 6。调整至合适剂量应终生维持使用，避免突然停药，使用过程应监测血压（包括不同体位血压）、肾功能及血钾。不良反应见高血压用药指导。

2. ARNI　患者由服用 ACEI/ARB 转为 ARNI 前血压需稳定，并于停用 ACEI 36 小时后才可开始应用 ARNI，因脑啡肽酶抑制剂和 ACEI 联用会增加血管性水肿的风险。由小剂量开始，每 2 ~ 4 周剂量加倍，逐渐滴定至目标剂量（表 6 – 1 – 6）。使用 ARNI 可能导致血管性水肿，一旦发生需要立即停药，且禁止再次使用，如出现喉头水肿，需采用肾上腺素等药物救治，必要时采取进一步措施保证气道通畅。

使用过程中也可能出现肾功能损害和高钾血症，需要定期监测肾功能和电解质。

表 6 - 1 - 6　常用肾素 - 血管紧张素 - 醛固酮系统抑制剂及其剂量

	药物	起始剂量	目标剂量
ACEI	卡托普利	6.25mg，3 次/日	50mg，3 次/日
	依那普利	2.5mg，2 次/日	10mg，2 次/日
	培哚普利	2mg，1 次/日	4~8mg，1 次/日
	贝那普利	2.5mg，1 次/日	10~20mg，1 次/日
ARB	坎地沙坦	4mg，1 次/日	32mg，1 次/日
	缬沙坦	40mg，1 次/日	160mg，2 次/日
	氯沙坦	25~50mg，1 次/日	150mg，1 次/日
ARNI	沙库巴曲缬沙坦	25~100mg，2 次/日	200mg，2 次/日

3. β 受体拮抗剂　负性肌力作用可能诱发和加重心衰，治疗心衰的生物学效应需持续用药 2~3 个月才逐渐产生，故起始剂量要小，每隔 2~4 周可使剂量加倍，逐渐达到指南推荐的目标剂量或最大可耐受剂量，并长期使用。不良反应见"高血压"用药指导。

4. 螺内酯　初始剂量为 10~20mg，1 次/日，至少观察 2 周后再加量，目标剂量为 20~40mg，1 次/日，常用剂量为 20mg，1 次/日。使用过程中可能出现高钾血症，需要定期监测电解质。长期使用少数男性患者可出现乳房发育，使用过程中男性患者应自我监测乳房，如有异常，需在复诊时告知医生。

6. 伊伐布雷定　起始剂量为 2.5mg，2 次/日，治疗 2 周后，根据心率调整剂量，每次剂量增加 2.5mg，使患者的静息心率控制在 60 次/分左右，不宜低于 55 次/分，最大剂量为 7.5mg，2 次/日。常见不良反应为闪光现象，大部分患者继续用药后可自行缓解，少数患者出现心动过缓，严重时需停药。

7. 地高辛　地高辛 0.125~0.25mg/d，老年、肾功能受损者、低体重患者可给予 0.125mg，1 次/日或隔日 1 次。奎尼丁、维拉帕米、胺碘酮、普罗帕酮、克拉霉素、伊曲康唑、环孢霉素、红霉素等与地高辛联用时，可增加地高辛血药浓度，且增加药物中毒风险，此时地高辛宜减量。常见不良反应包括心律失常、胃纳不佳或恶心、呕吐、下腹痛及电解质紊乱，需要注意监测心率及电解质，一旦出现异常，及时就诊。

五、赛证聚焦

技能竞赛　　　　资格证书考核

岗位对接

【实训目的】

1. 能制定循环系统疾病的治疗方案。
2. 能审核常见循环系统疾病处方。
3. 能完成常见循环系统疾病的用药咨询、用药指导和用药宣教。

【实训准备】

结合给定的相关疾病指南，复习常见心血管疾病概况、治疗药物和治疗原则。

【实训步骤】

1. 治疗方案设计　学生选择一个案例，设计出最佳治疗方案。

2. 处方审核　每个学生选取5张处方审核，正确处方予以通过，错误处方应指出错处和建议修改方案。

3. 用药咨询　分小组选择一个案例，设计相应岗位的情景模拟过程，由小组成员分别扮演药师和患者，模拟展示用药咨询过程。

4. 用药宣教　分小组针对给定情况设计用药宣教方案，并进行展示。

【实训考核】

考核内容	标准分（100分）	评分标准	得分
治疗方案设计	20分	1. 药物品种选择与指南推荐的最佳方案相一致（10分） 2. 药物的用量用法正确（3分） 3. 给药途径正确（2分） 4. 药物疗程正确（5分）	
处方审核	30分（每张处方6分）	1. 判断正确（2分） 2. 错误点指出（2分） 3. 修改建议正确（2分）	
用药咨询	30分	1. 咨询内容设计符合岗位实际（10分） 2. 咨询内容正确（10分） 3. 药师提供咨询时表述流畅（8分） 4. 患者表达流畅（2分）	
用药宣教	20分	1. 形式美观（7分） 2. 内容适宜，有针对性，符合宣教对象认知水平（5分） 3. 表达流畅，有感染力（8分）	

一、治疗方案设计实训

（一）任务一

患者，男性，63岁，身高173cm，体重83kg。因"发现血压升高1周"就诊。患者1周前体检测量血压170/92mmHg，后每天在家测量血压，结果为160～177/90～103mmHg，未接受药物治疗。患者既往有"2型糖尿病"史10年，经正规治疗，目前血糖稳定。否认吸烟史，否认药物过敏史。体检：神清，一般情况可，呼吸平稳，视网膜检查正常，血压168/100mmHg，心率98次/分，律齐，未闻及杂音。双下肢不肿。其他体检未发现异常。

就诊后，予相关血液检查及心电图、心脏彩超、颈动脉B超、腹部B超等检查未发现明显异常。

训练：请为该患者制定完整的药物治疗方案（药品品种、用量用法、用药途径，疗程，注意事项）。

（二）任务二

患者，女性，73岁。因"反复胸闷2月"就诊。经冠脉造影后确诊为冠状动脉粥样硬化性心脏病。患者既往有"高血压"史8年。目前接受缬沙坦80mg，qd，po治疗，血压控制在140～150/90～102mmHg之间。否认吸烟史，否认药物过敏史。体检：神清，一般情况可，呼吸平稳，视网膜检查正常，心率78次/分，律齐，未闻及杂音。双下肢不肿。其他体检未发现异常。

就诊后，予相关血液检查及心电图、心脏彩超、颈动脉B超、腹部B超等检查，生化检查提示存在以下异常：TG 3.66mmol/L，TC 6.58mmol/L，LDL－C 5.23mmol/L，HDL－C 0.98mmol/L。颈动脉B超提示颈动脉存在斑块。

训练：请为该患者制定完整的药物治疗方案（药品品种、用量用法、用药途径，疗程，注意事项）。

（三）任务三

患者，男性，81 岁。因"突发胸闷气促 3 小时"就诊。检查后诊断为：心功能 Ⅱ 级。患者既往有"高血压"史 10 年。目前接受氨氯地平 5mg，qd，po 治疗，目前血压控制一般。上下肢对称性水肿，否认吸烟史，否认药物过敏史。体检：神清，精神差，双侧颈静脉怒张，心率 113 次/分，律不齐，两肺呼吸音粗，可闻及少量湿啰音。

其他血液检查及颈动脉 B 超、腹部 B 超等检查，未见明显异常。

训练：请为该患者制定完整的药物治疗方案（药品品种、用量用法、用药途径，疗程，注意事项）。

二、处方审核实训

请对以下处方进行点评。

| 处方一 | 处方二 | 处方三 | 处方四 | 处方五 |

| 处方六 | 处方七 | 处方八 | 处方九 | 处方十 |

三、用药指导实训

（一）任务一

患者体检时发现三酰甘油高（3.5mmol/L），胆固醇正常，前来咨询是不是要吃降脂药？请根据上述内容，进行用药咨询的情景模拟。

（二）任务二

年轻患者（30 岁）体检时发现高血压（172/105mmHg），患者体型肥胖（BMI：30.1），无高血压家族史。医生建议服用两个降压药（缬沙坦胶囊 80mg，qd，po ＋ 苯磺酸氨氯地平片 5mg，qd，po），患者前来咨询是否可以不用药或者只用一个降压药？请根据上述内容，进行用药咨询的情景模拟。

（三）任务三

患者，经冠脉造影后确诊为冠心病，医生要求长期服用阿司匹林、阿托伐他汀钙等药。患者按医嘱服药后出现牙龈出血，黑便等现象。就诊后医生停用阿司匹林，改为氯吡格雷，患者要求医生保证氯吡格雷不会导致出血，无法达成一致后，医生将其转诊至药物咨询门诊。请根据上述内容，进行药物咨询门诊的情景模拟。

四、用药宣教实训

(一) 任务一

假设您是一个基层医院的药剂师，您需要向村镇老人宣传高血压治疗的重要性，目的是提高基层患者对高血压的知晓率、治疗率和控制率，请针对性地制作一个宣教 PPT，并进行宣教。

(二) 任务二

假设您是一家三甲医院的临床药师，本月您需要对本院的初诊冠心病患者进行用药宣教，目的是提高患者用药依从性，请制作一个宣教 PPT，并进行宣教。

(三) 任务三

本地区的高血压治疗率和控制率不理想，需要进行一个系列宣教活动，请设计 3 份宣传手册和 1 份宣传海报或宣传视频，协助宣传。

中国高血压防治指南	国家基层高血压防治指南	中国老年高血压管理指南
稳定型心绞痛基层合理用药指南	稳定性冠心病诊断与治疗指南	血脂异常基层诊疗指南
中国血脂管理指南	急性心力衰竭基层合理用药指南	慢性心力衰竭基层合理用药指南

书网融合……

微课	本章小结

项目二 呼吸系统疾病的用药咨询与指导

学习目标

1. **掌握** 呼吸系统疾病的药物治疗、用药原则以及用药指导。
2. **熟悉** 呼吸系统疾病用药宣教的方法和途径。
3. **了解** 呼吸系统疾病的病因、诊断。
4. 能够制订呼吸系统疾病的治疗方案、审核处方以及用药宣教。
5. 培养呼吸系统疾病的药学服务技能。

岗位情景模拟

情景描述 患者，男，27岁。因"反复发作性气喘10余年，加重2天"就诊。查体：T 36.1℃，P 112次/分，R 32次/分，BP 130/87mmHg。神志清，呼吸促，急性病容，口唇轻度紫绀，未见颈静脉怒张，气管居中。双侧胸廓对称无畸形，双肺呼吸音稍粗，叩呈清音，两肺可闻及散在哮鸣音，未闻及湿啰音。心律齐，未及病理性杂音。诊断为：支气管哮喘急性发作。医嘱如下：

1. 氨茶碱注射液 0.25g，ivgtt，qd
2. 地塞米松注射液 5mg，ivgtt，qd
3. 硫酸沙丁胺醇气雾剂 1吸，吸入，bid
4. 莫西沙星片 0.4g，po，qd

讨论 目前治疗方案是否合理？若不合理，请改正后给予用药指导及健康教育；若合理，请完成用药指导和健康教育。

理论知识

一、急性上呼吸道感染

（一）诊断

1. 诊断标准 急性上呼吸道感染（upper respiratory tract infection，URTI）简称上感，是由各种病毒和（或）细菌引起的主要侵犯鼻、咽或喉部急性炎症的总称。根据鼻咽部症状和体征，结合周围血常规特点及阴性的胸部X线检查可作出临床诊断。一般无需病因诊断，特殊情况下可进行细菌培养和病毒分离，或病毒血清学检查等确定病原体。主要病原体是病毒，少数是细菌。若为病毒性感染，血液检查提示白细胞计数正常或偏低，伴淋巴细胞比例升高；细菌感染者可有白细胞计数与中性粒细胞比例增多和核左移现象。

2. 分类 依据临床表现，可分为以下5种类型（见表6-2-1）。

表 6 – 2 – 1　急性上呼吸道感染临床类型

分类	临床特点
普通感冒	又称急性鼻炎或上呼吸道卡他。起病较急，主要表现为鼻部症状，如喷嚏、鼻塞、流清水样鼻涕，也可表现为咳嗽、咽干、咽痒或烧灼感甚至鼻后滴漏感。严重者有发热、轻度畏寒和头痛等。体检可见鼻腔黏膜充血、水肿、有分泌物，咽部可为轻度充血。一般 5 ~ 7 天痊愈，伴发并发症者可致病程迁延
急性病毒性咽炎和喉炎	临床表现为咽痒和灼热感，咽痛不明显，咳嗽少见；急性喉炎表现为明显声嘶、讲话困难，可有发热、咽痛或咳嗽。体检可见喉部充血，水肿，局部淋巴结轻度肿大和触痛，有时可闻及喉部的喘息声
急性疱疹性咽峡炎	多发于夏季，多见于儿童，偶见于成人。由柯萨奇病毒 A 引起，表现为明显咽痛、发热，病程约一周。查体可见咽部充血，软腭、悬雍垂、咽及扁桃体表面有灰白色疱疹及浅表溃疡，周围伴红晕
急性咽结膜炎	多发于夏季，由游泳传播，儿童多见。主要由腺病毒、柯萨奇病毒等引起
急性咽扁桃体炎	病原体多为溶血性链球菌，其次为流感嗜血杆菌、肺炎链球菌和葡萄球菌等。起病急，咽痛明显，伴发热、畏寒，体温可达 39℃ 以上。查体可见咽部明显充血，扁桃体肿大和充血，表面有黄色脓性分泌物，有时伴有颌下淋巴结肿大、压痛，肺部查体无异常体征

（二）药物治疗

常用药物：主要包括以改善症状为治疗目的的药物及抗感染药物。

1. 减充血剂　主要通过收缩患者的鼻黏膜及鼻窦的血管，缓解鼻塞、流涕、喷嚏等症状。如伪麻黄碱是最常用的减充血剂，该药物能选择性收缩上呼吸道黏膜血管，对血压影响较小。一般连续使用不得超过 7 天。

2. 抗组胺药　该类药物具抗过敏的作用，能减轻或缓解喷嚏、流涕症状。以第一代抗组胺药如氯苯那敏和苯海拉明为首选，常见的不良反应包括嗜睡、眩晕、疲乏等。

3. 镇咳药　分为中枢性和周围性镇咳药。中枢性镇咳药：直接抑制延髓咳嗽中枢而产生镇咳作用，如右美沙芬为临床上应用最广的镇咳药；可待因作用强而迅速，但具成瘾性，仅在其他治疗无效时短暂使用。周围性镇咳药：通过抑制咳嗽反射弧环节而起镇咳作用，如那可丁等。

4. 祛痰药　可提高咳嗽对气道分泌物的清除率。如愈创木酚甘油醚、氨溴索、乙酰半胱氨酸、羧甲司坦等。

5. 解热镇痛药　通过减少前列腺素合成，发挥降温、镇痛作用。主要针对发热、咽痛及全身酸痛等症状。如对乙酰氨基酚、布洛芬等为常用的药物，超量使用可能造成肝肾功能损伤。

6. 抗细菌治疗　并发细菌感染时如鼻窦炎、中耳炎、细菌性肺炎等，需考虑抗菌治疗。经验性抗菌治疗常应用青霉素、阿莫西林（或阿莫西林克拉维酸钾）、一代或二代头孢菌素、阿奇霉素或喹诺酮类（如左氧氟沙星）等药物。

7. 抗病毒治疗　目前尚无针对普通感冒的特异性抗病毒药物，一般无需抗病毒治疗。过度使用抗病毒药物可增加相关不良反应及病毒耐药的风险。对于流感患者，应尽早（48 小时内）给予抗流感病毒治疗。常用抗病毒药物包括神经氨酸酶抑制剂（如奥司他韦、玛巴洛沙韦、扎那米韦、帕拉米韦等）、M_2 离子通道阻滞剂（如金刚烷胺、金刚乙胺等）。

（三）用药指导

1. 感冒药　目前市场上抗感冒药物多为复方制剂，用量用法见表 6 – 2 – 2。患者在使用前必须了解其成分和特性，避免不必要使用或重复使用某些药物成分。由于上呼吸道感染为自限性疾病，一般用药不超过 7 天。若 1 周后症状仍未明显好转或消失，应及时就医。

表 6 − 2 − 2　常用感冒复方制剂用法表

药品名称	用法
新康泰克（蓝装）	口服，成人每 12 小时 1 粒，24 小时内不超过 2 粒
新康泰克（红装）	口服，成人及 12 岁以上儿童，一次 1 片，每 6 小时 1 次，24 小时内不超过 4 次
泰诺感冒片	口服，成人及 12 岁以上儿童，一次 1 ~ 2 片，每 6 小时 1 次，24 小时内不超过 4 次
日夜百服宁（日片）	口服，成人及 12 岁以上儿童，一次 1 片，白天每 6 小时 1 次
日夜百服宁（夜片）	口服，成人及 12 岁以上儿童，夜晚或临睡前 1 片
白加黑（白片）	口服，成人及 12 岁以上儿童，一次 1 ~ 2 片，一日 2 次或白天每 6 小时 1 次
白加黑（黑片）	口服，成人及 12 岁以上儿童，睡前 1 ~ 2 片
感康片	口服，成人，1 次 1 片，一日 2 次

不良反应监测：对乙酰氨基酚在推荐剂量下一般无不良反应发生，若超量使用可能造成肝损伤甚至肝坏死。一旦怀疑对乙酰氨基酚超量，应立即进行血药浓度监测，确认为对乙酰氨基酚中毒者，立即给予拮抗剂 N − 乙酰半胱氨酸并进行对症治疗。含氯苯那敏到感冒复方制剂可引起嗜睡，服药后不可从事车船驾驶、登高作业或操作精密仪器等工作。

2. 流感用药　对于重症或有重症流感高危因素患者，应尽早给予抗病毒治疗。对于非重症且无重症流感高危因素患者，发病 48 小时内，评估受益及风险后，可考虑抗病毒治疗。

（1）奥司他韦　成人治疗剂量每次 75mg，口服，每日 2 次，疗程 5 天，重症病例剂量可加倍，疗程可延长。肾功能不全者根据肾功能调整剂量。常见不良反应为消化道不适，包括恶心、呕吐、腹泻、腹痛等，停药后可恢复。

（2）玛巴洛沙韦　按照体重给药，患者体重在 20 ~ 80kg 范围的，单次口服剂量 40mg，超过 80kg 患者，单次剂量 80mg。不可与乳制品、含钙量高的食物，抗酸剂和含有钙、铁、镁、锌的药物或保健品同服。每个疗程仅需单次口服。玛巴洛沙韦主要不良反应为消化道不适，症状较轻，一般无需治疗。

二、肺炎

（一）诊断

1. 诊断标准　肺炎指终末气道、肺泡和肺间质的炎症，可由病原微生物、理化因素、免疫损伤、过敏及药物所致。细菌性肺炎是最常见的肺炎，也是最常见的感染性疾病之一。肺炎的诊断程序如下。

（1）确定肺炎诊断　肺炎的临床表现包括新近出现的咳嗽、咳痰或原有呼吸道疾病症状加重，并出现脓性痰，伴或不伴胸痛；发热，血白细胞数增多；肺实变体征和湿性啰音；胸部影像学检查显示片状、斑片状浸润性阴影或间质性改变，伴或不伴胸腔积液。

（2）评估严重程度　若肺炎诊断成立，评价病情的严重程度对于决定在门诊或入院治疗甚或 ICU 治疗至关重要。肺炎严重性决定于三个主要因素：肺部局部炎症程度，肺部炎症的播散和全身炎症反应程度。如果肺炎患者需要通气支持、循环支持和需要加强监护与治疗，则可认为是重症肺炎。

（3）明确病原体　目前有许多病原学诊断方法，但仍有高达 40% ~ 50% 的肺炎不能确定相关病原体。病原体低检出率以及病原学诊断存在一定滞后性，使得多数肺部感染治疗尤其是初始抗菌治疗都是经验性的。但是，对于医院获得性肺炎、重症肺炎等，仍应积极确定病原体来指导临床的抗菌药物治疗。

2. 分类　肺炎可按解剖、病因或患病环境进行分类。按解剖分类，可分为大叶性肺炎、小叶性肺炎和间质性肺炎；按病因分类，可分为细菌性肺炎、非典型病原体所致肺炎、病毒性肺炎、真菌性肺炎、其他病原体所致肺炎和理化因素所致肺炎；由于病因分类在临床上应用较为困难，目前多根据肺炎的获得环境进行分类，分成社区获得性肺炎和医院获得性肺炎，鉴于不同患病场所发生的肺炎病原学有相应的特点，因此有利于指导经验性治疗。

（二）药物治疗

抗感染治疗是肺炎治疗的关键环节。由于目前我国成人社区获得性肺炎的常见致病病原体为肺炎链球菌和肺炎支原体，医院获得性肺炎的主要病原体为革兰阴性杆菌，因此肺炎的治疗药物以抗菌药物为主。常见的治疗肺炎相关抗菌药物见表 6 - 2 - 3。

表 6 - 2 - 3　肺炎常用抗菌药物

抗菌药物分类	常见代表药物
青霉素类	青霉素 G、苯唑西林、氨苄西林素、阿莫西林、哌拉西林、阿洛西林、美洛西林等
头孢菌素类	头孢唑林、头孢拉定、头孢呋辛、头孢克洛、头孢替安、头孢丙烯、头孢哌酮、头孢曲松、头孢噻肟、头孢他啶、头孢吡肟等
β-内酰胺类/β-内酰胺酶抑制剂	阿莫西林/克拉维酸、氨苄西林/舒巴坦、头孢哌酮/舒巴坦、替卡西林/克拉维酸、哌拉西林/他唑巴坦等
头霉素类	头孢西丁、头孢美唑、头孢米诺等
碳青霉烯类	亚胺培南/西司他丁（西司他丁具有抑制亚胺培南在肾内被水解作用）、美罗培南、帕尼培南/倍他米隆（倍他米隆具有减少帕尼培南在肾内蓄积中毒作用）、比阿培南、厄他培南等
氨基糖苷类	奈替米星、阿米卡星、依替米星等
大环内酯类	阿奇霉素、克拉霉素、罗红霉素等
喹诺酮类	环丙沙星、左氧氟沙星、莫西沙星、加替沙星等
糖肽类	万古霉素、去甲万古霉素、替考拉宁等
四环素类	多西环素、米诺环素等
抗真菌药	两性霉素 B、氟康唑、伊曲康唑、伏立康唑、卡泊芬净、米卡芬净等

（三）用药指导

抗菌药物治疗应尽早进行，一旦怀疑为肺炎即应给予首剂抗菌药物。门诊轻症患者，尽量口服抗感染治疗。抗感染治疗一般可于热退 2 ~ 3 天且主要呼吸道症状明显改善后停药，不必以肺部影像学吸收程度作为停用抗菌药物的指征。通常轻、中度社区获得性肺炎患者治疗疗程 5 ~ 7 天，重症以及伴有肺外并发症患者可适当延长抗感染疗程，疗程应视病情严重程度、缓解速度、并发症以及不同病原体而异。

1. 阿莫西林/克拉维酸　静脉用药每次 1.2g，间隔 8 ~ 12 小时一次；若口服可每 8 小时或 12 小时服用 1 次，具体取决于实际处方剂量。无论采用何种给药途径，青霉素类抗菌药物使用前必须详细询问患者有无青霉素类过敏史、其他药物过敏史及过敏性疾病史，并须先做青霉素皮肤试验。

2. 头孢呋辛　静脉用药每次 0.75 ~ 1.5g，每隔 8 小时一次。肾功能受损时应减少剂量。本药不良反应除了过敏反应之外，还包括所有抗菌药物均可导致的艰难梭菌相关腹泻及其他细菌、真菌的过度生长等。

3. 左氧氟沙星　500mg 静脉滴注或口服，每日一次。本类药物可能引起皮肤光敏反应、关节病变、肌腱炎、肌腱断裂（包括各种给药途径，部分病例可发生在停药后）等、心电图 Q - T 间期延长及引起抽搐、癫痫、意识改变、视力损害等严重中枢神经系统不良反应。18 岁以下未成年患者避免使用本类药物；妊娠期及哺乳期患者避免应用本类药物。

4. 阿奇霉素　500mg 静脉滴注或口服，每日 1 次。常见不良反应主要包括腹痛腹泻、恶心呕吐等消化道反应，水肿、关节痛及荨麻疹等过敏反应，肝毒性，心律失常、Q - T 间期延长等心血管系统不良反应等。我国肺炎链球菌及肺炎支原体对大环内酯类药物耐药率高，该药可在耐药率较低地区用于经验性抗菌治疗。

5. 阿米卡星 15mg/kg 静脉滴注，每日一次。氨基糖苷类的任何品种均具肾毒性、耳毒性（耳蜗、前庭）和神经 – 肌肉阻滞作用，因此用药期间应监测肾功能（尿常规、血尿素氮、血肌酐），严密观察患者听力及前庭功能，注意观察神经肌肉阻滞症状。一旦出现上述不良反应先兆时，须及时停药。氨基糖苷类抗菌药物对社区获得性呼吸道感染的常见病原菌抗菌作用差，又有明显的耳、肾毒性，一般对门急诊中常见的上、下呼吸道细菌性感染不常规选择此类药物。婴幼儿、老年患者应慎用该类药物；妊娠期患者应避免使用。

三、支气管哮喘

（一）诊断

支气管哮喘（哮喘）是由多种细胞以及细胞组分参与的慢性气道炎症性疾病，临床表现为反复发作的喘息、气急，伴或不伴胸闷或咳嗽等症状，同时伴有气道高反应性和可变的气流受限，随着病程延长可导致气道结构改变，即气道重塑。符合哮喘的临床症状和体征：①反复发作性喘息、气促，伴或不伴胸闷或咳嗽，夜间及晨间多发，常与接触变应原、冷空气、物理、化学性刺激以及上呼吸道感染、运动等有关；②发作时及部分未控制的慢性持续性哮喘，双肺可闻及散在或弥漫性哮鸣音，呼气相延长；③上述症状和体征可经治疗缓解或自行缓解；同时具备气流受限客观检查（肺功能检查）中的任一条，并除外其他疾病所引起的喘息、气促、胸闷及咳嗽，可诊断为哮喘。

根据临床表现，哮喘可分为急性发作期、慢性持续期和临床控制期。哮喘急性发作是指喘息、气促、咳嗽、胸闷等症状突然发生，或原有症状加重，并以呼气流量降低为其特征，常因接触变应原、刺激物或呼吸道感染诱发。慢性持续期是指每周均不同频度和（或）不同程度地出现喘息、气促、胸闷、咳嗽等症状。临床控制期是指患者无喘息、气促、胸闷、咳嗽等症状 4 周以上，1 年内无急性发作，肺功能检查正常。

（二）药物治疗

哮喘治疗药物分为控制性药物和缓解性药物。控制药物指需要每天使用并长时间维持的药物，主要通过抗炎作用控制哮喘症状；缓解药物则指有哮喘症状时按需使用，主要通过迅速解除支气管痉挛而缓解哮喘症状。药物分类见表 6 - 2 - 4。

表 6 – 2 – 4 哮喘治疗药物分类

缓解性药物	控制性药物
短效 β_2 受体激动剂（SABA）	吸入型糖皮质激素（ICS）
短效吸入型抗胆碱能药物（SAMA）	白三烯调节剂
短效茶碱	长效 β_2 受体激动剂（LABA）
全身用糖皮质激素	缓释茶碱
	抗 IgE 药物
	联合药物（如 ICS/LABA）

1. 糖皮质激素 通过作用于气道炎症形成过程中诸多环节，有效抑制炎症，抑制过敏反应，降低气道高反应性，是最有效的控制哮喘气道炎症的药物。吸入性糖皮质激素（inhale corticosteroids，ICS）局部抗炎作用强，药物直接作用于呼吸道，所需剂量较小，全身性不良反应较少。吸入型糖皮质激素通常需规律吸入 1~2 周或以上方可起效。常见药物包括布地奈德、氟替卡松、倍氯米松等。

2. β₂受体激动剂　主要通过激动气道 β₂ 受体舒张支气管平滑肌，减少炎症介质释放。可分为短效（维持时间 4~6 小时）、长效（维持时间 10~12 小时）以及超长效（维持时间 24 小时） β₂ 受体激动剂。短效 β₂ 受体激动剂主要是沙丁胺醇和特布他林等；长效 β₂ 受体激动剂又可分为快速起效的 LABA（如福莫特罗、茚达特罗、维兰特罗及奥达特罗等）和缓慢起效的 LABA（如沙美特罗）。

3. ICS + LABA 复合制剂　ICS + LABA 具有协同的抗炎和平喘作用，可获得相当于或优于加倍剂量 ICS 的疗效。我国目前临床上应用的 ICS/LABA 复合制剂有不同规格的丙酸氟替卡松 – 沙美特罗干粉剂、布地奈德 – 福莫特罗干粉剂、丙酸倍氯米松 – 福莫特罗气雾剂和糠酸氟替卡松 – 维兰特罗干粉剂等。临床上常用的 ICS 每日低、中、高剂量见表 6-2-5。

表 6-2-5　临床上常用的 ICS 每日低、中、高剂量

药物	低剂量（μg）	中剂量（μg）	高剂量（μg）
二丙酸倍氯米松	200~500	500~1000	>1000
布地奈德	200~400	400~800	>800
丙酸氟替卡松	100~250	250~500	>500

4. 白三烯调节剂　通过调节白三烯的生物活性而发挥抗炎作用，同时可以舒张支气管平滑肌。包括白三烯受体拮抗剂（LTRA）和 5 – 脂氧合酶抑制剂，是 ICS 之外可单独应用的长期控制性药物之一。在我国主要使用 LTRA，包括孟鲁司特和扎鲁司特。

5. 茶碱　具有舒张支气管平滑肌及强心、利尿、兴奋呼吸中枢和呼吸肌等作用。常用药物有氨茶碱和缓释茶碱等。

6. 抗胆碱药物　吸入性抗胆碱药物，如短效抗胆碱药（short – acting muscarinic antagonist，SAMA）异丙托溴铵和长效抗胆碱药物（long – acting muscarinic antagonist，LAMA）噻托溴铵，具有一定的支气管舒张作用，但较 β₂ 受体激动剂弱，起效也较慢。该药与 β₂ 受体激动剂联合应用具有互补作用。

🔗 **知识链接**

"孟鲁司特"的问世

20 世纪开始，支气管扩张剂一直是治疗哮喘病的主要手段，直到 20 世纪 60 年代，医学家们才发现哮喘是一连串的炎性反应。到 70 年代，"慢反应物质"在人的肺部被发现，很多制药公司开始了对"慢反应物质"的研发，这类物质就是"白三烯"类化合物。但直到 90 年代末期，白三烯受体才第一次被鉴定出来。

没有克隆和纯化的白三烯受体，所有实验都困难重重。80 年代初，终于找到了第一代的两个白三烯受体拮抗剂候选药物，但临床试验结果不尽人意。1989 年，第二代白三烯受体拮抗剂候选药物进入了临床试验，但引起了意想不到的肝肿大，临床试验只好下马。

功夫不负有心人，第三代的第四个白三烯受体拮抗剂候选药物终于出现，新药的安全性和有效性都得到了证实，而且在儿科临床研究中，咀嚼剂型在患儿中也同样显示了良好的结果，且不影响婴幼儿的生长速率。

在加拿大魁北克省蒙特利尔市郊的默沙东福斯特研究所里，为白三烯受体拮抗剂的研发一起工作了 18 年的科研团队为这个即将诞生的抗哮喘新药命名，大家最终称它为"孟鲁司特（Montelukast）"，以纪念它的出生地——蒙特利尔（Montreal）。1998 年 2 月孟鲁司特上市，被批准于成年人以及 6~14 岁儿童。

（三）用药指导

1. 吸入糖皮质激素　临床上常用的 ICS 每日低、中、高剂量见表6-2-4。长期吸入临床推荐剂量范围内的 ICS 是安全的，不良反应主要为口咽局部的症状，包括声音嘶哑、咽部不适和念珠菌感染等，建议使用后漱口，可减轻上述不良反应。但如果长期高剂量吸入激素后也可能出现糖皮质激素相关的全身不良反应。

2. 短效 β_2 受体激动剂　可供吸入的 SABA 包括气雾剂、干粉剂和雾化溶液等。此类药物通常在数分钟内起效，疗效可维持数小时。不良反应包括骨骼肌震颤、低血钾、心律失常等，停药后可消除。这类药物应按需使用，不宜长期、单一、过量应用。口服给药起效比吸入剂型慢，通常在服药后 15~30 分钟起效，使用虽较方便，但心悸、骨骼肌震颤等不良反应比吸入给药时明显。

3. 布地奈德-福莫特罗干粉剂　常见规格包括 80/4.5μg 和 160/4.5μg。成人一般 1~2 吸/次，一日 2 次。每日总剂量通常不超过 8 吸。若患者长期每日使用量超过 8 吸，建议患者就诊及重新评估、调整维持用药。当患者在常规治疗中，一日 2 次剂量可有效控制症状，应逐渐减量至最低有效剂量，甚至一日 1 次给药。每次吸药后用清水漱口以减少出现口腔真菌感染的可能性。吸入糖皮质激素及 β_2 受体激动剂的不良反应均可能出现在使用两者复合制剂的患者身上。

4. 孟鲁司特片　每日 1 次，每次 1 片口服。该药不良反应轻微，但需注意可能导致神经精神事件。

5. 茶碱缓释片　每次 1~2 片，一日 2 次。主要不良反应有恶心呕吐、心律失常、血压下降及多尿等。茶碱使用后血药浓度的个体差异大，治疗剂量部分患者可能出现茶碱中毒，故有条件者应监测血药浓度。

6. 异丙托溴铵　本药一般单独或与 β_2 受体激动剂合用，主要用于哮喘急性发作的治疗。妊娠早期、患有青光眼、前列腺肥大的患者应慎用此类药物。

四、慢性阻塞性肺疾病

（一）诊断

慢性阻塞性肺疾病（简称慢阻肺）是一种常见的、可预防和治疗的慢性气道疾病，其特征是持续存在的气流受限和相应的呼吸系统症状；其病理学改变主要是气道和（或）肺泡异常，通常与显著暴露于有害颗粒或气体相关，遗传易感性、异常的炎症反应以及与肺异常发育等众多的宿主因素参与发病过程。对有慢性咳嗽或咳痰、呼吸困难、反复下呼吸道感染史和（或）有慢阻肺危险因素暴露史的患者，肺功能检查表现为持续气流受限是确诊慢阻肺的必备条件，即吸入支气管舒张剂后 FEV1/FVC < 70% 可明确存在持续的气流受限，可诊断为慢性阻塞性肺疾病。

（二）药物治疗

常用治疗药物包括支气管舒张剂（如 β_2 受体激动剂、抗胆碱药、茶碱类等）、糖皮质激素、祛痰药、抗生素等。

1. 支气管舒张剂　是慢阻肺的基础一线治疗药物，通过松弛气道平滑肌扩张支气管，改善气流受限，从而减轻慢阻肺的症状及改善肺功能。联合应用不同药理机制的支气管舒张剂可增加支气管扩张作用，包括 β_2 受体激动剂、抗胆碱能药、茶碱类等。

（1）β_2 受体激动剂　急性加重期推荐优先选择短效 β_2 受体激动剂 SABA，如沙丁胺醇、特布他林气雾剂；长效制剂 LABA 可用于病情趋向稳定时维持治疗。

（2）抗胆碱能药　短效抗胆碱能药物 SAMA 主要品种有异丙托溴铵，常与 SABA 联合应用作为慢阻肺急性加重期一线缓解药物。长效抗胆碱能药 LAMA 在减少急性加重及住院频率方面优于 LABA，长期使用可以改善患者症状，减少急性发作及住院频次。

（3）茶碱类 茶碱类药物可解除气道平滑肌痉挛，在我国慢阻肺治疗中使用较为广泛。缓释型或控释型茶碱口服 1～2 次/日可以达到稳定的血浆药物浓度，对治疗稳定期慢阻肺有一定效果。茶碱类药物不推荐作为急性加重期一线的支气管舒张剂，但在 β_2 受体激动剂、抗胆碱能药物治疗 12～24 小时后，病情改善不佳时可考虑联合应用。

2. 糖皮质激素 不推荐对稳定期慢阻肺患者使用单一 ICS 治疗，在使用 1 种或 2 种长效支气管舒张剂的基础上可以考虑联合 ICS 治疗。推荐在非危重急性加重期患者中应用短效支气管舒张剂雾化治疗的基础上联合雾化 ICS 治疗。在中重度慢阻肺急性加重患者中，全身使用糖皮质激素如甲泼尼龙可改善肺功能、氧合状态和缩短康复及住院时间。

3. 联合治疗 不同作用机制的支气管舒张剂联合治疗优于单一支气管舒张剂治疗。目前的联合制剂包括 LABA + LAMA，如福莫特罗/格隆溴铵、奥达特罗/噻托溴铵、维兰特罗/乌镁溴铵、茚达特罗/格隆溴铵；ICS + LABA，如布地奈德/福莫特罗、氟替卡松/沙美特罗、倍氯米松/福莫特罗、糠酸氟替卡松/维兰特罗等多种联合制剂；ICS + LAMA + LABA，如布地奈德/富马酸福莫特罗/格隆溴铵，糠酸氟替卡松/维兰特罗/乌镁溴铵等。

4. 抗菌药物 下呼吸道细菌感染是慢阻肺急性加重最常见的原因。当患者呼吸困难加重，咳嗽伴痰量增加、有脓性痰时，应依据患者所在地常见病原菌及其药物敏感情况积极选用抗菌药物治疗。门诊可选择口服治疗，如阿莫西林/克拉维酸、头孢唑肟、头孢呋辛、左氧氟沙星、莫西沙星等；较重的患者可应用第三代头孢菌素静脉滴注。住院患者可经验性选用 β - 内酰胺类/β - 内酰胺酶抑制剂、大环内酯类或呼吸喹诺酮类等药物静脉滴注给药。待明确病原菌后，应根据药敏结果选用抗生素。

5. 祛痰药 祛痰药可促进黏液溶解，有利于气道引流通畅，改善通气功能。临床常用祛痰抗氧化药物主要有 N - 乙酰半胱氨酸、羧甲司坦、厄多司坦、福多司坦和氨溴索等。长期使用可以减少慢阻肺急性加重风险，可在起始治疗中加用祛痰剂。

（三）用药指导

1. 沙丁胺醇 住院患者首选雾化吸入给药，而门诊家庭治疗可采用经储物罐吸入定量气雾剂的方法或家庭雾化治疗，沙丁胺醇不良不良反应见支气管哮喘用药指导。

2. 噻托溴铵 每日一次给药。常见不良反应有口干、咳嗽、局部刺激、吸入相关的支气管痉挛、头痛、头晕。少见有窄角型青光眼、尿潴留加重。

3. 吸入给药 慢阻肺吸入装置的个体化选择需要综合考虑患者的健康状态、使用装置的能力、最大吸气流速、手口协调操作能力、可及性、价格等各方面因素。应用吸入药物治疗时，考虑到慢阻肺患者存在黏液过度分泌，可能阻塞小气道，影响药物颗粒进入小气道效应部位。建议吸入药物前主动咳嗽，如有痰声，需要清除痰液后再吸入药物、避免吸入药物被痰液带出无法发挥药效。

4. 糖皮质激素 全身用糖皮质激素推荐甲泼尼龙 40mg/d，治疗 5 日。长时间使用糖皮质激素可引起库欣综合征、骨质疏松、股骨头坏死、消化道溃疡等不良反应外，还可导致患者罹患肺炎及死亡的风险增加，因此不可长期全身使用糖皮质激素。

5. 祛痰药 常用药物有氨溴索 30mg，每日 3 次；N - 乙酰半胱氨酸，每次 0.6g，每日 1 次；羧甲司坦，每次 0.5g，每日 3 次。氨溴索不良反应轻微，少数患者使用中出现胃肠道不适，停药后可好转。

五、赛证聚焦

技能竞赛　　　　　　资格证书考核

岗位对接

【实训目的】

1. 能制定呼吸系统疾病的治疗方案。
2. 能审核常见呼吸系统疾病处方。
3. 能完成常见呼吸系统疾病的用药咨询、用药指导和用药宣教。

【实训准备】

结合给定的相关疾病指南，复习常见呼吸系统疾病概况、治疗药物，治疗原则。

【实训步骤】

1. 治疗方案设计　学生选择一个案例，设计出最佳治疗方案。

2. 处方审核　每个学生选取 5 张处方审核，正确处方予以通过，错误处方应指出错处和建议修改方案。

3. 用药咨询　分小组选择一个案例，设计相应岗位的情景模拟过程，由小组成员分别扮演药师和患者，模拟展示药师用药咨询过程。

4. 用药宣教　分小组针对给定情况设计用药宣教方案，并进行展示。

【实训考核】

考核内容	标准分（100 分）	评分标准	得分
治疗方案设计	20 分	1. 药物品种选择与指南推荐的最佳方案相一致（10 分） 2. 药物的用量用法正确（3 分） 3. 给药途径正确（2 分） 4. 药物疗程正确（5 分）	
处方审核	30 分 （每张处方6 分）	1. 判断正确（2 分） 2. 错误点指出（2 分） 3. 修改建议正确（2 分）	
用药咨询	30 分	1. 咨询内容设计符合岗位实际（10 分） 2. 咨询内容正确（10 分） 3. 药师提供咨询时表述流畅（8 分） 4. 患者表达流畅（2 分）	
用药宣教	20 分	1. 形式美观（7 分） 2. 内容适宜，有针对性，符合宣教对象认知水平（5 分） 3. 表达流畅，有感染力（8 分）	

一、治疗方案设计实训

（一）任务一

患者，女性，27 岁。1 周前出门旅行受凉受累后出现发热，咳嗽、咳黄脓痰，咳嗽剧烈时胸痛明显。患者无基础疾病史。曾有青霉素皮试阳性史。体检：T 38.1℃，神志清，呼吸平稳，右肺呼吸音粗，右下肺可闻及湿啰音，心率107次/分，律齐，未闻及杂音。双下肢不肿。

血常规：WBC 14.7×10^9/L，NE 89%，LM 8%，HGB 134g/L。C反应蛋白129mg/L。胸部CT：右下肺片状影，考虑感染性病变。生化、心电图等未见明显异常，血培养及痰培养结果未出。

训练：请为该患者制定完整的药物治疗方案（药品品种、用量用法、用药途径，疗程，注意事项）。

（二）任务二

患者，女性，30岁。因"阵发性气喘10余年，再发3天"就诊。3天前上感后出现干咳明显，稍活动即感气喘不适，夜间因胸闷气喘无法平卧。10余年前因家中装修接触油漆后感咽部不适，继而气喘，经治疗后缓解。此后，接触油漆、汽油等即诱发气喘。每年春秋季节易发作，经药物治疗后可迅速缓解。非发作期活动如常人。曾做支气管舒张试验，吸入沙丁胺醇200μg 20分钟后，FEV_1增加21%。

就诊后，进行相关血液检查及心电图、心脏彩超、胸部CT等检查，均未见明显异常。

训练：请为该患者制定完整的药物治疗方案（药品品种、用量用法、用药途径、疗程、注意事项）。

（三）任务三

患者，男性，77岁。因"反复咳嗽、咳痰、喘息20余年，加重1周"就诊。患者20余年来每于秋冬季及"感冒"后即出现咳嗽、咳痰、喘息等症状，经当地医院对症治疗后，上述症状可部分缓解。20余年来，患者咳喘症状呈逐年加重趋势，活动耐量逐渐下降。并因此反复住院治疗。1周前，患者受凉后出现喘息明显，夜间不能平卧，咳嗽、咳黄色黏痰，量多，无发热、寒战，无腹痛、腹泻等。既往无高血压、糖尿病及心脏病等基础疾病史。否认药物过敏史。吸烟40余年，约1~2包/天。

查体：T 37.8℃，P 98次/分，R 34次/分，BP 141/85mmHg，呼吸促，端坐位，口唇稍紫绀，桶状胸，双肺叩过清音，双肺呼吸音粗，可闻及散在干湿啰音。心率98次/分，律齐，心脏各瓣膜未闻及病理性杂音。腹部无殊。双下肢水肿不明显。

就诊后，检查血气分析：pH 7.38，PCO_2 48mmHg，PO_2 63mmHg，血常规：WBC 12.4×10^9/L，NE 83%，HGB 124g/L。C反应蛋白65mg/L。胸部CT：双肺纹理紊乱、多发斑片影、肺大疱，双肺肺气肿。心电图、心脏彩超、心肌酶谱、肌钙蛋白、BNP、D二聚体等未见明显异常。

训练：请为该患者制定完整的药物治疗方案（药品品种、用量用法、用药途径，疗程，注意事项）。

二、处方审核实训

请对以下处方进行点评。

处方一	处方二	处方三	处方四	处方五
处方六	处方七	处方八	处方九	处方十

三、用药指导实训

（一）任务一

患者，女性，45岁，新冠病毒感染后1月，体检发现两肺有少许散在模糊影，血常规及炎症指标正常，前来咨询是不是要吃抗病毒药？请根据上述内容，进行用药咨询的情景模拟。

（二）任务二

支气管哮喘患者，38岁，未经规律治疗，最近几个月自觉气喘等症状明显，医生建议布地奈德福莫特罗粉吸入剂和沙丁胺醇气雾剂联合治疗。请根据上述内容，进行用药咨询及用药指导的情景模拟。

（三）任务三

患者，男性，65岁，患慢性阻塞性肺疾病、肺源性心脏病多年，长期吸烟，症状长期控制欠佳。医生建议沙美特罗替卡松粉吸入剂、噻托溴铵吸入粉雾剂联合治疗。请根据上述内容，进行药物咨询及用药指导的情景模拟。

四、用药宣教实训

（一）任务一

假设您是一位基层医院的药剂师，您需要为某社区宣传慢性阻塞性肺疾病这个疾病，使得该疾病能早期识别、早期治疗，请针对性地制作宣教PPT，并进行宣教。

（二）任务二

假设您是一位三甲医院的临床药师，本月您需要对本院的初诊支气管哮喘患者进行用药宣教，目的是提高患者对疾病的认识及用药依从性，请制作宣教PPT，并进行宣教。

（三）任务三

为响应合理应用抗菌药物的号召，需要进行上呼吸道感染合理用药系列宣教活动，请设计3份宣传手册和1份宣传海报或宣传视频，协助宣传。

急性上呼吸道感染基层合理用药指南	抗菌药物临床应用指导原则	中国成人社区获得性肺炎诊断和治疗指南
支气管哮喘防治指南	慢性阻塞性肺疾病诊治指南	

书网融合……

微课	本章小结

项目三　消化系统疾病的用药咨询与指导

PPT

学习目标

1. **掌握**　消化系统疾病的药物治疗、用药原则以及用药指导。
2. **熟悉**　消化系统疾病用药宣教的方法和途径。
3. **了解**　消化系统疾病的病因、诊断。
4. 能够制订消化系统疾病的治疗方案、审核处方以及用药宣教。
5. 培养消化系统疾病的药学服务技能。

岗位情景模拟

情景描述　患者，男，55岁。生活习惯差，抽烟，酗酒，容易醉。近两月来频繁自觉"胃部烧灼感、反酸"。胃镜提示：食道中下段黏膜中重度糜烂，诊断：胃食管反流病。用药：雷尼替丁20mg，qd，po。

讨论　该治疗用药是否正确？若不合理，请改正后给予用药指导及健康教育；若合理，请完成用药指导和健康教育。

理论知识

一、胃食管反流病

（一）诊断

胃食管反流病（gastroesophageal reflux disease，GERD）是指胃十二指肠内容物反流入食管引起烧灼感等症状，根据是否导致食管黏膜糜烂、溃疡，分为反流性食管炎（reflux esophagitis，RE）及非糜烂性反流病（nonerosive reflux disease，NERD）。胃食管反流病也可引起咽喉、气道等食管邻近的组织损害，出现食管外症状。

GERD的诊断是基于：①有反流症状；②胃镜下发现RE；③食管过度酸反流的客观证据。如患者有典型的消灼感和反酸症状，胃镜检查发现RE并能排除其他原因引起的食管病变，本病诊断可成立。对有典型症状而内镜检查阴性者，可监测24小时食管pH。如证实有食管过度酸反应，诊断成立；或者应用质子泵抑制剂做试验性治疗，如效果明显，本诊断一般也可成立。

（二）药物治疗

1. 抑酸药　由于本病直接损伤因素为胃酸及胃蛋白酶，抑酸药成为基础治疗药物。

（1）质子泵抑制药（PPI）　抑酸作用强，疗效确切，是治疗GERD的首选药物，通常疗程4~8周。常见的有奥美拉唑、泮托拉唑等。

（2）H_2受体拮抗剂　抑酸能力较PPI弱，适用于轻至中症患者，可按治疗消化性溃疡常规用量，分次服用，疗程8~12周。常见的有雷尼替丁、法莫替丁等。

（3）新型抑酸剂 钾离子竞争性阻滞剂（P-CAB），如伏诺拉生。

2. 促胃肠动力药 如多潘立酮、莫沙必利、依托必利等，可通过增加食管下括约肌（LES）压力、改善食管蠕动功能、促进胃排空，从而减少胃十二指肠内容物反流并缩短其在食管的暴露时间。这类药物适用于轻症病人，或作为与抑酸药联用的辅助用药。

3. 抗酸药 仅用于症状轻、间歇发作的患者临时缓解症状。

（三）用药指导

（1）常用胃食管反流病治疗药物的常规治疗剂量见表6-3-1。

表6-3-1 胃食管反流病常用药物及其常用治疗剂量

药物分类	常见药物	常用治疗剂量
抑酸药	奥美拉唑	20mg，1次/日
	雷贝拉唑	10mg，1次/日
	兰索拉唑	30mg，1次/日
	泮托拉唑	40mg，1次/日
	埃索美拉唑	20mg，1次/日
	西咪替丁	800mg，睡前服或400mg，2次/日
	雷尼替丁	300mg，睡前服或150mg，2次/日
	法莫替丁	40mg，睡前服或20mg，2次/日
	尼扎替丁	300mg，睡前服或150mg，2次/日
	哌仑西平	50~75mg，2次/日
	丙谷胺	400mg，3~4次/日
胃黏膜保护剂	莫沙必利	5mg，3次/日
	依托必利	50mg，3次/日
抗酸药	铝碳酸镁	1g，4次/日
	氢氧化铝	600~900mg，3次/日
	三硅酸镁	1g，3~4次/日

（2）PPI应空腹服用，常于清晨餐前或睡前服用。由于大部分PPI为肠溶制剂，故不宜嚼碎、压碎服用。长期服用PPI可能导致骨折风险升高、低镁血症等，且PPI会降低氯吡格雷的疗效，从而使得患者的血栓不良事件增加，其中，奥美拉唑对氯吡格雷的抑制作用最明显，其他几种PPI的影响较弱或不明显，因此尽量避免奥美拉唑与氯吡格雷合用。

（3）H_2受体拮抗剂应于餐后及睡前服用。西咪替丁的不良反应较多，雷尼替丁和法莫替丁等相对较少。

（4）抗酸药应于餐后1~2小时及睡前服用。大剂量或长期使用铝碳酸镁可能导致软糊状便、大便次数增多及血电解质异常等，故应严格按照医嘱使用。

（5）硫糖铝与铋剂应于餐前0.5~1小时和睡前服用。使用铋剂患者常出现齿舌发黑、粪便黑染，无需特殊处理，但长期使用需注意铋中毒。硫糖铝常见便秘，仅需对症处理即可。

（6）Hp根除方案中，PPI与铋剂为餐前0.5~1小时用药，抗生素为餐后服用。抗Hp的抗菌药物需关注过敏反应，若出现过敏，立即停药，尽快就医，进行抗过敏治疗的同时，调整抗菌药物。

二、消化性溃疡

（一）诊断

消化性溃疡（peptic ulcer，PU）指胃肠道黏膜在某种情况下被胃酸/胃蛋白酶自身消化而造成的溃疡，以胃溃疡和十二指肠溃疡最常见。

其发病机制与胃肠黏膜的损伤因素（如胃酸、胃蛋白酶、幽门螺杆菌等）增强和（或）保护因素（如黏液、前列腺素、HCO_3^- 等）功能下降有关。

消化性溃疡的诊断主要通过患者的临床表现、病史以及内镜检查。其典型症状为上腹痛，且表现为慢性、周期性、节律性。十二指肠溃疡患者出现在餐前，进食后缓解；胃溃疡患者在餐后半小时到一小时后出现。另外，患者往往存在幽门螺杆菌感染、大量饮酒、熬夜、长期应用非甾体类药物等病史，确诊有赖于内镜检查。

（二）药物治疗

消化性溃疡患者应注意生活规律，避免过度劳累和精神紧张。溃疡活动期避免摄入辛辣食物和浓茶、咖啡、酒等饮料。建议戒烟。根据病情决定是否停用非甾体类抗炎药和激素等。

消化性溃疡的药物治疗主要分为如下几类。

1. 抑酸药　抑酸治疗为缓解症状、促进溃疡愈合最主要的措施，包括质子泵抑制剂（proton pump inhibitors，PPI）、H_2受体拮抗剂等。

（1）质子泵抑制药（PPI）　该类药物通过抑制 $H^+ - K^+$,ATP 酶抑制胃酸形成的终末环节，抑酸完全，作用强大、持久，是最强的抑制胃酸分泌的药物。PPI 已成为消化性溃疡抑酸治疗的首选用药。常用的质子泵抑制剂有奥美拉唑、泮托拉唑、兰索拉唑、雷贝拉唑、艾司奥美拉唑等。

（2）H_2受体拮抗剂　该类药物通过选择性阻断组胺与胃壁细胞膜上的 H_2 受体结合，减少胃酸的分泌，从而缓解溃疡疼痛和促进溃疡愈合。H_2受体拮抗剂抑制胃酸分泌的作用仅次于 PPI。常用药物有西咪替丁、法莫替丁、雷尼替丁、尼扎替丁等。

（3）胆碱受体阻断药物　该类药物能选择性阻断胃壁细胞的 M_1受体，从而抑制胃酸及胃蛋白酶分泌，常用药物有哌仑西平和替仑西平。

（4）胃泌素受体阻断药物　该类药物通过竞争性阻断胃泌素受体，对抗胃泌素作用，从而抑制胃酸和胃蛋白酶的分泌，保护胃黏膜，促进溃疡愈合，代表药为丙谷胺。

（5）新型抑酸剂　钾离子竞争性阻滞剂（P – CAB），如伏诺拉生。

2. 根除 Hp 治疗　根除 Hp 是治疗 Hp 相关性溃疡的基本措施，能有效促进溃疡愈合和预防溃疡复发。目前的共识认为不论溃疡初发或复发，不论溃疡活动或愈合，不论有无溃疡并发症，Hp 相关性溃疡均应行根除治疗。常用的抗 Hp 治疗药物包括质子泵抑制药、铋剂、抗菌药等。目前推荐 PPI + 铋剂 + 两种抗生素的四联疗法作为主要的经验性根除 Hp 方案，推荐疗程为 10 日或 14 日。推荐的四联方案为标准剂量质子泵抑制剂 + 铋剂（2 次/日，餐前半小时口服）+ 两种抗生素（餐后口服）。推荐的抗菌药物组成方案见表 6 – 3 – 2。标准剂量质子泵抑制剂为艾司奥美拉唑 20mg、雷贝拉唑 10mg（或 20mg）、奥美拉唑 20mg、兰索拉唑 30mg、泮托拉唑 40mg、艾普拉唑 5mg，以上选一；标准剂量铋剂为枸橼酸铋钾 220mg。

表 6 - 3 - 2　推荐的根治 Hp 四联疗法中抗生素组合和剂量

方案	抗菌药 1	用法用量	抗菌药 2	用法用量
1	阿莫西林	1000mg, 2 次/日	克拉霉素	500mg, 2 次/日
2	阿莫西林	1000mg, 2 次/日	左氧氟沙星	500mg, 1 次/日或200mg, 2 次/日
3	阿莫西林	1000mg, 2 次/日	呋喃唑酮	100mg, 2 次/日
4	四环素	500mg, 3 次/日或 4 次/日	甲硝唑	400mg, 2 次/日或 3 次/日
5	四环素	500mg, 3 次/日或 4 次/日	呋喃唑酮	100mg, 2 次/日
6	阿莫西林	1000mg, 2 次/日	甲硝唑	400mg, 3 次/日或 4 次/日
7	阿莫西林	1000mg, 2 次/日	四环素	500mg, 3 次/日或 4 次/日

3. 胃黏膜保护药　该类药物主要黏附、覆盖在溃疡面上阻止胃酸、胃蛋白酶侵袭溃疡面和促进胃黏膜前列腺素的合成，增强黏膜抵抗力，发挥对胃黏膜的保护作用。联合应用胃黏膜保护剂可提高消化性溃疡病的愈合质量，有助于减少溃疡的复发。该类药物主要有：铋剂、硫糖铝和前列腺素类似物等。其中，铋剂包括枸橼酸铋钾和胶体果胶铋，不仅具有上述胃黏膜保护作用，同时还具较强的抗 Hp 作用。该类药物不良反应轻，偶有恶心、胃部不适、皮疹等，可使口腔、大便染黑。此外，铋有蓄积作用，不宜长期连续服用。前列腺素类似物主要包括米索前列醇等，该类药物主要不良反应为腹泻，可引起子宫收缩，孕妇应慎用。

4. 抗酸药　抗酸药为弱碱性化合物，口服后可直接对过多的胃酸进行中和，降低胃内容物的酸度，升高 pH 值，从而减轻或消除胃酸对胃黏膜、十二指肠黏膜或溃疡面的腐蚀及刺激，进而减轻疼痛，促进创面的愈合。常用的抗酸药物有铝碳酸镁片、碳酸氢钠、氢氧化镁、氢氧化铝等。

（三）用药指导

常用抗消化性溃疡药物与胃食管反流病治疗药物基本一致，用药指导参考"胃食管反流病"用药指导。

三、腹泻

（一）诊断

腹泻是一种常见症状，指排便次数增多，一日内超过 3 次，或粪质稀薄，含水量超过85%，或粪便量增加，每日排便量超过 200g。

根据病程，可分为急性腹泻（病程短于 4 周）和慢性腹泻（病程超过 4 周或长期反复发作）。

根据病因，腹泻可分为感染性腹泻和非感染性腹泻。

1. 感染性腹泻

（1）常见感染性腹泻　包括病毒（轮状病毒、诺如病毒、腺病毒、柯萨奇病毒等）、细菌（大肠埃希菌、沙门菌、志贺菌、痢疾杆菌、霍乱弧菌等）、寄生虫（贾第虫、溶组织阿米巴原虫、梨形鞭毛虫等）引起的肠道感染。病毒感染导致急性腹泻的比例远超过其他病原体，尤其是婴幼儿腹泻。

（2）特殊的感染性腹泻　包括抗菌药相关性腹泻、医院获得性腹泻和免疫缺陷相关性腹泻等类型。

2. 非感染性腹泻　最常见于胃肠道受寒冷刺激后蠕动加快，进食的水分和食物来不及消化吸收所致；饮食不当或消化不良、过敏性肠炎（对鱼、虾、蟹、乳制品过敏引起的肠道变态反应），也是非感染性腹泻的常见诱因。常可自愈。

腹泻的诊断旨在明确病因。可以根据患者的年龄、起病方式、腹泻次数及粪便特点、伴随症状等临床特点，结合粪便检查、消化道内镜及影像检查资料建立诊断。

（二）药物治疗

腹泻治疗分为对症治疗和病因治疗。腹泻患者应根据病情调整饮食，防止脱水及电解质紊乱，并根据病原体选择抗菌药物治疗。在未明确腹泻病因之前，要慎重使用止泻药，以免掩盖症状造成误诊，延误病情。

1. 成人急性感染性腹泻

（1）补充液体及电解质　轻度脱水患者及无临床脱水证据的腹泻患者也可正常饮水，同时适当予以口服补液治疗。低渗口服补液盐溶液（oral rehydration solution，ORS）可作为轻中度婴幼儿和儿童脱水、任何原因引起的成人急性脱水、呕吐和严重腹泻引起的轻中度脱水的一线治疗方案，应口服 ORS 直至脱水临床表现完全消失。中度脱水且不能口服 ORS 患者，可考虑经鼻胃管使用 ORS。

有下述情况应采取静脉补液治疗：①频繁呕吐，不能进食或饮水者；②高热等全身症状严重，尤其是伴意识障碍者；③严重脱水，循环衰竭伴严重电解质紊乱和酸碱失衡者；④其他不适于口服补液治疗的情况。静脉补液量、液体成分和补液时间应根据患者病情决定。脱水引起休克者的补液应遵循"先快后慢、先盐后糖、先晶体后胶体、见尿补钾"的原则。

（2）止泻治疗

①蒙脱石散：国内指南推荐蒙脱石散治疗成人急性水样腹泻。

②微生态制剂：如双歧杆菌可以调节肠道菌群，尤其适用于抗生素相关性腹泻，其他成人急性腹泻不推荐使用益生菌或益生元。

③次水杨酸铋：在轻、中度腹泻时，可以抑制肠道分泌，有效减少腹泻次数，并减轻腹泻患者的腹泻、恶心、腹痛等症状。

④洛哌丁胺：可以抑制肠蠕动，减少粪便量，但对于炎性腹泻和血性腹泻患者应避免使用。

（3）抗感染治疗　病毒引起的腹泻一般不需使用抗菌药物，其治疗关键在于对症治疗如补液、止泻等，如无严重并发症者多在 3 天至 1 周内可自行缓解。如需应用抗菌药物，用药前常需进行粪便细菌培养和药敏试验，根据结果选用合适的药物，如无法或无需进行检验、或结果出来以前也可以进行经验性抗菌治疗（见表 6 - 3 - 3）。

表 6 - 3 - 3　急性感染性腹泻的抗感染治疗

疾病	病原	宜选药物	可选药物	备注
病毒性腹泻	轮状病毒 诺瓦克样病毒肠型腺病毒等	/	/	对症治疗
细菌性痢疾	志贺菌属	环丙沙星	阿奇霉素，头孢曲松	儿童剂量：阿奇霉素 10mg/（kg·d），qd；严重病例头孢曲松 50~75mg/（kg·d），qd
霍乱（包括副霍乱）	霍乱弧菌，El - Tor 霍乱弧菌	阿奇霉素、多西环素或环丙沙星	红霉素	纠正失水及电解质紊乱为首要治疗措施
沙门菌属胃肠炎	沙门菌属	环丙沙星或左氧氟沙星	阿奇霉素	轻症对症治疗
致病性大肠埃希菌肠炎	肠毒素性、肠致病性、肠侵袭性	第二、三代头孢菌素	SMZ/TMP	轻症对症治疗

续表

疾病	病原	宜选药物	可选药物	备注
旅游者腹泻	产肠毒素大肠埃希菌、志贺菌属、沙门菌属、弯曲杆菌等	第二、三代头孢菌素，磷霉素		轻症对症治疗。儿童可用阿奇霉素：10mg/（kg·d），顿服或头孢曲松50mg/（kg·d）
	副溶血性弧菌	重症患者：氟喹诺酮、多西环素、第三代头孢菌素	SMZ/TMP	轻症对症治疗 抗菌药物不能缩短病程

2. 非感染性腹泻 非感染性腹泻一般不需使用抗生素，症状性腹泻患者需积极治疗原发病，其他则可对症治疗。首先给予足量口服补液盐，预防和纠正脱水。若腹泻次数较多，可选抗动力药和抗分泌药物缓解急性腹泻症状。抗动力药首选洛哌丁胺，并可同时选用蒙脱石散、鞣酸蛋白等进行止泻治疗。抑制肠道分泌药物是新型抗腹泻药物，可选用次水杨酸铋等药物进行止泻治疗。

3. 儿童急性腹泻

（1）早期应用 ORS 预防和纠正脱水　患儿腹泻一开始，就需要及时使用 ORS Ⅲ 预防脱水。

（2）补锌治疗　推荐进食后即予以补锌治疗，可缩短 6 月龄至 5 岁龄患者腹泻病程、促进肠道修复，减少腹泻病复发。

（3）蒙脱石散　蒙脱石治疗儿童急性水样腹泻可以缩短腹泻病程，减少腹泻排便次数和量，提高治愈率。

（4）益生菌制剂　在腹泻的早期即可给予益生菌治疗，而侵袭性的细菌导致的炎性腹泻不推荐应用。病毒感染导致的急性水样腹泻，首选布拉酵母菌、鼠李乳杆菌，也可选用其他乳杆菌（保加利亚乳杆菌、罗依乳杆菌、嗜酸乳杆菌）和双歧杆菌联合乳杆菌、嗜热链球菌；抗生素相关性腹泻，推荐应用布拉酵母菌。

（5）消旋卡多曲　消旋卡多曲能明显减少 2 月龄以上儿童急性腹泻的病程及频率，作为 ORS 的辅助治疗应用。

（6）抗生素治疗　即使怀疑为细菌性腹泻时，也不首先推荐使用抗生素，因为大多数病原菌所致的急性腹泻均是自限性的；对于痢疾样腹泻患儿、疑似霍乱合并严重脱水、免疫缺陷病、早产儿以及有慢性潜在疾病的儿童推荐应用抗生素治疗。关于应用何种抗生素，由于我国各地抗生素的耐药情况不一样，可根据粪培养结果和药敏结果以及患儿临床情况进行选择。

（7）抗病毒药物　因尚无针对引起胃肠道感染的抗病毒药物，故急性腹泻病的治疗不推荐应用抗病毒药物。

（8）饮食治疗　早期进食能改善感染引起的肠内渗透压，缩短腹泻病程，改善患儿的营养状况；去乳糖饮食可以缩短患儿的腹泻病程；年龄较大的儿童，饮食不加以限制；不推荐含高浓度单糖的食物；不推荐进食脂肪含量高的食物。

（三）用药指导

1. 口服补液盐Ⅲ　在每次稀便后补充一定量的液体（<6 个月者：50ml；0.5～2 岁者：100ml；2～10 岁者：150ml；10 岁以上的患者随意，直至腹泻停止）。对于轻至中度脱水患者：ORS 的用量（ml）＝体重（kg）×（50～75），4 小时内服完。4 小时后评估脱水情况，然后选择适当方案。

2. 蒙脱石散　将本品（1 袋 3g）倒入 50ml 温水中，摇匀后服用：1 岁以下儿童：每日 1 袋；1～2 岁儿童：每日 1～2 袋；2 岁以上儿童：每日 2～3 袋，均分 3 次服用或遵医嘱。成人：一次 1 袋，一日 3 次。急性腹泻患者服用本品治疗时，首次剂量加倍。由于其吸附作用无选择性，故建议和其他药物间隔

1～2 小时使用。

3. 洛哌丁胺　初始剂量成人 4～8mg/d（分次给药），口服，以后一次腹泻后 2mg，一日总量 16mg；用于慢性腹泻，初始剂量一次 4mg，以后依据症状调节剂量，一日不超过 12mg。年龄 <18 岁急性腹泻患者不能使用此类药物。

4. 次水杨酸铋分散片　口服，具体服用方式为在水、果汁或牛奶中分散后口服，直接吞服或嚼碎后服用。成人：一次 2 片，一日 3 次；9～12 岁儿童：一次 1 片，一日 3 次；6～9 岁儿童：一次 2/3 片，一日 3 次；3～6 岁儿童：一次 1/3 片，一日 3 次。

5. 消旋卡多曲　成人使用方法为 100mg，3 次/天，餐前口服，疗程不超过 7 日；3 月龄～10 岁患儿，常用剂量为 1.5mg/kg 体重，3 次/天，疗程不超过 5 天或用至恢复前。

6. 锌制剂　6 个月以上的患儿，每天补充锌元素 20mg，共 10～14 日。如葡萄糖酸锌每日 140mg，餐后口服；或硫酸锌每日 100mg。<6 个月的患儿，每天补充锌元素 10mg，共 10～14 日。

7. 益生菌

（1）双歧杆菌三联活菌　一日两次，每次 2～4 粒，重症加倍。饭后半小时温水服用。需 2～8℃ 冷藏保存。制酸药、抗菌药物能降低其活性，使用时需要错时分开服用。

（2）枯草杆菌二联活菌　一般用于儿童。一日 1～2 次，2 岁以下儿童一次 1 袋，2 岁以上儿童 1～2 袋。可直接服用，也可用 40℃ 以下温开水冲服。无需冷藏，25℃ 以下避光干燥处保存即可。不可与抗菌药物、铋剂、药用活性炭等同时服用，避免降低活性，使用时需要错时分开服用。

四、便秘

（一）诊断

便秘指持续排便困难、排便不尽感或排便次数减少。排便困难包括排便量少、干结、排便费时和费力，甚至需要用手法帮助排便。排便次数减少指每周排便次数少于 3 次或长期无便意。如超过 6 个月即为慢性便秘。

便秘从病因上可分为器质性、功能性、药物性。

便秘的诊断应详细询问病史，进行体格检查和便秘的特殊检查，以及排除结直肠器质性病变和药物导致的便秘，且符合罗马Ⅲ标准中功能性便秘的诊断标准，见表 6-3-4。在上述基础上还要了解便秘的病因和（或）诱因、程度及便秘类型，这对制定治疗方案和预测疗效至关重要。

表 6-3-4　罗马Ⅲ标准中功能性便秘的诊断标准

诊断标准
1. 必须包括下列 2 项或 2 项以上
a. 至少 25% 的排便感到费力
b. 至少 25% 的排便为干球粪或硬粪
c. 至少 25% 的排便有不尽感
d. 至少 25% 的排便有肛门直肠梗阻/堵塞感
e. 至少 25% 的排便需要手法辅助（如用手指协助排便、盆底支持）
f. 每周排便少于 3 次
2. 不用泻剂时很少出现稀便
3. 不符合肠易激综合征的诊断标准

注：诊断前症状现至少 6 个月，且近 3 个月症状符合以上诊断标准。

（二）药物治疗

根据便秘程度、病因和类型，采用个体化综合治疗，恢复正常排便。

药物治疗是目前采取的主要治疗方法，治疗药物包括容积性泻剂、渗透性泻剂、润滑性泻剂、盐类泻剂、刺激性泻剂、促动力剂及促分泌剂等。

1. 容积性泻剂　适用于慢性便秘，对轻症便秘有较好疗效，但不适于暂时性便秘的迅速通便治疗。（膨胀性）纤维能够加速结肠和全部胃肠道运动，吸附水分，增加粪便含水量和粪便体积，使粪便松软易于排出。容积性泻剂起效慢而副作用小、安全，故可用于孕妇、儿童及老年便秘患者。主要包括可溶性纤维素（果胶、车前草、燕麦麸等）和不可溶性纤维素（植物纤维、木质素等）。

2. 渗透性泻剂　适用于粪块嵌塞或作为慢性便秘者的临时治疗措施，是对容积性轻泻剂疗效差的便秘患者的较好选择。可在肠内形成高渗状态，吸收水分，增加粪便体积，刺激肠道蠕动，用于轻、中度便秘患者。常用的药物有乳果糖、山梨醇、聚乙二醇4000等。

3. 润滑性泻剂　适用于慢性便秘，能润滑肠壁，软化大便，使粪便易于排出，使用方便。如甘油、矿物油或液状石蜡。

4. 盐类泻剂　适用于急性便秘，这类药可引起严重不良反应，老年人和肾功能减退者应慎用。如硫酸镁、镁乳。

5. 刺激性泻剂　刺激性泻药应在容积性泻剂和盐类泻剂无效时才使用。作用于肠神经系统，增强肠道动力、刺激肠道分泌，有的较为强烈，不适于长期使用。这类泻剂长期应用可造成结肠黑便病或泻药结肠，引起肠道平滑肌萎缩，使肠蠕动功能更差，并损伤肠肌间神经丛，反而加重便秘，停药后可逆。包括含蒽醌类的植物性泻药（大黄、番泻叶、芦荟）、酚酞、蓖麻油、双酯酚汀等。

6. 促动力剂及促分泌剂　莫沙必利、伊托必利有促胃肠动力作用，普芦卡必利可选择性作用于结肠，可根据情况选用。

（三）用药指导

1. 聚乙二醇4000散　成人和8岁以上儿童（包括8岁）每次1袋，每天1~2次；或每天2袋，一次顿服。每袋内容物溶于一杯水中后服用。儿童应为短期治疗，最长疗程不应超过3个月。部分可能会出现腹痛、腹泻，一般停药后24~48小时内即可消失，随后可减少剂量继续治疗直至恢复正常。

2. 乳果糖　每日剂量可根据个人需要进行调节。便秘或临床需要保持软便的情况，见表6-3-5。

表6-3-5　乳果糖每日用量

年龄	起始剂量	维持剂量
成人	每日30ml	每日10~25ml
7~14岁儿童	每日15ml	每日10~15ml
1~6岁儿童	每日5~10ml	每日5~10ml
婴儿	每日5ml	每日5ml

治疗几天后，可根据患者情况酌情减剂量。本品宜在早餐时一次服用。根据乳果糖的作用机制，一至两天可取得临床效果。如两天后仍未有明显效果，可考虑加量。在使用过程中可能出现腹痛腹泻，停药后可好转。

3. 比沙可啶　成人每次1~2片，一日1次，整片吞服。与乳果糖相似，在使用过程中出现可能出现腹痛腹泻，停药后可好转。

4. 硫酸镁　每次口服5~20g，清晨空腹服，同时饮100~400ml水，也可用水溶解后服用，浓度不宜太高。使用中可能出现脱水现象，所以需要大量饮水。

5. 开塞露　用时将容器顶端盖拔开，涂以油脂少许，缓慢插入肛门，然后将药液挤入直肠内，成人一次一支，儿童一次半支。使用开塞露时，注意拔开顶盖后观察注药导管的开口应光滑，以免擦伤肛门或直肠。

6. 莫沙比利　成人每次5mg，一日3次，饭前口服。使用中可能出现肝功能障碍，若出现食欲不振、尿黄、结膜黄染等症状需要尽快就医。

知识链接

幽门螺杆菌的发现

现在人得了胃病，都知道去查一查幽门螺杆菌，可是在30年前，没有人会把胃病和这种细菌联系到一起。

曾有一位科学家发现了人类胃病与幽门螺杆菌的关系，但由于他的观点与当时主流医学界不一致，他的研究成果一直备受打压。

这位郁闷的科学家为了证明自己的学术是正确的，干了一件疯狂的事儿：他在实验室喝下了一杯盛满了幽门螺杆菌的培养液。一周之后，科学家患上了严重的胃溃疡。最后，他和同事以此为基础，发表了一系列重磅文献，震撼了医学界，并最终获得了2005年诺贝尔医学奖。这就是澳大利亚胃肠病学家巴里·马歇尔（Barry Marshall）。

五、赛证聚焦

技能竞赛　　　　　资格证书考核

岗位对接

【实训目的】

1. 能制定消化系统疾病的治疗方案。
2. 能审核常见消化系统疾病处方。
3. 能完成常见消化系统疾病的用药咨询、用药指导和用药宣教。

【实训准备】

结合给定的相关疾病指南，复习常见消化系统疾病概况、治疗药物、治疗原则。

【实训步骤】

1. 治疗方案设计　学生选择一个案例，设计出最佳治疗方案。

2. 处方审核　每个学生选取5张处方审核，正确处方予以通过，错误处方应指出错处和建议修改方案。

3. 用药咨询　分小组选择一个案例，设计相应岗位的情景模拟过程，由小组成员分别扮演药师和患者，模拟展示药师用药咨询过程。

4. 用药宣教　分小组针对给定情况设计用药宣教方案，并进行展示。

【实训考核】

考核内容	标准分（100分）	评分标准	得分
治疗方案设计	20分	1. 药物品种选择与指南推荐的最佳方案相一致（10分） 2. 药物的用量用法正确（3分） 3. 给药途径正确（2分） 4. 药物疗程正确（5分）	
处方审核	30分（每张处方6分）	1. 判断正确（2分） 2. 错误点指出（2分） 3. 修改建议正确（2分）	
用药咨询	30分	1. 咨询内容设计符合岗位实际（10分） 2. 咨询内容正确（10分） 3. 药师提供咨询时表述流畅（8分） 4. 患者表达流畅（2分）	
用药宣教	20分	1. 形式美观（7分） 2. 内容适宜，有针对性，符合宣教对象认知水平（5分） 3. 表达流畅，有感染力（8分）	

一、治疗方案设计实训

（一）任务一

患者，男性，31岁，程序员。主诉反复上腹痛6月，加重1周。患者6月前感上腹部疼痛，疼痛呈间歇性钝痛。饥饿和夜间时明显，进食后略缓解。近一周来因饮食不规律，疼痛加重。至医院行胃镜检查提示："十二指肠球部溃疡，Hp阳性"，血常规、生化检查正常，OB（-）。

既往有反复发作的上腹部不适6年，自服"胃药"后能缓解未就医治疗。否认食物药物过敏史。诊断：十二指肠溃疡。

训练：请为该患者制定完整的药物治疗方案（药品品种、用量用法、用药途径、疗程、注意事项）。

（二）任务二

患者，男性，50岁，公司高管，近一年大便无规律，平均6~7日排便一次，且大便干结、量少，排出困难，常感觉腹胀，排气增多。患者平日工作节奏快，午餐常吃快餐，以肉类为主，很少摄入水果、蔬菜，平日运动少，经常加班、应酬，生活无规律。近2月"失眠"，每晚服用"艾司唑仑1片"。胃肠镜检查示慢性非萎缩性胃炎。诊断：便秘。

训练：请为该患者制定完整的药物治疗方案（药品品种、用量用法、用药途径、疗程、注意事项）。

（三）任务三

患儿，男性，11个月，主诉腹泻3日，低热1日。病史：3日前无明显诱因出现腹泻，为蛋花样便，无脓血、黏液，4~5次/日，量较多，无发热，体温36.5℃，未予特殊处理及检查。就诊当天仍有腹泻，大便变成糊状，有"鼻涕样"黏液，无红色样或柏油样便，且出现低热，体温37.5℃。起病以来，患儿呕吐，无哭闹不安，无尿量减少，无精神萎靡，无嗜睡、谵妄。胃纳可、睡眠好。体格检查：神清，精神可，前囟未闭，平软，全身皮肤弹性好，呼吸平顺，心率103次/分，律齐，腹稍胀，肝脾未及。四肢暖，肌张力正常。辅助检查：大便常规检测未见异常，轮状病毒检测（+）。诊断：轮状病毒肠炎（秋季腹泻）。

训练：请为该患者制定完整的药物治疗方案（药品品种、用量用法、用药途径、疗程、注意事项）。

二、处方审核实训

请对以下处方进行点评。

处方一	处方二	处方三	处方四	处方五

处方六	处方七	处方八	处方九	处方十

三、用药指导实训

（一）任务一

患者，男性，42岁，上腹反复烧灼疼痛伴嗳气半年余，空腹或夜间不适加重，无药物过敏史。胃镜检查：十二指肠溃疡，幽门螺杆菌阳性。临床诊断：十二指肠溃疡。医生处方为：①奥美拉唑肠溶胶囊，一次20mg，每日2次；②枸橼酸铋钾胶囊，一次0.6g，一日4次；③阿莫西林胶囊，一次1.0g，一日2次；④克拉霉素片，一次0.5g，一日2次。患者配药后咨询：这是他第一次治疗幽门螺杆菌，四种药是同时吃还是分开吃？餐前还是餐后吃？大概吃多久？抗菌药物会不会开得太多？请根据上述内容设计一段关于用药咨询的情景对话。

（二）任务二

患者，女性，20岁，大三学生，近两个月来经常熬夜而且不运动，后发现自己经常便秘，4~5天一次排便，每次上厕所都要十几分钟甚至更长，而且粪便干硬。患者来到药店，进行配药咨询：可以服用什么药物改善上述症状？大概要服用多久？有没有药物能够立竿见影？除了服药，生活中有哪些需要注意的？平时可服用什么保健品来预防？请根据上述内容，设计在药店中的情境对话，以指导患者用药。

（三）任务三

患者，女，41岁，因进食不洁食物后发生腹泻，伴有恶心、呕吐及下腹痛，大便6~8次/日，为糊状伴有不消化食物、稀水状，无发热，无恶臭。有朋友建议她买蒙脱石散、口服补液盐、益生菌和氟哌酸，患者来药店咨询。

1. 蒙脱石散有何用？如何服用？有何不良反应？如何可以减轻或避免不良反应的发生？大概要吃多久？
2. 口服补液盐Ⅲ的服用方法及作用是什么？
3. 益生菌的服用方法及作用是什么？有无不良反应？
4. 需要用诺氟沙星胶囊吗？

请根据以上内容设计一段情景对话。

四、用药宣教实训

（一）任务一

假设您是一个社会药店的药剂师，需要配合某品牌保健品宣传活动，为附近老年居民做一个"预防便秘"的宣传讲座。请围绕这一主题，以不同形式（PPT、海报、手抄报、小视频等），完成这一任务。

（二）任务二

假设您是一位刚入职的临床药师，请总结不同种类 PPI 的适应证、用法用量、毒副作用、药物相互作用。

（三）任务三

您是儿童医院的一位药师，请设计 1 份宣传手册，向新手妈妈们简单明了地阐述"小儿腹泻"的居家处理。

消化性溃疡基层诊疗指南　　　中国胃食管反流诊疗规范　　　胃食管反流病基层诊疗指南

慢性腹泻基层诊疗指南　　　成人急性感染性腹泻诊疗专家共识　　　儿童急性感染性腹泻病诊疗规范

书网融合……

微课　　　本章小结

项目四　泌尿系统疾病的用药咨询与指导

PPT

学习目标

1. **掌握**　泌尿系统疾病的药物治疗、用药原则以及用药指导。
2. **熟悉**　泌尿系统用药宣教的方法和途径。
3. **了解**　泌尿系统疾病的病因、诊断。
4. 能够制订泌尿系统疾病的治疗方案、审核处方以及用药宣教。
5. 培养泌尿系统疾病的药学服务技能。

岗位情景模拟

情景描述　患者，男，22 岁。因"颜面双下肢浮肿 3 天"就诊。查体：T 36.8℃，P 60 次/分，R 19 次/分，BP 112/71mmHg。神志清，精神可，颜面部浮肿，双下肢可触及浮肿，位于膝关节以下，压之可凹陷。血液辅检：白蛋白 24.9g/L，钙 1.93mmol/L，肌酐 242μmol/L，三酰甘油 2.37mmol/L，总胆固醇 9.12mmol/L，低密度脂蛋白胆固醇 7.13mmol/L。尿常规：尿潜血阳性（＋＋），尿蛋白定性阳性（＋＋＋＋）。诊断为：肾病综合征。医嘱如下。

1. 泼尼松片 60mg，qm，po
2. 雷贝拉唑钠肠溶片 20mg，qm，po
3. 碳酸钙 D_3 片 0.6g，qd，po
4. 贝那普利片 10mg，qd，po
5. 阿托伐他汀钙片 20mg，qn，po

讨论　目前治疗方案是否合理？若不合理，请建议合理方案；若合理，请完成用药交代和健康教育。

理论知识

一、肾病综合征

肾病综合征（nephrotic syndrome，NS）是指因多种病因及发病机制所致的严重蛋白尿及其引起的一组临床综合征。

（一）诊断

1. 诊断标准

（1）大量蛋白尿（尿蛋白 >3.5g/d）。

（2）低白蛋白血症（人血白蛋白 <30g/L）。

（3）水肿。

（4）高脂血症。

前两项是诊断肾病综合征的必备条件。临床上只要满足该两项必备条件，肾病综合征的诊断即可成立。

2. 分类　肾病综合征根据病因不同，可分为原发性和继发性。肾病综合征诊断确立后，应积极寻找可能存在的继发性病因，排除继发性肾病综合征后，方可诊断为原发性肾病综合征（表6-4-1）。

表6-4-1　肾病综合征的分类及常见病理类型

原发性肾病综合征	继发性肾病综合征
微小病变性肾病	狼疮肾炎
局灶节段性肾小球硬化	糖尿病肾病
非 IgA 型系膜增生性肾小球肾炎	乙型肝炎病毒相关性肾炎
IgA 肾病	过敏性紫癜肾炎
膜性肾病	肾淀粉样变性
膜增生性肾小球肾炎	骨髓瘤性肾病
	淋巴瘤或实体肿瘤性肾病
	药物或感染引起的肾病综合征

（二）药物治疗

治疗原则是去除病因与诱因，消除水肿，纠正低白蛋白血症和高脂血症，降低尿蛋白，延缓肾功能衰竭。目前常用药物：①有利尿消肿，袢利尿剂、噻嗪类利尿剂、保钾利尿剂、渗透性利尿药；②低白蛋白血症，补充人血白蛋白；③减少尿蛋白，血管紧张素转换酶抑制剂（ACEI）、血管紧张素Ⅱ受体拮抗剂（ARB）；④免疫抑制，糖皮质激素、免疫抑制药物。

1. 利尿消肿　常用利尿剂见"模块六项目一"的利尿剂。

2. 低白蛋白血症　白蛋白应用指征：人血白蛋白低于25g/L伴全身水肿，或水肿、心包积液；使用速尿利尿后，出现血浆容量不足的临床表现者；因肾间质水肿引起急性肾功能衰竭者。

3. 减少尿蛋白　血管紧张素转换酶抑制剂（ACEI）代表药物卡托普利、贝那普利，血管紧张素Ⅱ受体拮抗剂（ARB）代表药物氯沙坦、缬沙坦。

4. 免疫抑制　常用的免疫抑制剂主要有五类：①糖皮质激素类，如可的松和泼尼松等；②烷化剂类，如环磷酰胺等；③微生物代谢产物，如环孢菌素和他克莫司等；④抗代谢物，如硫唑嘌呤和吗替麦考酚酯等；⑤多克隆和单克隆抗淋巴细胞抗体，如抗淋巴细胞球蛋白和CD_3单克隆抗体（OKT_3）等。

（三）用药指导

1. 呋塞米　属"高限"利尿药，剂量与效应呈线性关系，利尿效果随剂量加大而增强。起始剂量为口服20~40mg，每日1次，必要时6~8小时后追加20~40mg，直至出现满意利尿效果。最大剂量虽可达每日600mg，但一般应控制在100mg以内，分2~3次服用。此药可通过胎盘屏障，可经乳汁分泌，孕妇和哺乳期妇女慎用。不良反应主要为低血钾，使用过程需监测电解质，也可引起尿酸升高，痛风患者使用可导致痛风发作。

2. 氢氯噻嗪　属"低限"利尿药，超过通常剂量范围，并不增加利尿效果。口服每次25~50mg（1~2片），每日1~2次，或隔日治疗，或每周连服3~5日。老年人应用本品较易发生低血压、电解质紊乱和肾功能损害，应从12.5~25mg起始剂量开始，缓慢调整剂量。不良反应有水、电解质紊乱

（低钾血症），高糖血症，高尿酸血症，过敏反应等。

3. 螺内酯 每日 40 ~ 120mg，分 2 ~ 4 次服用，至少连服 5 日。以后酌情调整剂量。老年人用药较易发生高钾血症和利尿过度。不良反应有高钾血症、低血压和肾功能恶化，电解质和代谢异常，男性乳房发育征等。

4. 甘露醇 常用量为按体重 1 ~ 2g/kg，一般用 20% 溶液 250ml 静脉滴注，并调整剂量使尿量维持在每小时 30 ~ 50ml。不良反应有水、电解质紊乱，寒战、发热，排尿困难，血栓性静脉炎，渗透性肾病（或称甘露醇肾病）等

5. 贝那普利 对于同时患有/不患有高血压的进行性慢性肾功能不全患者，建议的长期使用剂量为每天一次 10mg。有蛋白尿的原发性或继发性肾小球疾病，单独治疗肾小球肾炎和蛋白尿患者时，将 ACEI 或 ARB 上调至第一次最大耐受或允许剂量。贝那普利最大剂量 40mg/d 口服。

6. 缬沙坦 糖尿病肾病，每日口服 40 ~ 160mg 缬沙坦（超说明书用量），有蛋白尿的原发性或继发性肾小球疾病，单独治疗肾小球肾炎和蛋白尿患者时，将 ACEI 或 ARB 上调至第一次最大耐受或允许剂量。美国 FDA 允许的缬沙坦最大剂量为 320mg/d，我国批准的最大剂量为 160mg/d 口服。

7. 白蛋白 白蛋白使用时应依据患者的疾病严重程度、有效循环状况和蛋白质损失情况，结合临床治疗需要由医生决定给予的浓度、剂量、输注速率等。通常在开始 15 分钟内，应缓慢滴注并观察患者反应，之后可根据临床调整输液速度。

8. 泼尼松 不同病理类型的肾病综合征剂量略有不同。以膜性肾病为例，泼尼松龙初始治疗口服剂量一般不超过 0.6 ~ 0.8mg/（kg·d），建议清晨一次顿服，持续四周。长期使用糖皮质激素，可给予钙剂及维生素 D 等预防骨质疏松，质子泵抑制剂抑酸护胃，同时关注血钾、血压、血糖水平，出现异常，及时到医院就诊。

9. 环磷酰胺 口服给药，剂量 2 ~ 3mg/（kg·d），分次口服，疗程 8 ~ 12 周。主要不良反应为骨髓抑制及中毒性肝损害，并可出现性腺抑制（尤其男性）、脱发、胃肠道反应及出血性膀胱炎。

10. 环孢素（CsA） 推荐剂量为：成人 5mg/（kg·d），儿童 6mg/（kg·d），分两次口服。对肾功能不全却又处于允许程度的患者，其初始剂量不应超过 2.5mg/（kg·d）（成人血清肌酐超过 200μmol/L，儿童超过 140μmol/L 时，则禁用本品）。不良反应有肝肾毒性、高血压、高尿酸血症、高血糖、多毛及牙龈增生等。停药后易复发是该药的不足之处。该药需空腹口服，监测并维持其血浓度谷值为 100 ~ 200ng/ml。

11. 吗替麦考酚酯（MMF） 成人起始剂量 1.0 ~ 2.0g/d，每日分 2 次空腹服用，后续逐渐加量。主要不良反应有腹胀、腹泻、感染、骨髓抑制（白细胞减少、贫血）、肝损害。

12. 他克莫司（FK-506） 常用量为每日 0.05 ~ 0.1mg/kg，分两次空腹服用。服药期间需监测药物谷浓度维持在 5 ~ 10ng/ml，疗程与环孢素相似。主要不良反应有糖尿病、肾损害、肝损害、高钾血症、腹泻和手颤。

13. 雷公藤总苷 口服，按体重每 1kg 每日 1 ~ 1.5mg，分三次饭后服用。孕妇和哺乳期妇女，心、肝、肾功能不全者，严重贫血、白细胞和血小板降低者，胃、十二指肠溃疡活动期患者，严重心律失常者禁用本品。用药期间应注意定期随诊并检查血、尿常规及心电图和肝肾功能，必要时停药并给予相应处理。

二、急性肾小球肾炎

急性肾小球肾炎（acute glomerulonephritis，AGN），简称急性肾炎，是多种病因、急性起病，以血

尿、蛋白尿、高血压和水肿为特征的肾脏疾病，可伴有一过性肾功能损害。绝大多数的病例属 A 组 β 溶血性链球菌感染后引起的免疫复合物性肾小球肾炎，在儿童期最常见，称为急性链球菌感染后肾小球肾炎（acute poststreptococcal acute glomerulonephritis，APSGN），其发病机制如图 6-4-1 所示。

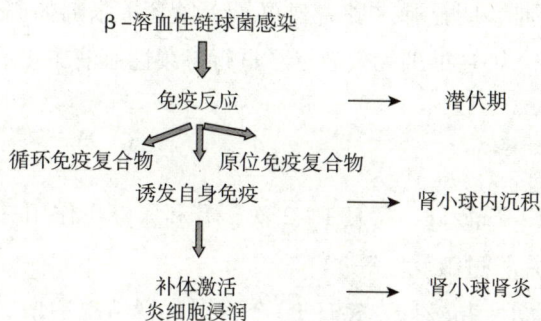

图 6-4-1 急性肾小球肾炎发病机制

（一）诊断

APSGN 满足以下第 1、4、5 三条即可诊断，如伴有 2、3、6 的任一条或多条则诊断依据更加充分。

1. 血尿伴（或不伴）蛋白尿伴（或不伴）管型尿。

2. 水肿，70% 患儿有水肿，一般先累及眼睑及颜面部，继呈下行性累及躯干和双下肢，呈非凹陷性。

3. 高血压，30%～80% 患者出现血压增高。

4. 血清补体 C_3 短暂性降低，到病程第 8 周 94% 的患者恢复正常。

5. 3 个月内链球菌感染证据或链球菌感染后的血清学证据。

6. 临床考虑不典型的急性肾炎，或临床表现或检验不典型，或病情迁延者应考虑行肾组织病理检查，典型病理表现为毛细血管内增生性肾小球肾炎。

（二）药物治疗

本病是自限性疾病，主要通过对症治疗，防治急性期并发症、保护肾功能，以利其自然恢复。急性期卧床休息，静待肉眼血尿消失、水肿消退及血压恢复正常。同时，限盐、利尿消肿，以及降血压和预防心脑血管并发症的发生。一般不用肾上腺皮质激素，对于治疗效果不佳的少数重症患者，可进行短暂血液净化治疗。

1. 清除感染灶 存在感染灶时应给予青霉素或其他敏感抗生素治疗 7～10 日。经常反复发生炎症的慢性感染灶如扁桃体炎、龋齿等应予以清除，但须在肾炎基本恢复后进行。本症不同于风湿热，不需要长期药物预防链球菌感染。

2. 水肿、少尿、循环充血 适当限制钠盐摄入，应用利尿剂，轻症患者可口服氢氯噻嗪，重症患者如少尿及有明显循环充血者可静脉给予呋塞米强力利尿剂。

3. 高血压 凡经休息、限水盐、利尿而血压仍高者应给予降压药。硝苯地平能有效控制患儿的高血压；治疗高血压伴有水肿时选用利尿剂；ACEI 能很好地控制仰卧位和站立位的高血压，有降低肾小球滤过率和引起高钾血症的不良反应。

4. 高血压脑病 出现脑病征象应快速给予镇静、扩血管、降压等治疗，可选择以下药物。

（1）强而有效的降压药，如硝普钠，可直接作用于血管平滑肌使血管扩张，血压在 1～2 分钟内迅速下降，同时能扩张冠状动脉及肾血管，增加肾血流量。

（2）对持续抽搐者对症，可应用地西泮静脉注射。

（3）本症常伴脑水肿，宜采用呋塞米，速效有力。

5. 严重循环充血及肺水肿 纠正水钠潴留、恢复血容量。建议静脉注射呋塞米利尿，烦躁不安时给予血管扩张剂如哌替啶、吗啡。明显肺水肿者建议给予血管扩张剂如硝普钠（用法同高血压脑病）、酚妥拉明可降低及减轻肺水肿。上述处理无效者尽早进行持续性血液净化治疗。患者应卧床休息，严格限制水、钠摄入。

（三）用药指导

1. 氢氯噻嗪 口服每次 1~2mg/kg，每日 1~2 次，有利尿降压作用。不良反应有电解质紊乱（低钾血症）、高血糖、高尿酸血症、过敏反应等。

2. 呋塞米 静脉注射每次 1~2mg/kg，每日 1~2 次，再视情况酌增。呋塞米为强效利尿剂，若超剂量用药，可能导致利尿过度，引起水电解质不足。因此，用药期间需严密监测，必须根据患者需要，个体化给药。

3. 硝苯地平 控释片（拜新同）通常治疗的初始剂量为每日 30mg，整片药片用少量液体吞服，服药时间不受就餐时间的限制。本品有不可吸收的外壳，这样可使药品缓慢释放进入人体内吸收，当这一过程结束时，完整的空药片可在粪便中发现。硝苯地平普通片剂服用方法为 0.25~0.50mg/kg，每 8 小时一次。服用硝苯地平期间，应避免食用葡萄柚汁，与其他 CYP3A4 抑制剂或 CYP3A4 诱导剂合用时可能需调整硝苯地平的剂量。

4. 卡托普利 初始剂量口服一次 12.5mg，每日 2~3 次。如果在 1 周或 2 周后仍未获得满意的血压降低，则可以将剂量增加为一次 50mg，每日 2~3 次。用于治疗高血压的剂量通常不超过 50mg，每日 3 次。不良反应有皮疹、味觉障碍、刺激性干咳等。需关注此药的胎儿毒性，直接作用于肾素–血管紧张素系统的药物可能会对处于发育阶段的胎儿造成损害或导致死亡。因此，一旦发现怀孕，应立即停用本品。

5. 硝普钠 开始以每分钟 1μg/kg 速度静脉滴注，严密监测血压，随时调节药物滴入速度（每分钟不宜超过 8μg/kg），防止发生低血压。总量为按体重 3.5mg/kg。本品曝光后药物分解变成蓝色时即不能使用，故必须新鲜配制，输液瓶及输液管均用不透光的纸包裹以避光。使用本品血压降低过快过剧，可出现眩晕、大汗、头痛等，症状的发生与静脉给药速度有关，与总量关系不大。减量给药或停止给药可好转；光敏感与疗程及剂量有关，皮肤石板蓝样色素沉着，停药后经较长时间（1~2 年）才渐退，其他过敏性皮疹，停药后消退较快。

6. 地西泮 一次 0.3mg/kg，总量不超过 20mg，静脉注射。本品辅料中含有苯甲醇，禁止用于儿童肌内注射。常见的不良反应有嗜睡、头昏、乏力等，大剂量可有共济失调、震颤。需控制注射速度，注意呼吸抑制作用。避免长期大量使用而成瘾，如长期使用应逐渐减量，不宜骤停。

7. 酚妥拉明 0.1~0.2mg/kg 加入葡萄糖 10~20ml 中静脉缓慢注射，可降低及减轻肺水肿。不良反应有体位性低血压、心动过速、心肌梗死、脑血管痉挛、头晕和衰弱等。本品安瓿中存在的亚硫酸酯，在个别病例中，特别是哮喘患者可能导致急性气喘、休克或失去知觉等过敏性反应。

三、慢性肾小球肾炎

慢性肾小球肾炎（chronic glomerrlonephritis，CGN），简称慢性肾炎，系指以蛋白尿、血尿、高血压、水肿为基础临床表现，病变方式各有不同，病情迁延，病变缓慢进展，可有不同程度的肾功能衰退，最终将发展为慢性肾衰竭的一组肾小球疾病。

主要临床表现长期持续尿异常，如蛋白尿、血尿、管型尿，多有长期高血压、水肿，肾功能缓慢进行性损害。

（一）诊断

凡尿化验异常（蛋白尿、血尿、管型尿）、水肿及高血压病史达一年以上，无论有无肾功能损害均应考虑此病，注意排除继发才能诊断原发性肾小球肾炎。

慢性肾炎临床表现呈多样性，个体间差异较大，故要特别注意因某一表现突出，而易造成误诊。

（二）药物治疗

1. 控制高血压　肾实质性高血压的降压目标值为：

（1）尿蛋白 <1g/d 时，血压在 130/80mmhg 以下；

（2）尿蛋白 >1g/d 时，血压在 125/75mmhg 以下。

常用降压药种类：血管紧张素转换酶抑制剂（ACEI）、血管紧张素 II 受体拮抗剂（ARB）、钙离子通道阻滞剂（CCB）、β 受体拮抗剂、α 受体拮抗剂、利尿剂。

🔗 知识链接

ACEI 在肾小球肾炎的应用

近年研究证实，ACEI 除具有降低血压作用外，还有减少尿蛋白和延缓肾功能恶化的肾保护作用。后两种作用除通过对肾小球血流动力学的特殊调节作用（扩张入球和出球小动脉，但对出球小动脉扩张作用强于入球小动脉），降低肾小球内高压力、高灌注和高滤过，并能通过非血流动力学作用（抑制细胞因子、减少尿蛋白和细胞外基质的蓄积）起到减缓肾小球硬化的发展和肾保护作用，故 ACEI 可作为慢性肾炎患者控制高血压的首选药物。

2. 抗血小板治疗　抗血小板聚集药对某些肾炎（如 IgA 肾病）有良好的稳定肾功、减轻肾脏病理损伤的作用。常用抗血小板聚集药：阿司匹林、氯吡格雷等。

3. 抗凝治疗　慢性肾小球肾炎常伴高凝状态，易出现血栓栓塞性疾病，例如肾静脉血栓。预防血栓常用抗凝药，如华法林、低分子肝素；治疗顽固性和难治性肾静脉血栓，如经肾动、静脉注射尿激酶。

4. 防治引起肾损害的其他因素　感染、高血脂、高尿酸血症、劳累、妊娠及肾毒性药物（如氨基糖苷类抗生素、含马兜铃酸的中药等）均可能损伤肾脏，需积极防治。

5. 糖皮质激素和细胞毒药物　一般不主张积极应用。

（三）用药指导

1. ACEI、ARB　见模块六项目一的"用药指导"项。

2. 氨氯地平　见模块六项目一的"用药指导"项。

3. 阿替洛尔　成人常用量，开始每次 6.25 ~ 12.5mg，一日 2 次，按需要及耐受量渐增至 50 ~ 200mg。肾功能损害时，肌酐清除率小于 $15ml/(min \cdot 1.73m^2)$ 者，每日 25mg；$15 ~ 35ml/(min \cdot 1.73m^2)$ 者，每日最多 50mg。最常见不良反应为低血压和心动过缓，严重时需尽快就医。

4. 哌唑嗪　口服，一次 0.5 ~ 1mg，每日 2 ~ 3 次（首剂为 0.5mg，睡前服）。逐渐按疗效调整为一日 6 ~ 15mg，分 2 ~ 3 次服，每日剂量超过 20mg 后，疗效不能进一步增加。使用中可能出现体位性低血压，还需警惕体位性低血压引起的晕厥。

5. 氢氯噻嗪 参考肾病综合征（NS）中用药指导。

6. 双嘧达莫 一次 25～50mg（1～2片），一日3次，饭前服。大剂量双嘧达莫（300～400mg/d）、小剂量阿司匹林（40～300mg/d）显示对系膜毛细血管性肾小球肾炎有一定的降低尿蛋白的作用。不良反应轻微而短暂，常见头晕、头痛、呕吐、腹泻等，一般停药后可消除。

7. 阿司匹林 低剂量（每天剂量 <300mg）给药。不良反应见"冠心病"用药指导。

8. 华法林 通常初始剂量为 2～5mg，每日一次。通过密切监测 INR 水平，结合具体适应证，确定每位患者的所需剂量，具体监测方法见"临床检查结果解读"中的国际标准化值。常见不良反应为出血，使用过程中需观察是否存在出血现象，一旦发现，立即就医。

9. 免疫抑制治疗 糖皮质激素（大量冲击疗法）：甲基强的松龙 500～1000mg 静脉滴注，一日一次，连续3日后改为口服40mg/d维持，至第二周再冲击3日，如此连续3周；强的松：1mg/（kg·d），晨顿服，维持8～12周。激素依赖型和抵抗型，环孢素 4～5mg/（kg·d），2次/日，肌酐高于 2.5mg/dl，可选吗替麦考酚酯，起始剂量 1.0～2.0g/d，每日分2次空腹服用，后续逐渐加量。细胞毒药物：环磷酰胺，静脉注射，总量 7.2g/6 个月。

四、慢性肾脏病

（一）慢性肾脏病（chronic kidney disease，CKD）诊断

1. 定义 慢性肾脏病即肾脏结构或功能异常 >3 个月。

2. 诊断标准 出现表6-4-2中任意一项指标，持续时间超过3个月，即可诊断 CKD。

表6-4-2　慢性肾脏病诊断标准（至少满足1项）

诊断指标	内容
肾损伤标志	（1）白蛋白尿（UAER≥30mg/24h 或 UACR≥30mg/g） （2）尿沉渣异常 （3）肾小管相关病变 （4）组织学异常 （5）影像学所见结构异常 （6）肾移植病史
GFR 下降	eGFR <60ml/（min·1.73m^2）

注：UAER：尿白蛋白排泄率；UACR：尿白蛋白肌酐比值；GFR：肾小球滤过率；eGFR：估算 GFR。

（二）药物治疗

1. 控制蛋白尿

（1）肾素－血管紧张素－醛固酮系统抑制剂（RAASi） UACR 在 30～300mg/g 的糖尿病患者推荐使用 ACEI、ARB 或盐皮质激素受体拮抗剂（MRA）；UACR >300mg/g 时，无论是否存在糖尿病，均推荐使用 ACEI 或 ARB。目前不推荐联合应用 ACEI 和 ARB 延缓 CKD 的进展。在应用 RAASi 时需注意：①避免用于两侧肾动脉狭窄者；②eGFR <45ml/（min·1.73m^2）者宜从小剂量开始；③初始应用或加量时，应在1～2周监测 GFR 和血清钾浓度，若血肌酐较基线值上升幅度 <30%，可继续使用；若超过基线水平30%，应及时停药并寻找原因；血清钾高时加用利尿剂或口服降钾剂；④eGFR <30ml/（min·1.73m^2）时仍具有肾脏保护作用，对于之前一直在用且血肌酐稳定的 CKD 患者，不一定需要停药。

（2）糖皮质激素及免疫抑制剂 多种原发性或继发性肾小球疾病，如膜性肾病或狼疮肾炎，其发

病机制主要由免疫反应异常所介导，需要使用糖皮质激素、免疫抑制剂及生物制剂治疗以达到蛋白尿持续缓解，常用的免疫抑制剂包括环磷酰胺、环孢素 A、他克莫司、霉酚酸酯、硫唑嘌呤、来氟米特等。近年来，生物制剂如利妥昔单抗、贝利尤单抗等逐渐用于治疗多种免疫性肾小球疾病。应用时应根据病理类型和蛋白尿程度，并结合患者性别、年龄、体重、生育要求、有无相关药物使用禁忌证及个人意愿等，个体化地制定治疗方案，同时注意监测和防治相关药物的不良反应。

2. 控制高血压 控制目标：无论是否合并糖尿病，UACR≤30mg/g 时，维持血压 ≤140/90mmHg；UACR>30mg/g 时，控制血压≤130/80mmHg。

3. 控制高血糖 控制目标：HbA1c 目标值为 7.0% 以下。糖尿病患病时间短、预期寿命长、无心血管并发症并能很好耐受治疗者，可更加严格控制 HbA1c（<6.5%）；预期寿命较短、存在合并症多或低血糖风险者，HbA1c 目标值可放宽至 8.0%。

3. 控制血脂异常 控制目标：根据疾病的风险评估（CKD 分期，患者年龄，是否透析，有无肾移植、冠心病、糖尿病、缺血性卒中病史）而不是根据血浆胆固醇、低密度脂蛋白胆固醇（LDL－C）的水平来确定治疗措施。有动脉粥样硬化性心血管病（athero sclerotic cardio－vascular disease，ASCVD）史或 eGFR<60ml/（min·1.73m²）等极高危患者的 LDL－C 水平应<1.8mmol/L，其他患者 LDL－C 水平应<2.6mmol/L。

4. 控制高尿酸血症 控制目标：尿酸盐肾病患者，血尿酸控制目标为<360μmol/L；对于有痛风发作的患者，血尿酸控制目标为>300μmol/L，但血尿酸不应<180μmol/L。CKD 继发高尿酸血症患者，当血尿酸>480μmol/L 时应干预治疗。

（三）用药指导

慢性肾脏病治疗涉及降压治疗、降糖治疗、降脂治疗、降尿酸治疗，相应药物的指导参见相应疾病。

1. RARS 抑制剂 CKD 患者，RARS 抑制剂在使用过程中一定要严密监测肾功能和电解质，特别在刚开始用药的第 1 个月或剂量调整时，增加监测频率。以下情况会增加血肌酐升高风险，包括合用非甾体类药物、大剂量使用利尿剂、脱水等。

2. 利尿剂 随着肾功能的进展，患者血钾升高的风险增加。尿毒症时，氢氯噻嗪和螺内酯的利尿效果很差，而不良反应急剧增加，不建议选用。严重肾功能不全伴血钾偏低时，可以选择托拉塞米，而血钾偏高时建议选择呋塞米。

3. 降糖药物 随着肾功能的进展，部分降糖药物存在用药禁忌证，需要及时调整用药方案，如二甲双胍，GFR<30ml/min 患者禁用；阿卡波糖，GFR<25ml/min 患者禁用，可以改为利格列汀或那格列奈等。胰岛素在严重肾功能不全时会出现蓄积，而且在不同透析方案时胰岛素的代谢也会受影响，需要加强血糖监测，及时调整降糖方案。

4. 调脂治疗 肾功能不全会增加调脂药物导致横纹肌溶解风险，尽量避免贝特类和他汀类药物合用。随着肾功能的进展，部分药物存在用药禁忌证，需要及时调整，如瑞舒伐他汀在严重肾功能不全患者禁用，可以改为阿托伐他汀。

5. 降尿酸治疗 秋水仙碱作为痛风发作的治疗和预防，在严重肾功能不全时需要减量，0.5mg 一日一次或 2 日一次即可；苯溴马隆等在 GFR<20ml/min 的患者禁用，可以改为非布司他，但要从小剂量开始，根据尿酸结果调整剂量。

五、赛证聚焦

技能竞赛　　　　　资格证书考核

岗位对接

【实训目的】

1. 能制定泌尿系统疾病的治疗方案。

2. 能审核常见泌尿系统疾病处方。

3. 能完成常见泌尿系统疾病的用药咨询、用药指导和用药宣教。

【实训准备】

结合给定的相关疾病指南，复习常见泌尿系统疾病概况、治疗药物，治疗原则。

【实训步骤】

1. 治疗方案设计　学生选择一个案例，设计出最佳治疗方案。

2. 处方审核　每个学生选取 5 张处方审核，正确处方予以通过，错误处方应指出错处和建议修改方案。

3. 用药咨询　分小组选择一个案例，设计相应岗位的情景模拟过程，由小组成员分别扮演药师和患者，模拟展示药师用药咨询过程。

4. 用药宣教　分小组针对给定情况设计用药宣教方案，并进行展示。

【实训考核】

考核内容	标准分（100 分）	评分标准	得分
治疗方案设计	20 分	1. 药物品种选择与指南推荐的最佳方案相一致（10 分） 2. 药物的用量用法正确（3 分） 3. 给药途径正确（2 分） 4. 药物疗程正确（5 分）	
处方审核	30 分	1. 判断正确（2 分） 2. 错误点指出（2 分） 3. 修改建议正确（2 分）	
用药咨询	30 分	1. 咨询内容设计符合岗位实际（10 分） 2. 咨询内容正确（10 分） 3. 药师提供咨询时表述流畅（8 分） 4. 患者表达流畅（2 分）	
用药宣教	20 分	1. 形式美观（7 分） 2. 内容适宜，有针对性，符合宣教对象认知水平（5 分） 3. 表达流畅，有感染力（8 分）	

一、治疗方案设计实训

（一）任务一

患者，男，18 岁。因"咽痛、发热半个月，肉眼血尿伴水肿 1 日"来医院就诊。体格检查：血压

150/95mmHg，双下肢轻度水肿，尿量 1500ml/d。实验室检查：尿蛋白（++），隐血（+++），镜检红细胞满视野，镜检白细胞 0~2 个 /HP；血肌酐 62μmol/L，血清补体 C_3 0.42g/L，抗链球菌溶血素 O 测定阳性，抗核抗体阴性，超敏 C 反应蛋白 <1.3mg/L。诊断：急性肾小球肾炎。

训练：请为该患者制定完整的药物治疗方案（药品品种、用量用法、用药途径、疗程、注意事项）。

（二）任务二

患者，男性，60 岁，体重 62kg，身高 168cm。维持性血液透析 6 年，水肿伴胸闷一月余。患者外伤后改无肝素血透。入院后查体：双下肢明显水肿，血压 180/100mmHg，心率 80 次/分，伴明显胸闷，尿量 300ml/d。既往慢性肾病、高血压。否认食物、药物等过敏史。实验室检查：血红蛋白 65g/L，铁蛋白 >1650.0ng/ml；血清总铁结合力：转铁蛋白饱和度 15.0%，尿素氮 12.56mmol/L、肌酐 582μmol/L、血钾 3.6mmol/L、三酰甘油 1.41mmol/L、C 反应蛋白 1.6mg/L。初步诊断：①维持性血液透析；②肾性贫血；③高血压。

训练：请为该患者制定完整的药物治疗方案（药品品种、用量用法、用药途径、疗程、注意事项）。

（三）任务三

患者，女，27 岁。因"怀孕 25 周"就诊。体格检查：血压 155/92mmHg，心率 80 次/分，体重 55kg。实验室检查：24 小时蛋白尿 0.7g。诊断：妊娠高血压、蛋白尿。

训练：请为该患者制定完整的药物治疗方案（药品品种、用量用法、用药途径，疗程，注意事项）。

二、处方审核实训

请对以下处方进行点评：

| 处方一 | 处方二 | 处方三 | 处方四 | 处方五 | 处方六 |

三、用药指导实训

（一）任务一

患者，男，25 岁。因"水肿伴尿量减少 2 日"来医院就诊。体格检查：血压 120/80mmHg。尿常规：蛋白（+++），人血白蛋白 20g/L，24 小时尿蛋白定量 9g。诊断：肾病综合征（微小病变）。医嘱甲泼尼龙片 40mg，一日一次，口服。患者前来咨询服用甲泼尼龙期间需要注意什么？

（二）任务二

患者，女，29 岁。因"下肢水肿 7 日"就诊。实验室检查：血尿（+），蛋白（+++），24 小时尿蛋白 4.4g；血浆白蛋白 27g/L，血肌酐 105μmol/L。医嘱每日泼尼松 60mg 及双嘧达莫已治疗 8 周，病情未见好转。肾穿刺后，加用他克莫司胶囊治疗。患者前来询问服用他克莫司胶囊需要注意的事项？请根据上述内容，进行用药咨询的情景模拟。

（三）任务三

患者，男，33 岁。发现"尿蛋白 2 年"入院。吸烟 5 年，每日 10 支。体格检查：血压 135/89mmHg，体重 54kg。辅助检查：24 小时蛋白尿 0.8g；肾脏病理为 IgA 肾病；肺部 CT 提示右肺下叶周围性结节

6mm。服用洛丁新片 10mg/d，治疗 2 周后，出现刺激性咳嗽，患者前来询问原因。请根据上述内容，进行药物咨询门诊的情景模拟。

四、用药宣教实训

（一）任务一

假设您是一位基层医院的药剂师，您需要为村镇老人宣传慢性肾脏病治疗的重要性，目的是提高基层患者对慢性肾脏病的知晓率、治疗率和控制率，请针对性地制作一个宣教 PPT，并进行宣教。

（二）任务二

假设您是一位三甲医院的临床药师，本月您需要对本院的肾病综合征使用免疫抑制剂患者进行用药宣教，目的是提高患者用药依从性，请制作一个宣教 PPT，并进行宣教。

（三）任务三

本地区的慢性肾脏病治疗率和控制率不理想，需要进行一个系列宣教活动，请设计 3 份宣传手册和 1 份宣传海报或宣传视频，协助宣传。

急性肾小球肾炎的循证诊治指南　　　　慢性肾脏病早期筛查、诊断及防治指南

书网融合……

微课　　　　本章小结

项目五 神经系统疾病的用药咨询与指导

PPT

学习目标

1. **掌握** 神经系统疾病的药物治疗、用药原则以及用药指导。
2. **熟悉** 神经系统用药宣教的方法和途径。
3. **了解** 神经系统疾病的病因、诊断。
4. 能够制订神经系统疾病的治疗方案、审核处方以及用药宣教。
5. 培养神经系统疾病的药学服务技能。

岗位情景模拟

情景描述 患者，男性，55 岁，已癫痫病史十余年，一直服用苯妥英钠片，癫痫控制尚可。半月前患者因咳嗽、消瘦、乏力就诊，经诊断为肺结核入院治疗，新增结核治疗药物利福平 450mg/d，异烟肼 300mg/d，乙胺丁醇 750mg/d，治疗一周后出现癫痫发作，再次就诊。

讨论 该患者现有治疗方案是否合理？若不合理，请改正后给予用药指导及健康教育；若合理，请完成用药指导和健康教育。

理论知识

一、癫痫

癫痫是多种原因导致的脑部神经元高度同化异常放电所致的临床综合征，临床表现具有发作性、短暂性、重复性和刻板性的特点，具体表现为感觉、运动、意识、精神、行为、自主神经功能障碍或兼而有之。

（一）诊断

1. 诊断标准 两次间隔超过 24 小时的无诱因癫痫发作，是目前普遍采用的、具有临床可操作性的诊断标准；如果复发风险较高（即在未来 10 年内 >60%），则定义为单次无诱因发作；或诊断为癫痫综合征。

2. 分类 癫痫通过三个层次进行分类：发作类型、癫痫类型和癫痫综合征（图 6 - 5 - 1）。而癫痫类型分为四类：局灶性、全面性、全面性合并局灶性以及不明分类的癫痫。全面性合并局灶性癫痫的新类别适用于同时出现两种癫痫发作类型的患者。常见的例子是 Dravet 综合征或 Lennox - Gastaut 综合征。通过鉴别癫痫综合征可以最为准确地确定分类。该诊断由一组临床特征得出，包括发病年龄、癫痫发作类型、合并症、脑电图（EEG）和影像学特征。国际抗癫痫联盟的教育网站为诊断工作提供了指导。

3. 分层 癫痫发作首先按发作范围分为局灶性、全面性或未知起始发作。根据意识水平不同，将局灶性癫痫发作细分为保留意识和意识受损。根据最早和最显著的运动或非运动发作，进一步对局灶性

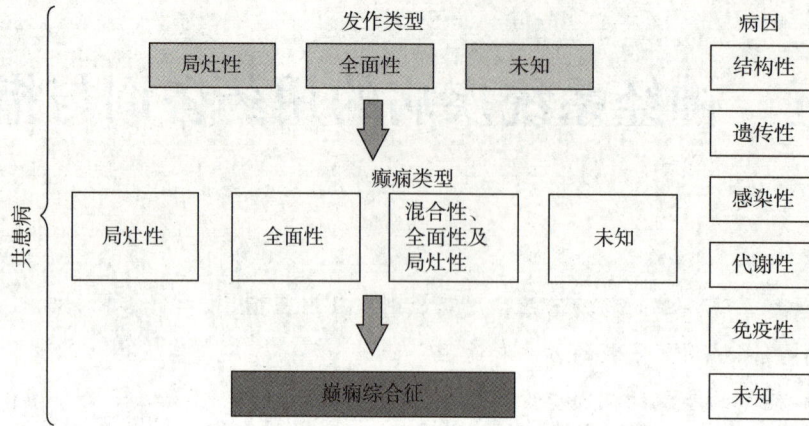

图6-5-1　国际抗癫痫联盟癫痫分类框架

发作进行分类（表6-5-1）。所有分类标准都可供选择，具体取决于可用的详细分层。全面性发作分为运动性和非运动性（失神）发作。未知起始的癫痫发作可能具有仍可分类的特征。常见情况包括患者出现抽搐，但没有局灶性或全身性发作的临床证据。这些发作可归类为未知起始的强直阵挛发作。对于推定为局灶性发作的抽搐患者，建议使用术语"局灶性进展为双侧强直阵挛性发作"，而"全面性强直阵挛发作"仅限于全面性癫痫发作患者。

表6-5-1　国际抗癫痫联盟癫痫发作分类

局灶起始		全面性起始	起始不明
知觉保留	**知觉障碍**	**运动症状**	**运动症状**
运动症状起始		强直-阵挛	强直-阵挛
自动症		阵挛	癫痫性痉挛
失张力		强直	**非运动症状**
阵挛		肌阵挛	行为中止
癫痫性痉挛		肌阵挛-强直-阵挛	**不能归类**
过度运动		肌阵挛-失张力	
肌阵挛		失张力	
强直		癫痫性痉挛	
非运动症状起始		**非运动症状（失神）**	
自主神经性		典型失神	
行为中止		不典型失神	
认知性		肌阵挛失神	
情感性		眼睑肌阵挛失神	
感觉性			
局灶进展为双侧强直-阵挛			

（二）药物治疗

目前临床上主要的抗癫痫发作药（anti-seizure medications，ASMs）按年代分为三代（表6-5-2）。

表6-5-2　目前临床使用的 ASMs

第一代	第二代	第三代
卡马西平（carbamazepine，CBZ）	氯巴占（clobazam，CLB）	拉考沙胺（lacosamide，LCS）
氯硝西泮（clonazepam，CZP）	非氨酯（felbamate，FBM）	吡仑帕奈（perampanel，PER）
乙琥胺（ethosuximide，ESM）	加巴喷丁（gabapentin，GBP）	普瑞巴林（pregabalin，PGB）

续表

第一代	第二代	第三代
苯巴比妥（phenobarbital，PB）	拉莫三嗪（lamotrigine，LTG）	卢非酰胺（rufinamide，RUF）
苯妥英钠（phenytoin，PHT）	左乙拉西坦（levetiracetam，LEV）	替加宾（tiagabine，TGB）
扑痫酮（primidone，PRM）	奥卡西平（oxcarbazepine，OXC）	布瓦西坦（brivaracetam）
丙戊酸（valproate，VPA）	托吡酯（topiramate，TPM）	森巴考特（cenobamate）
	氨己烯酸（vigabatrin，VGB）	大麻二酚（cannabidiol，CBD）
	唑尼沙胺（zonisamide，ZNS）	依维莫司（everolimus）
		芬氟拉明（fenfluramine）

抗癫痫发作药物（anti-seizure medication，ASM）可使 2/3 患者的临床发作得以控制，其中 70% 左右新诊断的癫痫患者可以通过服用单一抗癫痫病发作药使发作得以控制。因此，合理的药物选择对于提高治疗成功率至关重要，尤其是初始药物的选用。

1. ASMs 治疗原则

（1）根据发作类型和综合征分类选择药物是治疗癫痫的基本原则，还需要考虑共患病、共用药、药物不良反应、患者的年龄、性别及患者或监护人的意愿等进行个体化。

（2）如果合理使用一线 ASMs 仍有发作，需严格评估癫痫的诊断。

（3）由于不同 ASMs 的制剂在生物利用度和药代动力学方面有差异，为了避免疗效降低或副作用增加，不建议频繁更换药品，尤其是苯妥英钠、苯巴比妥、扑米酮和卡马西平。

（4）尽可能单药治疗。

（5）如果选用的第一种 ASMs 因为不良反应或仍有发作而治疗失败，应试用另一种药物，并加量至足够剂量后，将第一种用药缓慢地减停。

（6）如果第二种单药仍无效，使用第三种及以上的单药治疗获得无发作的可能性较小推荐合理的联合用药。

（7）如果联合治疗没有使患者获益，治疗应回到原来患者最能接受的方案（单药治疗或联合治疗），以取得疗效和不良反应耐受方面的最佳平衡。

（8）对于儿童、妇女、老年人等特殊人群用药需要考虑患者特点；育龄期女性与老年患者应当注意监测血药浓度。

（9）对治疗困难的癫痫综合征及难治性癫痫，建议转诊至癫痫专科医师诊治。

（10）避免在育龄期女性中使用丙戊酸，除非其他药物疗效不佳或者不能耐受。治疗同时应做好避孕措施。

2. 启动 ASMs 治疗时机

（1）当癫痫诊断明确时应开始 ASMs 治疗，除非一些特殊情况需与患者或监护人进行讨论并达成一致。

ASMs 治疗的起始决定需要与患者或其监护人进行充分的讨论，衡量风险和获益后决定，讨论时要考虑到癫痫综合征的类型及预后。通常情况下，第二次癫痫发作后推荐开始用 ASMs 治疗。虽然已有两次发作，但发作间隔期在一年以上，可以暂时推迟药物治疗；反射性癫痫也符合癫痫的诊断，但治疗上首先考虑去除诱发因素。

以下情况 ASMs 治疗在第一次非诱发性发作后即可开始，并与患者或监护人进行商议。

1）有预示再发风险增高的相关因素：①患者有脑功能缺陷或既往有脑损伤史；②脑电图提示明确

的痫样放电；③头颅影像显示脑结构损害；④出现夜间强直 - 阵挛发作时。

2）虽然为首次发作，但是符合某些难治性癫痫综合征的诊断。

3）患者或监护人认为不能承受再发一次的风险。

4）并非真正的首次发作。此外，应尽可能依据癫痫综合征类型选择 ASMs，如果癫痫综合征诊断不明确，应根据癫痫发作类型作出决定。

3. ASMs 停药原则　癫痫患者在经过 ASMs 治疗后，有 60% ~ 70% 可以实现无发作。通常情况下，癫痫患者如果持续无发作 2 年以上，即存在减停药的可能性，但是否减停、如何减停，还需要综合考虑患者的癫痫类型（病因、发作类型、综合征分类）、既往治疗反应、脑电图以及患者个人情况，仔细评估停药复发风险，确定减停药复发风险较低时，并且与患者或者其监护人充分沟通减药与继续服药的风险/收益比之后，可考虑开始逐渐减停 ASMs。患者或者其监护人应知晓减药过程中或者停药后癫痫有复发的风险。撤停药物时的注意事项如下。

（1）脑电图对减停 ASMs 有参考价值，减药前须复查脑电图，停药前最好再次复查脑电图。多数癫痫综合征需要脑电图完全无癫痫样放电再考虑减停药物，而且减药过程中需要定期（每 3 ~ 6 个月）复查长程脑电图，如果撤停药过程中再次出现癫痫样放电，需要停止减量。

（2）更长时间的癫痫无发作可以增加减药后癫痫缓解的可能性。局灶性癫痫患者如无发作 5 年以上可以尝试进行减药。艾滋病、梅毒、病毒性脑炎后遗脑损伤等症状性癫痫患者需长期服用 ASMs 控制发作，临床上不建议进行减药尝试；对 ASMs 早期反应较差的患者，应延长减药前的无发作期。

（3）少数年龄相关性癫痫综合征，如儿童良性癫痫伴中央颞区棘波（BECTS），超过患病年龄，并不完全要求撤停药前复查脑电图正常。存在脑结构性异常者或一些特殊综合征，如青少年肌阵挛癫痫（JME）等，应当延长到 3 ~ 5 年无发作。

（4）撤药过程宜缓慢逐渐减量；单药治疗时减药过程应当不少于 6 个月；多药治疗时每种 ASMs 减停时间不少于 3 个月，一次只撤停一种药。

（5）在撤停苯二氮䓬类药物与巴比妥药物时，可能出现的药物撤停相关性综合征和（或）再次出现癫痫发作，撤停时间应当不少于 6 个月。

（6）如撤药过程中再次出现癫痫发作，应当将药物恢复至减量前一次的剂量并给予医疗建议。

（7）停药后短期内出现癫痫复发，应恢复既往药物治疗并随访；在停药 1 年后出现有诱因的发作可以观察，注意避免诱发因素，可以暂不应用 ASMs；如有每年 2 次以上的发作应再次评估确定治疗方案。

（三）用药指导

癫痫的药物治疗以发作类型和综合征分类为基础，还需综合考虑禁忌证、可能的不良反应、达到治疗剂量的时间、服药次数及恰当的剂型、特殊人群（如儿童、育龄女性、老年人等）的需要、药物相互作用及药物的可负担性等。

考虑到 ASMs 对中枢神经系统的不良反应在治疗初始几周明显，而后逐渐消退，因此一般均从较小剂量开始，缓慢增量直至发作控制或最大耐受剂量。在治疗过程中，如果出现剂量相关不良反应可暂停增加剂量或酌情减量，待不良反应消退后再继续增加至目标剂量。开展 ASMs 血药浓度监测，为个体化药物治疗的实现提供极大的助力。临床医师/药师应掌握 ASMs 监测指征，根据临床需要来决定监测的时间和频率。常见 ASMs 使用方法和血药浓度参考值见表 6 - 5 - 3。

表 6 - 5 - 3 常用 ASMs 使用方法及血药浓度参考值

抗癫痫药物	起始剂量	增加剂量	维持剂量	最大剂量	有效浓度	每日服药次数/次
卡马西平						
成人	100 ~ 200mg/d	逐渐增加	400 ~ 1200mg/d	1600mg/d	4 ~ 12mg/L	2 ~ 3
儿童	<6 岁 5mg/(kg·d)	5 ~ 7 日增加 1 次	10 ~ 20mg/(kg·d)	400mg		2
	6 ~ 12 岁 50 ~ 100mg/d	每 2 周增加 1 次 100mg/d	400 ~ 800mg	1000mg		2 ~ 3
氯硝西泮						
成人	1.5mg/d	0.5 ~ 1mg/3d	4 ~ 8mg/d	20mg/d		3
儿童	10 岁以下或体重 < 30kg，0.01 ~ 0.03mg/kg/d	0.3 ~ 0.05mg/kg/3d	0.1 ~ 0.2mg/(kg·d)		20 ~ 90μg/L	2 ~ 3
苯巴比妥						
成人			90mg/d	极量 250mg/次，500mg/d	15 ~ 40mg/L	1 ~ 3
儿童			3 ~ 5mg/(kg·d)			
苯妥英钠						
成人	200mg/d	逐渐增加	250 ~ 300mg/d		10 ~ 20mg/L	2 ~ 3
儿童	5mg/(kg·d)	逐渐增加	4 ~ 8mg/(kg·d)	250mg		2 ~ 3
扑米酮						
成人	50mg/d，1 次晚服	逐渐增加	750mg/d	1500mg/d		3
儿童	8 岁以下 50mg/d，1 次服 5mg/(kg·d)；8 岁以上同成人	逐渐增加	375 ~ 700mg/d 或 10 ~ 25mg/(kg·d)			3
丙戊酸						
成人	5 ~ 10mg/(kg·d)	逐渐增加	600 ~ 1200mg/d	1800mg/d	50 ~ 100mg/L	2 ~ 3
儿童	15mg/(kg·d)	逐渐增加	20 ~ 30mg/(kg·d)			2 ~ 3
加巴喷丁						
成人	300mg/d	300mg/d	900 ~ 1800mg/d	2400 ~ 3600mg/d		3
儿童	12 岁以下剂量未定，12 ~ 18 岁剂量同成人					
老人	首次剂量由肌酐清除率决定					
拉莫三嗪						
单药治疗						
成人	50mg/d	25mg/周	100 ~ 200mg/d	500mg/d		2
儿童	0.3mg/(kg·d)	0.3mg/(kg·d)	2 ~ 10mg/(kg·d)			2
与肝酶诱导类的 ASMs 合用						
成人	50mg/d	50mg/2 周	100 ~ 200mg/d			2
儿童	0.6mg/(kg·d)	0.6mg/(kg·d)	5 ~ 15mg/(kg·d)			2
与丙戊酸类药物合用						
成人	12.5mg/d	12.5mg/2 周	100 ~ 200mg/d			2
儿童	0.15mg/(kg·d)	0.15mg/(kg·d)	1 ~ 5mg/(kg·d)			2
拉考沙胺						
成人	100mg/d	每周增加 100mg/d	400mg/d			2

续表

抗癫痫药物	起始剂量	增加剂量	维持剂量	最大剂量	有效浓度	每日服药次数/次
卡马西平						
儿童	2mg/(kg·d)	每周增加2mg/(kg·d)	体重11~30kg:6~12mg/(kg·d);体重30~50kg:4~8mg/(kg·d)	体重11~30kg:12mg/(kg·d);体重30~50kg:8mg/(kg·d)		2
左乙拉西坦						
成人	1 000mg/d	500~1000mg/2w	1000~4000mg/d			2
儿童	10~20mg/(kg·d)	10~20mg/(kg·d)	20~60mg/(kg·d)			
奥卡西平 V						
成人	300mg/d	300mg/w	600~1200mg/d	2400mg/d		2
儿童	8~10mg/(kg·d)	10mg/(kg·w)	20~30mg/(kg·d)	45mg/(kg·d)		2
吡仑帕奈	2mg/d	2mg/1~2w	4~8mg/d	12mg/d		1
托吡酯						
成人	25mg/d	25mg/w	100~200mg/d			2
儿童	0.5~1mg/(kg·d)	0.5~1mg/(kg·d)	3~6mg/(kg·d)			
唑尼沙胺						
成人	100~200mg/d	100mg/(1~2)w	200~400mg/d			2
儿童	2~4mg/(kg·d)	2~4mg/(kg·w)	4~8mg/(kg·d)			2

所有的 ASMs 都可能产生不良反应，其严重程度在不同个体有很大差异。ASMs 的不良反应是导致治疗失败的一个主要原因。大部分不良反应是轻微的，但也有少数会危及生命。最常见的不良反应包括对中枢神经系统的影响（镇静、嗜睡、头晕、共济障碍、认知障碍、记忆障碍等）、对全身多系统的影响（血液系统、消化系统、体重改变、生育问题、骨骼健康等）和特异体质反应。常见不良反应可分为四类。

1. 剂量相关的不良反应　例如苯巴比妥的镇静作用，卡马西平、苯妥英钠引起的头晕、复视、共济失调等与剂量有关。从小剂量开始缓慢增加剂量，尽可能不要超过说明书推荐最大治疗剂量可以减轻这类不良反应。

2. 特异体质的不良反应　一般出现在治疗开始的前几周，与剂量无关。部分特异体质不良反应虽然罕见但有可能危及生命。几乎所有的传统 ASMs 都有特异体质不良反应的报道。主要有皮肤损害、严重的肝毒性、血液系统损害。新型 ASMs 中的拉莫三嗪和奥卡西平也有报告。一般比较轻微，在停药后迅速缓解。部分严重的不良反应需要立即停药，并积极对症处理。

3. 长期的不良反应　与累积剂量有关。如给予患者能够控制发作的最小剂量，若干年发作后可考虑逐渐撤药或减量，有助于减少 ASMs 的长期不良反应。

4. 致畸作用　癫痫妇女后代的畸形发生率是正常妇女的 2 倍左右。造成后代畸形的原因是多方面的，包括遗传、癫痫发作、服用 ASMs 等。大多数研究者认为 ASMs 是造成后代畸形的主要原因。

二、阿尔茨海默病

阿尔茨海默病（Alzheimer's disease，AD）是一种起病隐袭、呈进行性发展的神经退行性疾病，临床特征主要为认知障碍、精神行为异常和社会生活功能减退。

（一）诊断

1. 阿尔茨海默病的诊断标准　①起病隐匿，进行性加重，出现工作及日常生活功能的损害；②以遗忘为主的认知损害，同时还有非遗忘领域如语言功能、视空间、执行功能等的进行性损害；③出现人格、精神活动和行为的异常改变。

同时，在做出阿尔茨海默病诊断前，须排除其他常见的老年期神经与精神障碍，如谵妄、老年期抑郁障碍、老年期精神病、中枢神经系统感染及炎症、血管性认知损害和变性病如路易体痴呆、额颞叶痴呆等。

2. 分类　一般将阿尔茨海默病患者的症状分为"ABC"三大类：①A（activity）是指生活功能改变。发病早期主要表现为近记忆力下降，对患者的一般生活功能影响不大，但是从事高智力活动的患者会出现工作能力和效率下降。随着疾病的进展，工作能力的损害更加突出，同时个人生活能力受损的表现也越发明显。在疾病晚期，患者在包括个人卫生、吃饭、穿衣和洗漱等各个方面都需要完全由他人照顾。②B（behavior）是指精神和行为症状。即使在疾病早期，患者也会出现精神和行为的改变，如患者变得主动性缺乏、活动减少、孤独、自私、对周围环境兴趣减少、对周围人较为冷淡，甚至对亲人也漠不关心，情绪不稳、易激惹。认知功能的进一步损害会使精神行为症状恶化，可出现片段的幻觉、妄想（多以被偷窃和嫉妒为主）；无目的漫游或外走；睡眠节律紊乱，部分患者会出现昼夜颠倒情况；捡拾收藏废品；可表现为本能活动亢进，如性脱抑制、过度进食；有时可出现激越甚至攻击行为。③C（cognition）是指认知损害，阿尔茨海默病的神经认知损害以遗忘为先导，随后会累及几乎所有的认知领域，包括计算、定向、视空间、执行功能、理解概括等，也会出现失语、失认、失用。

（二）药物治疗

阿尔茨海默病的治疗药物主要有两大类：一类为改善认知的药物，包括胆碱酯酶抑制剂及谷氨酸受体拮抗剂。另一类为针对精神行为症状的药物，包括抗精神病药、抗抑郁药及心境稳定剂等。

1. 改善认知的药物，包括胆碱酯酶抑制剂及谷氨酸受体拮抗剂。

（1）胆碱酯酶抑制剂　①多奈哌齐：通过竞争性和非竞争性抑制乙酰胆碱酯酶，从而提高神经元突触间隙的乙酰胆碱浓度。可每日单次给药。常见的副作用包括腹泻、恶心、睡眠障碍，较严重的副作用为心动过缓。②卡巴拉汀：属氨基甲酸类，能同时抑制乙酰胆碱酯酶和丁酰胆碱酯酶。日剂量大于6mg时，其临床疗效较为肯定，但高剂量治疗时，不良反应也相应增多。目前卡巴拉汀的透皮贴剂已经上市，使该药物使用更加方便。③加兰他敏，选择性、竞争性及可逆性的乙酰胆碱酯酶抑制剂，此外该药还可通过与烟碱型受体变构位点结合而提高乙酰胆碱的内在作用，从而增强胆碱能系统的活动，改善患者的认知功能。

（2）谷氨酸受体拮抗剂

①美金刚作用于大脑中的谷氨酸－谷氨酰胺系统，为具有中等亲和力的非竞争性N－甲基－D－天冬氨酸拮抗剂。对中度或中重度的阿尔茨海默病患者，使用1种胆碱酯酶抑制剂和美金刚联合治疗可以获得更好的认知、日常生活能力和社会功能，改善精神行为症状。②甘露特钠：2019年11月2日，国家药品监督管理局有条件批准了甘露特钠胶囊用于治疗轻度至中度阿尔茨海默病。

2. 针对精神行为症状的药物　主要包括抗精神病药、抗抑郁药及心境稳定剂等，具体药物见"精神系统疾病的用药咨询与指导"项。

（三）用药指导

AD是一种复杂的多因素疾病，目前尚无有效阻止AD发生或延缓其进展的治疗药物。因此，针对阿尔茨海默病应尽早诊断，及时治疗，终身管理，并应定期评估疗效和副作用，同时可对照料者开展健康教育、心理支持及并提供实际帮助，可改善阿尔茨海默病患者的生活质量。

1. 多奈哌齐　多奈哌齐的推荐起始剂量是 5mg/d，对药物较敏感者，初始剂量可为 2.5mg/d，1 周后增加至 5mg/d，1 个月后剂量可增加至 10mg/d。如果能耐受，尽可能用 10mg/d 的剂量。妊娠期禁用。常见不良反应为腹泻、恶心、睡眠障碍，较严重的副作用为心动过缓，使用期间应定期复查心电图。

2. 卡巴拉汀　成人推荐起始剂量为 3mg/d，根据个体差异，至少每隔 2 周增加剂量以达到最大可耐受剂量，最大推荐剂量为 12mg/d，早晚进餐时与食物同服。肾衰或轻中度肝衰患者不必调整剂量，但是应根据个体耐受性递增推荐剂量，并密切监测肝肾功能。严重肝脏损伤的患者禁用。妊娠期使用需权衡利弊，哺乳期使用应停止哺乳。因预期相互作用不建议与甲氧氯普胺、作用于胆碱能系统药物、琥珀酰胆碱型肌松剂合用。最常见不良反应包括头晕、恶心、呕吐、腹泻、食欲降低、厌食。

3. 加兰他敏　成人推荐起始剂量为 10mg/次，1 次/日，服用 4 周，初始维持剂量为 20mg/次，1 次/日，此剂量下至少维持 4 周，推荐最高维持剂量 30mg/次，1 次/日。24mg/d 可产生最佳维持效果，总体获益明显，安全性好。中度肝脏损害、中度肾脏损害的病人慎用本品，必要时应适当减量；妊娠期服用时应权衡利弊，哺乳期不推荐使用；建议服药期间避免驾驶和机械操作；不良反应包括疲劳、头晕眼花、头痛、发抖、失眠、梦幻、腹胀、反胃、呕吐、腹痛、腹泻、厌食、体重减轻、消化不良、心动过缓、心律不齐、贫血。

4. 美金刚　用法为初始剂量 5mg，第 2 周加量至 10mg，第 3 周加量至 15mg，第 4 周加量至 20mg，每日 1 次，口服。对肾功能有损害的患者，美金刚剂量应酌减。妊娠期不应使用本品，哺乳期停止哺乳。本品与左旋多巴、多巴胺受体激动剂和抗胆碱能药物合用，后者的作用会增强；与巴比妥类和神经阻滞剂合用，后者作用减弱；与抗痉挛药合用时需要调整剂量。避免与金刚烷胺、氯胺酮和右美沙芬合用。最常见不良反应为晕眩、头痛和精神错乱。

5. 甘露特钠　成人一次 450mg，2 次/日，轻度肝肾功能不全患者，无需根据肝功能调整剂量，目前尚无中度和重度肝肾功能不全患者的研究数据，在服用过程中，需定期检测肝肾功能。

三、帕金森病

帕金森病（Parkinson's disease，PD）是一种常见的中老年神经系统退行性疾病，主要以黑质多巴胺能神经元进行性退变和路易小体形成的病理变化，纹状体区多巴胺递质降低、多巴胺与乙酰胆碱递质失平衡的生化改变，震颤、肌强直、动作迟缓、姿势平衡障碍的运动症状和睡眠障碍、嗅觉障碍、自主神经功能障碍、认知和精神障碍等非运动症状的临床表现为显著特征。

（一）诊断

帕金森病的诊断主要依靠病史、临床症状及体征。根据隐袭起病、逐渐进展的特点，单侧受累进而发展至对侧，表现为静止性震颤和运动迟缓，排除非典型帕金森病样症状即可作出临床诊断。若使用左旋多巴制剂提示治疗有效则更加支持诊断。

具体诊断步骤如下：

1. 诊断帕金森病　运动减少：随意运动在始动时缓慢，重复性动作的运动速度及幅度逐渐降低，同时至少具有以下一个症状。

（1）肌肉强直。

（2）静止性震颤（4~6Hz）。

（3）直立不稳（非原发性视觉，前庭功能，小脑及本体感觉功能障碍造成）。

2. 帕金森病排除标准

（1）反复的脑卒中病史，伴阶梯式进展的帕金森症状。

（2）反复的脑损伤史。

（3）确切的脑炎病史。

（4）动眼危象。

（5）在症状出现时，正在接受神经安定剂治疗。

（6）1个以上的亲属患病。

（7）病情持续性缓解。

（8）发病三年后，仍是严格的单侧受累。

（9）核上性凝视麻痹。

（10）小脑征。

（11）早期即有严重的自主神经受累。

（12）早期即有严重的痴呆，伴有记忆力，语言和行为障碍。

（13）锥体束征阳性（Babinski 征＋）。

（14）CT 扫描可见颅内肿瘤或交通性脑积水。

（15）用大剂量左旋多巴治疗无效（除外吸收障碍）。

（16）1－甲基－4－苯基－1,2,3,6－四氢吡啶（MPTP）接触史。

3. 帕金森病的支持诊断标准　具有三个或以上者可确诊帕金森病。

（1）单侧起病。

（2）存在静止性震颤。

（3）疾病逐渐进展。

（4）症状持续的不对称，首发侧较重。

（5）对左旋多巴的治疗反应非常好（70%～100%）。

（6）应用左旋多巴导致的严重异动症。

（7）左旋多巴的治疗效果持续 5 年以上（含 5 年）。

（8）临床病程 10 年以上（含 10 年）。

符合第一步帕金森病诊断标准的患者，若不具备第二步中的任何一项，同时满足第三步中三项及以上者即可临床确诊为帕金森病。

（二）药物治疗

帕金森病的运动症状和非运动症状都会影响患者的工作和日常生活能力，因此用药的原则以达到有效改善症状、避免或降低不良反应、提高工作能力和生活质量为目标。提倡早期诊断、早期治疗，不仅可以更好地改善症状，而且可能达到延缓疾病的进展。目前国内外已上市的抗帕金森病药物主要包括多巴胺能药物以及非多巴胺能药物。

1. 多巴胺能药物　包括复方左旋多巴（多巴丝肼、卡左双多巴）、外周脱羧酶抑制剂（卡比多巴）、左旋多巴＋苄丝肼（美多巴）、抑制 DA 再摄取药物（金刚烷胺）、中枢 DA 受体激动剂（吡贝地尔、溴隐亭、普拉克索等）、单胺氧化酶 B 抑制剂（monoamine oxidase B Inhibitor，MAO－BI）、外周脱羧酶抑制、儿茶酚－氧位－甲基转移酶抑制剂（catechol－O－methyltransferase Inhibitor，COMT－I）。

2. 非多巴胺能药物 包括抗胆碱能药物（苯海索、金刚烷胺）、抗谷氨酸能药物和腺苷 A_2 受体拮抗剂等。

在抗帕金森病药物的使用过程中，均需要平衡疗效与不良反应。应坚持"剂量滴定"以避免产生药物急性不良反应，力求实现"尽可能以小剂量达到满意临床效果"的用药原则，可避免或降低运动并发症尤其是异动症的发生率。不同患者的用药选择需要综合考虑患者的疾病特点（是以震颤为主，还是以强直少动为主）和疾病严重度、发病年龄、就业状况、有无认知障碍、有无共病、药物可能的不良反应、患者的意愿、经济承受能力等因素。尽可能避免、推迟或减少药物的不良反应和运动并发症。抗帕金森病药物治疗时不能突然停药，特别是使用左旋多巴及大剂量多巴胺受体激动剂时，以免发生撤药恶性综合征。

（三）用药指导

帕金森病的治疗没有绝对的固定模式，因为不同患者之间的症状可有区别，对治疗的敏感性也存在差异，不同患者对治疗的需求存在不同，同一患者在不同病情阶段对治疗的需求也不尽相同。因此，在制定用药治疗方案及用药指导过程中，需注意详细了解患者的病情（疾病严重度、症状类型等）、治疗反应情况（是否有效、起效时间、作用维持时间、治疗"开"期延长和"关"期缩短时间、有无不良反应或并发症）等，既遵循指南，又体现个体化原则，以期达到更为理想的治疗效果。常用药物的用药注意事项如下：

1. 苯海索 剂量：开始一日 1～2mg，以后每 3～5 日增加 2mg，极量一日 20mg。便秘患者应权衡利弊使用。与金刚烷胺、抗胆碱药、单胺氧化酶抑制药合用时，可加强抗胆碱作用，并可发生麻痹性肠梗阻。与单胺氧化酶抑制剂合用，可导致高血压。与乙醇或其他中枢神经系统抑制药合用时，中枢抑制作用增强。与制酸药或吸附性止泻药同用时，苯海索的疗效减弱，因此，如果必须与制酸药等合用，两者至少间隔 1～2 小时。青光眼、尿潴留、前列腺肥大者禁用。

2. 左旋多巴 + 苄丝肼（多巴丝肼） 该药含复方制剂，每片含左旋多巴 200mg 与苄丝肼 50mg。首次推荐剂量为每次 1/2 片，每日三次。以后每周的日服量增加 1/2 片。直至达到适合该患者的治疗量为止。患者的有效剂量通常在每天 2～4 片之间，分 3～4 次服用。每天的服用量很少需要超过 5 片。能够使左旋多巴的最大血药浓度和 AUC 下降达 30%～50%，最好分开使用。甲氧氯普胺能提高左旋多巴的吸收速率。摄入食物可降低药物吸收的速度和程度，应尽量与食物，特别是高蛋白的食物分开服用。在应用多巴丝肼前应停用司来吉兰 2～4 周。与肾上腺素受体激动药合用时，可增加心律失常的发生率，故肾上腺素受体激动药的用量应减少。已接受抗高血压治疗的患者合用该药时，会引起症状性的直立性低血压。与异烟肼合用，可引起帕金森病的症状恶化，血压升高。避免与甲基多巴合用，可改变左旋多巴的抗帕金森病作用，并产生中枢神经系统的毒性作用，促使精神病等发作。同时甲基多巴的抗高血压作用增强。

3. 恩他卡朋 在应用恩他卡朋的最初几天可调整左旋多巴的剂量，延长给药间隔，或减少左旋多巴的次剂量。每次服用左旋多巴/多巴羧酶抑制剂时给予恩他卡朋 0.2g，每天 10 次。与司来吉兰联合使用，司来吉兰日剂量不能超过 10mg。与多巴胺激动药（如溴隐亭）、司来吉兰、金刚烷胺合用，可使多巴胺能不良反应增加，合用时应调整剂量。本品在胃肠道能与铁形成螯合物，与铁制剂的服药间隔至少应为 2～3 小时。由于恩他卡朋在体内对细胞色素 CYP450 2C9 具有亲和性，应用华法林治疗的患者开始恩他卡朋治疗时，需要监测 INR 值。肝功能损伤患者、嗜铬细胞瘤患者、有非创伤性横纹肌溶解症病史者禁用。不推荐妊娠及哺乳期妇女和 18 岁以下儿童使用。

4. 吡贝地尔 单一用药为每日 150～250mg，分 3～5 次服用。作为多巴胺治疗的补充：250mg 左旋多巴约需 50mg 吡贝地尔。餐后服药。用半杯水吞服，不要咀嚼。用药期间监测血压。与氯丙嗪合用，吡贝地尔的疗效降低。本品与精神安定药（不包括氯氮平）等多巴胺受体拮抗药作用相拮抗，两者不应合用。

5. 溴隐亭 单独治疗或与其他药物联合治疗开始后第一周，每日临睡前服用甲磺酸溴隐亭 1.25mg，每周加用剂量为 1.25mg，日剂量应分成 2~3 次服用。一般在 6~8 周之内有明显疗效。高剂量长期使用可能发生纤维化。与乙醇合用，可出现双硫仑样反应。与 H_2 受体拮抗药合用可升高血清催乳素浓度，干扰溴隐亭的作用。与左旋多巴合用可提高疗效，但应用本品 10mg，须减少左旋多巴剂量 12.5%。与其他麦角生物碱合用时，可使本药偶尔引起的高血压加重，但较为罕见，两者应避免合用。与降压药、吩噻嗪类、H_2 受体拮抗剂合用，增强合用药的心血管效应，为此合用时需监测血压。

6. 普拉克索 是有限制性瓣膜心脏病帕金森病患者的首选药物。起始剂量为每日 0.375mg，然后每 5~7 天增加一次剂量。如果患者可以耐受，应增加剂量以达到较大疗效，每天较大的剂量为 4.5mg。

7. 司来吉兰 开始剂量为早晨 5mg，逐渐增加到早晚各 5mg。如高于推荐剂量（10mg/d），则司来吉兰的 MAO-B 选择性可能会丧失，高血压风险会升高。与左旋多巴合用时，左旋多巴的作用被增强，应减少 10%~30% 的左旋多巴用量。与哌替啶合用，可造成危及生命的严重反应，应避免二者合用。与三环类抗抑郁药或 5-羟色胺再摄取抑制剂合用，会出现严重反应，甚至致命。用药期间避免从事需要精神警觉性或协调性的活动。

8. 金刚烷胺 每次 100mg，一日 1~2 次，一日最大剂量为 400mg。每日最后一次服药时间应在下午 4 时前，以避免失眠。与复方磺胺甲噁唑合用，可导致两者经肾小管分泌的量减少，增加中枢神经系统毒性，出现失眠、精神紊乱等症状。与其他抗帕金森病药、抗组胺药、吩噻嗪类药或三环类抗抑郁药合用，可增强抗胆碱作用，合用时需调整药物用量。与安定药或抗抑郁药合用，中枢神经抑制作用增强。与颠茄合用时可产生过度的抗胆碱作用。震颤麻痹患者服药超过 200mg/d 时，疗效不增，毒性渐增。服药期间应避免驾驶、高空作业等需精神集中的活动。

四、缺血性脑血管病

缺血性脑血管病（ischemic cerebrovascular disease）又称脑缺血性疾病（ischemic cerebral diseases），是一不同程度的缺血性脑血管疾病的总称，包括短暂性脑缺血发作和急性缺血性脑卒中。

（一）诊断

缺血性脑血管病评估和诊断包括：病史和体征、影像学检查、实验室检查、疾病诊断和病因分型等。

1. 短暂性脑缺血发作（transient ischemic attack，TIA） 为缺血引起的短暂性神经功能缺失，在 24 小时内完全恢复。

2. 可逆性缺血性神经功能缺失（reversible ischemic neurologic deficit，RIND） 为一种局限性神经功能缺失，持续时间超过 24 小时（与 TIA 的界限），但在 3 周内完全恢复；神经系统检查可发现阳性局灶性神经缺失体征，可能有小范围脑梗死存在。

3. 进展性卒中（progressive stroke，PS） 脑缺血症状逐渐发展和加重，超过 6 小时才达到高峰，脑内出现梗死灶，多发生于椎-基底动脉系统。

4. 完全性卒中（complete stroke，CS） 发病后数分钟到 1 小时内达到高峰，最迟不超过 6 小时（与 PS 的界限）。

5. 边缘区（分水岭区）梗死（watershedinfarction，WI） 约占脑梗死的 10%，多邻近血管分布的周边区，最明显者为 MCA 和 PCA 分区之间，也可见于小脑的主要血管（如 PICA 和 AICA）之间，尚可见与基底节区或同一母动脉的分支之间。

6. 腔隙梗死（lacunar infarction，LI） 为脑实质中单支终末穿动脉闭塞引起的直径 3~20mm 范围的脑梗死，占全部脑梗死的 12%~25%，多位于基底节区，少见于丘脑、内囊和深部白质，可没有症状或表现为卒中样症状。

其中缺血性卒中和短暂性脑缺血发作（TIA）是最常见的脑血管病类型，占比超 80%。由于 TIA 是缺血性卒中的预警信号，也是缺血性脑血管病的一个亚型，病理生理过程与缺血性卒中相似，治疗上也与缺血性卒中相似。本章后续主要介绍缺血性脑卒中的药物治疗及用药指导。

（二）药物治疗

缺血性脑卒中常用药物见表 6-5-4。

表 6-5-4　缺血性脑卒中常用药物

分类	主要药物	使用方法
溶栓	阿替普酶	0.9mg/kg，最大 90mg，静脉滴注，其中 10% 在最初 1 分钟内静脉推注，其余持续滴注 1 小时
	尿激酶	100 万~150 万 U，溶于生理盐水 100~200ml，持续静脉滴注 30 分钟
抗血小板	阿司匹林	口服，50~325mg，每日 1 次
	氯吡格雷	口服，75mg，每日 1 次
	西洛他唑	口服，100mg，每日 2 次
抗凝	低分子肝素	可使用的低分子肝素包括依诺肝素、达肝素、那曲肝素等，可根据说明书或指南使用
	华法林	口服，根据 INR 调整剂量
	利伐沙班	口服，20mg，每日 1 次
	达比加群酯	口服，110~150mg，每日 2 次
降纤	巴曲酶	首次剂量为 10BU，另二次各为 5BU，隔日 1 次，共 3 次

1. 干预危险因素的药物 缺血性脑卒中往往都是由一些基础疾病导致的，比如高血压、糖尿病、高脂血症、冠心病以及房颤。控制好以上疾病的危险因素，规范使用降压药物、降糖药物、降脂药物、他汀类药物、保护心脏的药物、预防房颤的药物。

2. 针对病因治疗的药物 动脉硬化引起的脑卒中，需要用抗血管聚集类药物，如阿司匹林、氯吡格雷、替格瑞洛进行治疗。如果是心源性的脑梗死，则需要启动抗凝治疗，包括包括普通肝素、低分子肝素、类肝素、阿加曲班及口服抗凝剂（华法林、达比加群、利伐沙班、阿哌沙班、艾多沙班）等进行干预和治疗。中枢神经系统血管炎继发的脑卒中，需要应用免疫调理性药物进行处理。

3. 辅助用药 除了常规的治疗用药之外，对于脑微循环障碍的患者可以考虑使用改善侧支循环的药物，如丁苯酞、桂哌齐特、依达拉奉等。其他辅助药物可根据临床需求针对性使用，包括但不限于营养脑细胞、改善脑代谢的吡拉西坦、胞磷胆碱钠；改善脑循环和活血化瘀的药物，如三七类等中成药。

其他如神经保护剂的应用及扩容、扩血管、降纤治疗的疗效与安全性尚需开展更多高质量临床试验进一步证实。

（三）用药指导

1. 抗血小板药物

（1）对于不符合静脉溶栓或血管内取栓适应证且无禁忌证的缺血性脑卒中患者，应在发病后尽早给予口服阿司匹林 150~300mg/d 治疗。急性期后可改为预防剂量（50~300mg/d）。

（2）溶栓治疗者，阿司匹林等抗血小板药物应在溶栓 24 小时后开始使用，如果患者存在其他特殊情况（如合并疾病），在评估获益大于风险后可以考虑在阿替普酶静脉溶栓 24 小时内使用抗血小板药物。

（3）对不能耐受阿司匹林者，可考虑选用氯吡格雷等抗血小板治疗。

（4）对于未接受静脉溶栓治疗的轻型脑卒中患者（NIHSS≤3 分），在发病 24 小时内应尽早启动双重抗血小板治疗（阿司匹林和氯吡格雷）并维持 21 日，有利于降低发病 90 日内的脑卒中复发风险，但应密切观察出血风险。

（5）血管内机械取栓后 24 小时内使用抗血小板药物替罗非班的疗效与安全性有待进一步研究，可结合患者个体化情况评估后进行决策（是否联合静脉溶栓治疗等）。

（6）当上述抗血小板药物不耐受时可以考虑使用吲哚布芬（一次 100mg、2 次/日）或西洛他唑（一次 100mg、2 次/日）等。

2. 抗凝药物

（1）对大多数急性缺血性脑卒中患者，不推荐无选择地早期进行抗凝治疗。

（2）对少数特殊的急性缺血性脑卒中患者（如放置心脏机械瓣膜）是否进行抗凝治疗，需综合评估（如病灶大小、血压控制、肝肾功能等），如出血风险较小，致残性脑栓塞风险高，可在充分沟通后谨慎选择使用。

（3）特殊情况下溶栓后还需抗凝治疗的患者，应在 24 小时后使用抗凝剂。

（4）对缺血性脑卒中同侧颈内动脉有严重狭窄者，使用急性抗凝的疗效尚待进一步研究证实。

（5）凝血酶抑制剂治疗急性缺血性脑卒中的有效性尚待更多研究进一步证实。目前这些药物只在临床研究环境中或根据个体的具体情况使用。

（6）禁忌证有消化性溃疡病史、出血倾向、血压 > 180/100mmHg、严重糖尿病和其他严重的系统疾病（如严重肝肾疾患）、临床不能除外脑出血者。

3. 他汀类药物　缺血性卒中急性期尽早启动高强度他汀类药物强化降脂治疗能改善患者预后，降低死亡率。急性缺血性脑卒中发病前服用他汀类药物的患者，可继续使用他汀类治疗。根据患者年龄、性别、脑卒中亚型、伴随疾病及耐受性等临床特征，确定他汀类药物治疗的种类及治疗的强度。

五、赛证聚焦

技能竞赛　　　　资格证书考核

> ✎ **知识链接**
>
> **神奇的金刚烷胺，历程坎坷的跨界多面手**
>
> 金刚烷胺，是一个神奇的跨界多面手，虽然发现的历史不长，但它的江湖地位也几经波折。
>
> 金刚烷胺最早用于临床流感治疗和预防的是种抗病毒药物，于 1959 年由 Setter 公司合成，Daris 教授于 1964 年意外发现金刚烷胺有抗病毒作用，1966 年美国批准为流感预防用药，开启流感的"抗病毒时代"。但由于其只能杀灭甲流 A 型病毒，作为抗病毒药物其"性能"并不优良。加之其较为严重的不良反应和耐药性的问题，目前已很少单独使用，仅用于复方抗感冒药之中，如复方氨酚烷胺胶囊。

　　峰回路转，1968 年，一位女性帕金森病患者在服用金刚烷胺治疗流感时发现其震颤、少动及肌强直症状得以改善，促使科学家们开启了金刚烷胺治疗 PD 的研究之路，经历五年的临床研究和试验，美国 FDA 于 1973 年正式批准金刚烷胺用于治疗帕金森病。但实际上，金刚烷胺在帕金森病的治疗领域内，研究的成就和临床成效却是差强人意。长久以来，一直存在着主流观点认为金刚烷胺改善帕金森病临床症状的效果不及其他药物，且一致认为该药的临床有效时间较短，不足 1 年。且随着新药的不断出现，如卡左双多巴、司来吉兰、雷沙吉兰、普拉克索、罗匹尼罗等，金刚烷胺在 PD 领域的治疗地位有所弱化。然而金刚烷胺在《中国帕金森病治疗指南》里面一直没有被忽视，第四版指南中指出对于早发型帕金森病患者，金刚烷胺仍旧有自己的一席之地。

岗位对接

【实训目的】

1. 能制定神经系统疾病的治疗方案。
2. 能审核常见神经系统疾病处方。
3. 能完成常见神经系统疾病的用药咨询、用药指导和用药宣教。

【实训准备】

结合给定的相关疾病指南，复习常见神经系统疾病概况、治疗药物，治疗原则。

【实训步骤】

1. 治疗方案设计　学生选择一个案例，评估初始治疗方案的适宜性，并设计药学监护计划。

2. 处方审核　每个学生选取 5 张处方审核，正确处方予以通过，错误处方应指出错处，同时提出医嘱修改建议及依据。

3. 用药咨询　分小组选择一个案例，设计相应岗位的情景模拟过程，由小组成员分别扮演药师和患者，模拟展示药师用药咨询过程。

4. 用药宣教　分小组针对给定情况设计用药宣教方案，并进行展示。

【实训考核】

考核内容	标准分（100分）	评分标准	得分
治疗方案评估及药学监护	20分	1. 药物品种选择与指南推荐的最佳方案相一致（5分） 2. 药物的用量用法正确（3分） 3. 给药途径正确（2分） 4. 药物疗程正确（5分） 5. 关键药学监护点正确（5）	
处方审核	30分（每张处方6分）	1. 判断正确（2分） 2. 错误点指出（2分） 3. 修改建议正确（2分）	
用药咨询	30分	1. 咨询内容设计符合岗位实际（10分） 2. 咨询内容正确（10分） 3. 药师提供咨询时表述流畅（8分） 4. 患者表达流畅（2分）	

考核内容	标准分（100 分）	评分标准	得分
用药宣教	20 分	1. 形式美观（7 分） 2. 内容适宜，有针对性，符合宣教对象认知水平（5 分） 3. 表达流畅，有感染力（8 分）	

一、治疗方案设计实训

（一）任务一

患者：严 xx，病历号：0208XX26，性别：女，年龄：58 岁，体重：58kg，身高：174cm。

科别：神经内科。

入院诊断：癫痫、肺部感染、糖尿病、低钾血症。

过敏史：无。

实验室检查：白细胞 12.6×10^9/L，中性粒细胞 80.2%，CRP 20.8mg/L，肌酐 128μmol/L，谷丙转氨酶 108U/L。血压 137/86mmHg。空腹血糖 8.9mmol/L。

训练：请为该患者设计初始药物治疗方案。

（二）任务二

患者，男性，71 岁。主诉：口角歪斜 7 小时。

现病史：患者今晨 8 时买菜时出现双下肢软，跌倒，当时头未着地，意识清，被别人扶起后发现口角流涎，伴口角歪斜，口齿不清，无恶心呕吐，无抽搐，无大小便失禁，伴反应迟钝，来医院后患者出现失语，我院头颅 CT 提示：右侧颞枕叶低密度灶。今为求进一步诊治拟"脑梗死"收入院。

病来，神清，精神软，睡眠胃纳一般，二便正常，体重无明显减轻。

体温 36.7℃，脉搏 67 次/分，呼吸 18 次/分，血压 147/94mmHg。

查体：神清，精神可，眼震阴性，眼球各项活动正常，鼻唇沟不对称，口角歪斜，伸舌居中，咽反射正常，心肺听诊无明显异常。右侧上下肢肌力 V 级，左侧 V 级，双侧跟腱反射未引出，余腱反射正常，肌张力正常，深浅感觉无殊，巴氏征阴性。

既往病史：

高血压病史 10 余年，长期口服美托洛尔缓释片 23.75mg，qd 降压治疗，平时血压控制尚可。22 年前行主动脉瓣置换术，10 年前因阑尾切除术，2 年前脑梗死，右侧颞枕叶及岛叶脑梗死，长期服用阿托伐他汀稳定斑块治疗，肢体活动恢复好，12 个月后出现继发性癫痫发作。INR：1.8。既往抑郁状态，长期口服舍曲林 25mg，qn 治疗。

既往用药史：

美托洛尔缓释片 0.5 片，qd，po；

阿托伐他汀片 10mg，qn，po；

华法林片 3mg，qd，po；

舍曲林片 25mg，qn，po。

诊断：①脑梗死；②脑梗死后遗症癫痫（继发性）；③高血压病；④风湿性心脏病主动脉瓣换瓣术后；⑤抑郁状态。

训练：请为该患者设计新的药物治疗方案。

二、处方审核实训

请对以下处方/医嘱进行点评。

处方一

处方二

三、用药指导实训

（一）任务一

患者，女性，62 岁，自诉两年前无明显诱因出现右侧肢体抖动，行动缓慢，伴颈部肌肉紧张僵硬感，后逐渐加重，来院就诊后诊断为帕金森病，医生开具了多巴丝肼片，患者有高血压病史 5 年，长期服用氨氯地平片，患者咨询是否可以同时服用，需要注意什么？请根据上述内容，进行用药咨询的情景模拟。

（二）任务二

患者，男性，67 岁，自诉 1 年半前无明显诱因出现记忆力下降，主要表现为近事记忆减退，伴有易疲乏，多疑，无谵妄、幻听及行为异常。近半年来上述症状明显加重，来院就诊后诊断为阿尔茨海默病，医生开具多奈哌齐片，患者有高血脂、冠心病、高血压病史，长期服用阿托伐他汀片、比索洛尔片、氨氯地平片，患者咨询能否一起吃？有没有副作用？

请根据上述内容，进行用药咨询的情景模拟。

（三）任务三

患者，男性，60 岁，有高血压、糖尿病史，1 年前因短暂性脑卒中入院治疗，后医生开具瑞舒伐他汀，近一次体检血脂：总胆固醇（CHO）4.85mmol/L，三酰甘油（TG）1.56mmol/L，LDL－C 3.35mmol/L，报告单上各项指标都正常，是不是可以停用瑞舒伐他汀。请根据上述内容，进行药物咨询门诊的情景模拟。

四、用药宣教实训

（一）任务一

假设您是一名基层医院的药剂师，您需要为村镇老人宣传脑卒中预防及治疗的重要性，目的是提高基层患者对脑卒中预防治疗的知晓率、治疗率和控制率，请针对性地制作一个宣教 PPT，并进行宣教。

（二）任务二

假设您是一家三甲医院的临床药师，本月您需要对本院的初诊癫痫的患者进行用药宣教，目的是提高患者用药依从性，请制作一个宣教 PPT，并进行宣教。

（三）任务三

本地区的阿尔茨海默病的知晓率、治疗率和控制率不理想，需要进行一个系列宣教活动，请设计 3 份宣传手册和 1 份宣传海报或宣传视频，协助宣传。

癫痫治疗指南《临床诊疗指南－癫痫病分册》　　阿尔茨海默病的诊疗规范（2020 年版）　　中国阿尔茨海默病痴呆诊疗指南

缺血性卒中基层诊疗指南　　　　中国帕金森病治疗指南

书网融合……

微课　　　　　　　本章小结

项目六　内分泌及代谢疾病的用药咨询与指导

PPT

学习目标

1. **掌握**　内分泌及代谢疾病的药物治疗、用药原则以及用药指导。
2. **熟悉**　内分泌及代谢疾病用药宣教的方法和途径。
3. **了解**　内分泌及代谢疾病的病因、诊断。
4. 能够制订内分泌及代谢疾病的治疗方案、审核处方以及用药宣教。
5. 培养内分泌及代谢疾病的药学服务技能。

岗位情景模拟

情景描述　患者，男性，68岁。因"发现血糖增高5年余"就诊。查体：T 36.1℃，P 87次/分，R 18次/分，BP 120/80mmHg。神志清，精神可，查体合作，问答切题。咽部无充血，扁桃体无肿大。患者有高血压病史7年，平时服用氨氯地平片5mg，qd，po，平时血压控制较可，日常血压维持在125/75mmHg左右，有高脂血症病史2年，口服阿托伐他汀钙片20mg，qd。诊断为：2型糖尿病，高血压，高脂血症。医嘱如下：

1. 二甲双胍片 500mg，tid，po
2. 阿卡波糖片 50mg，tid，po
3. 恩格列净片 10mg，qd，po
4. 氨氯地平片 5mg，qd，po
5. 阿托伐他汀钙片 20mg，qd

讨论　目前治疗方案是否合理？若不合理，请改正后给予用药指导及健康教育；若合理，请完成用药指导和健康教育。

理论知识

一、糖尿病

（一）诊断

1. 诊断标准　糖尿病是一组由多病因引起的以慢性高血糖为特征的代谢性疾病，是由于胰岛素分泌和（或）利用缺陷所引起。长期碳水化合物、脂肪、蛋白质代谢紊乱，可引起多系统损害，导致眼、肾、神经、心脏、血管等组织器官出现慢性进行性病变、功能减退及衰竭。病情严重或应激时，可发生急性严重代谢紊乱，如糖尿病酮症酸中毒、高渗高血糖综合征。根据《中国2型糖尿病防治指南》2020年版，糖尿病的诊断标准见下表6-6-1。

表 6 - 6 - 1 糖尿病的诊断标准

诊断标准	静脉血浆葡萄糖或 HbA$_{1c}$ 水平
典型糖尿病症状	
加上随机血糖	≥11.1mmol/L
或加上空腹血糖	≥7.0mmol/L
或加上 OGTT 2h 血糖	≥11.1mmol/L
或加上 HbA1c	≥6.5%
如无糖尿病典型症状者，需改日复查确认	

注：OGTT 为口服葡萄糖耐量试验；HbA1c 为糖化血红蛋白。典型糖尿病症状包括烦渴多饮、多尿、多食、不明原因体重下降；随机血糖指不考虑上次用餐时间，一天中任意时间的血糖，不能用来诊断空腹血糖受损或糖耐量减低；空腹状态指至少 8 小时没有进食热量。

2. 分类 采用 WHO 的糖尿病病因学分型体系，根据病因学证据将糖尿病分为 4 种类型，即 1 型糖尿病（diabetes mellitus type 1，T1DM）、2 型糖尿病（diabetes mellitus type 2，T2DM）、特殊类型糖尿病和妊娠期糖尿病。T1DM 包括免疫介导型和特发型 T1DM。特殊类型糖尿病包括如下几类。

（1）B 细胞功能单基因缺陷 葡萄糖激酶（GCK）基因突变；肝细胞核因子 -1α 基因突变；肝细胞核因子 -4α 基因突变；肝细胞核因子 -1β 基因突变；线粒体 DNA3243 突变；钾离子通道 KCNJ11 基因突变；染色体 6q24 印迹异常；ATP 结合盒亚家族 8 基因突变；胰岛素基因突变；WFSI 基因突变；FOXP3 基因突变；EIF2AK3 基因突变。

（2）胰岛素作用单基因缺陷。

（3）胰源性糖尿病。

（4）内分泌疾病，如库欣综合征、肢端肥大症、嗜铬细胞瘤等。

（5）药物或化学品所致的糖尿病，如糖皮质激素、某些抗肿瘤药、免疫检查点抑制剂、α - 干扰素等。

（6）感染，如先天性风疹、巨细胞病毒、腺病毒、流行性腮腺炎病毒等。

（7）不常见的免疫介导性糖尿病，如僵人综合征、胰岛素自身免疫综合征、胰岛素受体抗体等。

（8）其他与糖尿病相关的遗传综合征。

（二）药物治疗

糖尿病的药物治疗原则是控制高血糖及糖尿病的并发症，高血糖的药物治疗多基于纠正导致血糖升高的两个主要病理生理改变：胰岛素抵抗和胰岛素分泌受损。目前常用药物分为口服降糖药及胰岛素、胰高糖素样肽 -1 受体激动剂（glucagon - like peptide -1 receptor agonists，GLP - 1RA）。其中，口服降糖药主要有以下几类：双胍类，磺酰脲类，噻唑烷二酮类，格列奈类，α - 糖苷酶抑制剂，二肽基肽酶 Ⅳ 抑制剂（dipeptidyl peptidase - Ⅳ inhibitor，DPP - 4i）以及钠 - 葡萄糖协同转运蛋白 2 抑制剂（Sodium - glucose cotransporter 2 inhibitor，SGLT2i）。

1. 双胍类 代表药物是二甲双胍，该药具有多种作用机制，包括通过直接抑制肝脏的糖异生降低餐前血糖；通过提高外周组织对葡萄糖的摄取和利用，降低餐后血糖；减少小肠内葡萄糖吸收等。许多国家和国际组织制定的糖尿病诊治指南中均推荐二甲双胍作为 2 型糖尿病患者控制高血糖的一线用药和药物联合降糖中的基本用药。

2. 磺酰脲类 用于胰岛 B 细胞有一定胰岛素分泌功能的 2 型糖尿病患者。代表药物有格列本脲、格列吡嗪、格列齐特、格列喹酮、格列美脲等。这类药物最常见的不良反应为低血糖反应，如头痛、兴奋、失眠、震颤和大量出汗，严重者应静脉滴注葡萄糖液进行治疗。

3. 噻唑烷二酮类 通过提高胰岛素的敏感性而有效地控制血糖，用于 2 型糖尿病患者的治疗，代表药物有吡格列酮。吡格列酮可引起或加重充血性心力衰竭，禁止用于心功能Ⅲ～Ⅳ级的患者。

4. 格列奈类 为非磺酰脲类促胰岛素分泌的餐时血糖调节药，主要用于经饮食控制、降低体重及运动锻炼不能有效控制高血糖的 2 型糖尿病。具有起效快、作用时间短的特点，代表药物有瑞格列奈、那格列奈等。

5. α－糖苷酶抑制剂 主要用于改善餐后血糖和高胰岛素血症，代表药物有阿卡波糖、伏格列波糖。阿卡波糖应在用餐前即刻整片吞服或与前几口食物一起咀嚼服用。

6. DPP－4i 通过抑制肠降血糖素经 DPP－4 的降解，增强 GLP－1 的功能，增加胰岛素释放并降低循环中胰高血糖素水平。代表药物有西格列汀、维格列汀、利格列汀等。

7. SGLT2i 其作用机制主要是抑制肾脏近曲小管 SGLT2i 的活性，减少葡萄糖的重吸收，增加尿中葡萄糖的排泄，从而起到降低血糖的作用代表药物有恩格列净、达格列净等。

8. 胰岛素 主要用于 1 型、2 型糖尿病：①重度消瘦营养不良者；②轻中度经饮食和口服降血糖药治疗无效者；③合并严重代谢紊乱（如酮症酸中毒、高渗性昏迷或乳酸酸中毒）、重度感染、消耗性疾病（如肺结核、肝硬化）和进行性视网膜、肾、神经等病变以及急性心肌梗死、脑血管意外者；④合并妊娠、分娩及大手术者。根据来源和化学结构的不同，胰岛素可分为动物胰岛素、人胰岛素和胰岛素类似物。常见代表药物有低精蛋白锌胰岛素、精蛋白锌胰岛素、预混胰岛素、胰岛素类似物如门冬胰岛素、甘精胰岛素、德谷胰岛素等。

9. GLP－1RA 通过模拟内源性人 GLP－1，活化 GLP－1 受体，增加细胞内的环腺苷酸，导致血糖浓度升高时机体分泌胰岛素，还以胰岛素依赖性的方式促进胰高血糖素分泌减少，引起胃排空延迟，故可降低进入循环的餐后血糖比例。代表药物有利拉鲁肽、度拉糖肽和司美格鲁肽等。

2 型糖尿病综合控制目标和高血糖的治疗路径要点：生活方式干预和二甲双胍为 2 型糖尿病患者高血糖的一线治疗；生活方式干预是 2 型糖尿病的基础治疗措施，应贯穿于治疗的始终；若无禁忌证，二甲双胍应一直保留在糖尿病的药物治疗方案中。一种降糖药治疗血糖不达标者，应采用 2 种甚至 3 种不同作用机制的药物联合治疗，也可加用胰岛素。无论 HbA1c 水平是否达标，2 型糖尿病患者合并 AS-CVD 高风险、心力衰竭或慢性肾病，建议首先联合有心血管疾病和慢性肾脏病获益证据的 GLP－1RA 或 SGLT2i。

✎ **知识链接**

司美格鲁肽的诞生

2014 年 2 月 28 日，丹麦首都哥本哈根大学医学院的演讲厅里座无虚席，一场特殊的医学科学博士学位论文答辩正在进行。在讲台上演讲的是罗蒂·比耶尔·克努森（Lotte Bjerre Knudsen），是诺和诺德的一名科学家。

罗蒂长期参与胰高血糖素样肽－1 受体激动剂药物研发取得了突破性的进展：2 型糖尿病新药利拉鲁肽在 2009 年成功获批上市。在利拉鲁肽的基础上，开发每周使用一次的 GLP－1 受体激动剂。

经过药物化学团队的艰苦努力与系统性的筛选，研究人员终于找到了化合物 217，将它推选为临床候选药物。化合物 217 是一个新型的 GLP－1 类似物，在小鼠中半衰期长达 48 小时，并且在达到亚稳态时血浆浓度的高峰值与低谷值的比例较低，适合长效药物的开发。化合物 217 在人体内的半衰期约为 160 小时，而且高峰值与低谷值的差距很小，在体内代谢的浓度变化曲线平缓，非常适合开发成每周一次注射药物。法语的"一周"是"semaine"，就这样，药物名"司美格鲁肽"（semaglutide）诞生了。它有标准的 7 天半衰期，一周给药一次，患者血药浓度平稳。

（三）用药指导

T1DM 患者因胰岛 B 细胞被大量破坏，导致体内胰岛素缺乏，必须应用胰岛素治疗来控制血糖，维持生命。T2DM 患者虽然不需要胰岛素来维持生命，但由于口服降糖药的失效和出现口服降糖药使用的禁忌证时，也需要使用胰岛素来控制高血糖，以减少糖尿病急、慢性并发症发生的可能。胰岛素治疗应尽可能发挥患者自身作用，恢复生理性胰岛素分泌模式，正确掌握开始胰岛素治疗的时机，选择简便易行的治疗方案，避免和减少低血糖的发作。胰岛素剂量应根据空腹血糖、三餐前血糖、三餐后 2 小时血糖及临睡前的变化进行调整，每次增减以 2~4U 为宜。

口服降糖药物主要用于 T2DM 的治疗。T2DM 是一种进展性疾病，糖尿病的医学营养治疗和运动治疗是控制 T2DM 高血糖的基本措施。在饮食和运动不能使用血糖达标时，应采用包括口服药物治疗在内的药物治疗。常用降糖药物用法用量见表 6-6-2。

表 6-6-2　常用降糖药物使用方法

降糖药物		常用剂量	建议使用方法
双胍类	二甲双胍	1500~2000mg/d	餐后口服，2~3 次/日
磺酰脲类	格列齐特	30~60mg/d	餐前 15~30 分钟口服，1~2 次/日
	格列吡嗪	20~30mg/d	餐前 15~30 分钟口服，2~3 次/日
	格列美脲	1~2mg/d	餐前 15~30 分钟口服，1 次/日
噻唑烷二酮类	吡格列酮	15~45mg/d	早餐前服用，1 次/日
格列奈类	瑞格列奈	1~1.5mg/d	餐前服用，3 次/日
	那格列奈	60~120mg/d	餐前 1~15 分钟以内服用，3 次/日
α-糖苷酶抑制剂	阿卡波糖	200~300mg/d	用餐前即刻整片吞服或与前几口食物一起咀嚼服用，3 次/日
	伏格列波糖	0.4~0.6mg/d	餐前口服，3 次/日
DPP-4i	西格列汀	50~100mg/d	可与或不与食物同服，1 次/日
	维格列汀	100mg/d	可以餐时服用也可以非餐时服用，1~2 次/日
	利格列汀	5mg/d	餐时或非餐时均可服用，1 次/日
SGLT2i	恩格列净	10~25mg/d	空腹或进食后给药，1 次/日
	达格列净	5~10mg/d	早晨服用，1 次/日
GLP-1RA	利拉鲁肽注射液	0.6~1.8mg/d	1 次/日，皮下注射
	度拉糖肽注射液	0.75~1.5mg	每周一次，皮下注射
	司美格鲁肽注射液	0.25~1mg	每周一次，皮下注射

降糖药的不良反应主要是低血糖和胃肠道反应。

1. 低血糖　接受降糖治疗的糖尿病患者只要血糖水平≤3.9mmol/L 就属于低血糖。低血糖是患者使用降糖药的主要风险，尤其是胰岛素和磺酰脲类降糖药，监测血糖，警惕低血糖发作。患者应常规随身备用碳水化合物类食品，一旦发生低血糖，立即食用。此外也需要注意 α-葡萄糖苷酶抑制剂所致的低血糖，蔗糖无效，需服用葡萄糖解救。严重低血糖或反复低血糖，应调整糖尿病的治疗方案，并调整控制血糖控制目标。

2. 胃肠道反应　是口服降糖药的常见不良反应，主要表现是恶心、呕吐、食欲减退、腹痛、腹泻等，多数症状轻微，一般可耐受，常在用药早期出现，随治疗持续可逐渐减轻。减少此类不良反应的方法是从小剂量开始逐渐加量，若不良反应频繁出现或较严重，应调整用药方案。

注意事项：①二甲双胍为 2 型糖尿病患者控制高血糖的一线用药和药物联合中的基本用药；②磺脲类药物、格列奈类药物、α-糖苷酶抑制剂、噻唑烷二酮类、DPP-4i、SGLT2i、GLP-1RA 和胰岛素是主要的联合用药；③2 型糖尿病患者 HbA1c 不达标时可根据低血糖风险、体重、经济条件、药物可及性等因素选择联用药物；④无论 HbA1c 水平是否达标，2 型糖尿病患者合并 ASCVD、ASCVD 高风险、心力衰竭或慢性肾病，建议首先联合有心血管疾病和慢性肾脏病获益证据的 GLP－1 受体激动剂或 SGLT2 抑制剂。

二、甲状腺疾病

甲状腺是人体内十分重要的内分泌器官。它分泌的甲状腺激素对生长、分化、发育和保持代谢平衡具有极其重要的作用。甲状腺的功能受到下丘脑－腺垂体－甲状腺轴的调节，而下丘脑又受脑的其他部位的功能控制。

（一）甲状腺功能亢进症的诊断

1. 诊断标准　甲状腺功能亢进症指甲状腺腺体不适当地持续合成和分泌过多甲状腺激素而引起的内分泌疾病，简称甲亢。

2. 分类　按照发病部位和病因可分为原发性甲亢和中枢性甲亢。原发性甲亢属于甲状腺腺体本身病变，包括自身免疫性甲亢——毒性弥漫性甲状腺肿（Graves）、多结节性毒性甲状腺肿、甲状腺自主高功能腺瘤、碘甲亢。而中枢性甲亢又称为垂体性甲亢，是由于垂体促甲状腺激素肿瘤分泌过多 TSH 所致甲亢。在甲亢分类中，以 Graves 病为最多见，约占所有甲亢的 80%。

按照甲亢程度可分为临床甲亢和亚临床甲亢。临床甲亢的甲状腺功能特点是血清促甲状腺激素（thyroid stimulating hormone，TSH）降低，总甲状腺素（total thyroxine，TT4）、游离甲状腺素（free thyroxine，FT4）、总三碘甲状腺原氨酸（total triiodothyronine，TT3）、游离三碘甲状腺原氨酸（free triiodothyronine，FT3）升高；亚临床甲亢仅血清 TSH 降低，甲状腺激素水平正常。

（二）甲状腺功能减退症诊断

1. 诊断标准　甲状腺功能减退症简称甲减，是由于甲状腺激素合成分泌减少或组织作用减弱导致的全身代谢减低综合征。

2. 分类

（1）根据病变发生的部位分类　原发性甲减亦称甲状腺性甲减，最常见。由于甲状腺体本身病变如自身免疫、甲状腺手术和甲状腺功能亢进症（甲亢）^{131}I 治疗所致的甲减；中枢性甲减是垂体性和（或）下丘脑性甲减的统称，少见；甲状腺激素抵抗综合征属常染色体显性遗传病。

（2）根据病变的原因分类　自身免疫性甲减、药物性甲减、^{131}I 治疗后甲减、甲状腺手术后甲减等。

（3）根据甲状腺功能减低的程度分类　分为临床甲减和亚临床甲减。

（4）根据甲减发生的年龄分类　成年型甲减、幼年型甲减和新生儿甲减。

（三）药物治疗

甲状腺疾病的药物治疗原则是控制疾病症状，目前临床上常用左甲状腺素钠用于甲状腺功能低下的替代疗法。甲亢的药物治疗为抗甲状腺药物，主要有甲巯咪唑（methimazole，MMI）和丙硫氧嘧啶（propylthiouracil，PTU）。

1. 左甲状腺素钠　是治疗甲状腺功能减退的主要替代药物。该药替代治疗的起始剂量及随访间期可因病人的年龄、体重、心脏情况以及甲减的病程和程度而不同，一般应从小剂量开始。

2. 抗甲状腺药　硫脲类是最常用的抗甲状腺药，可分为：①硫氧嘧啶类，包括甲硫氧嘧啶和丙硫氧嘧啶；②咪唑类，包括甲巯咪唑和卡比马唑。硫脲类抗甲状腺药物通过抑制甲状腺内过氧化物酶，从而阻碍甲状腺素合成。硫氧嘧啶类抑制甲状腺激素合成作用强于咪唑类。硫脲类抗甲状腺药还可抑制 T4 在外周组织中脱碘生成 T3，丙硫氧嘧啶能迅速控制血清中生物活性较强的 T3，故在重症甲亢、甲状腺危象时，丙硫氧嘧啶为首选，而甲巯咪唑的这种作用相对较弱。

3. 碘及碘化物　不同剂量碘化物对甲状腺功能可产生不同作用。小剂量碘是合成甲状腺激素的原料，可预防单纯性甲状腺肿。大剂量碘有抗甲状腺作用。碘剂适应证为甲状腺次全切除准备、甲状腺危象、严重甲状腺毒症心脏病、甲亢患者接受急诊外科手术。大剂量碘剂的抗甲状腺作用快而强。

（四）用药指导

目前针对甲亢的治疗主要采用以下 3 种方式：①抗甲状腺药物；②^{131}I 治疗；③甲状腺次全切除手术。甲亢治疗目的在于控制甲亢症状，使血清中甲状腺激素水平降到正常，促进免疫监护的正常化。抗甲状腺药物（ATD）以硫脲类药物为主，β 受体拮抗剂辅助对症治疗，起到迅速控制症状的作用。甲减是终身性疾病，需长期甲状腺素维持治疗。早期轻型以口服甲状腺片或左甲状腺素为主。中晚期重型患者除补充甲状腺素外，需对症治疗如升压、给氧、输液、控制感染、控制心力衰竭等。常见口服治疗甲状腺疾病的药物用法用量见表 6 - 6 - 3。

表 6 - 6 - 3　常用口服治疗甲状腺疾病药物用法用量

药物	常见用法用量
左甲状腺素钠	口服给药： 1. 甲状腺肿（甲状腺功能正常）、甲状腺肿切除术后预防甲状腺肿复发：一次 75 ~ 200μg，一日 1 次 2. 甲状腺功能减退：起始剂量为一次 25 ~ 50μg，一日 1 次。可每 2 ~ 4 周增加 25 ~ 50μg，直至维持剂量。维持剂量为一次 100 ~ 200μg，一日 1 次 3. 甲状腺功能亢进的辅助治疗：一次 50 ~ 100μg，一日 1 次 4. 甲状腺癌术后的抑制治疗：一次 150 ~ 300μg，一日 1 次 5. 甲状腺抑制试验：一次 200μg，一日 1 次
甲状腺素	口服，开始每日 10 ~ 20mg，逐渐增加；维持量一般每日 40 ~ 120mg，少数患者需每日 160mg
甲巯咪唑	通常服用本品可在餐后用适量液体整片送服。初始剂量为一日 20 ~ 40mg，分 1 ~ 2 次服用。如病情在 2 ~ 6 周得到改善，可逐步减量至维持剂量。用药 1 ~ 2 年内的剂量为一日 2.5 ~ 10mg，早餐后顿服。必要时可与甲状腺激素同服。病情严重患者，可适当增加剂量。保守治疗的疗程通常为 6 个月至 2 年（平均 1 年）
丙硫氧嘧啶	用于治疗成人甲状腺功能亢进症： 1. 开始剂量一般为每天 300mg，视病情轻重介于 150 ~ 400mg，分次口服，一日最大量 600mg 2. 病情控制后逐渐减量，维持量每天 50 ~ 150mg，视病情调整
普奈洛尔	口服，用于 1. 甲状腺功能亢进：10 ~ 20mg/次，3 次/日 2. 甲状腺危象：60 ~ 80mg/次，1 次/4 小时 3. 甲亢术前准备：口服，20 ~ 40mg/次，1 次/6 小时

（五）不良反应监测

1. 丙硫氧嘧啶　少数患者会出现中性粒细胞减少和肝损伤，需要定期监测，必要时停药。使用过程中出现发烧或黄疸相关症状，需尽快就医检查。丙硫氧嘧啶对胎儿致畸风险低于甲巯咪唑，所以妊娠早期首选丙硫氧嘧啶，但使用剂量需要尽量控制在较低水平。

2. 甲巯咪唑　少数患者可能出现粒细胞缺乏，停药后可恢复。也有肝损伤风险，建议治疗初期前 3 个月，每月做一次肝功能检查。若出现厌食、恶心、皮肤黄染等症状，需尽快就医。

三、骨质疏松症

（一）诊断

骨质疏松症（osteoporosis，OP）是最常见的骨骼疾病，是一种以骨量低，骨组织微结构损坏，导致骨脆性增加，易发生骨折为特征的全身性骨病。

（二）分类

骨质疏松症分为原发性和继发性两大类，可发于任何年龄。原发性骨质疏松症包括绝经后骨质疏松症、老年性骨质疏松症和特发性骨质疏松症（包括青少年型）。绝经后骨质疏松症一般发生在女性绝经后 5～10 年内；老年性骨质疏松症一般指 70 岁以后发生的骨质疏松；特发性骨质疏松症主要发生在青少年，病因未明。继发性骨质疏松症指由任何影响骨代谢的疾病和（或）药物及其他明确病因导致的骨质疏松。

（三）药物治疗

抗骨质疏松药物有多种，其主要作用机制也有所不同。或以抑制骨吸收为主、或以促进骨形成为主，也有一些多重作用机制的药物。临床上抗骨质疏松药物的疗效判断应当包括是否能提高骨量和骨质量，最终降低骨折风险。骨质疏松症的治疗药物主要有三大类，一类为骨吸收抑制药，如双磷酸盐、降钙素、雌激素和选择性雌激素受体调节药；另一类为骨形成促进剂，如甲状旁腺激素、氟化物、合成类固醇；第三类为基本补充剂，如钙剂、维生素 D、活性维生素 D 及其衍生物。目前已出现新型抗骨质疏松药物，如锶盐、地诺单抗、骨保护素等，此外，中医药疗法也逐渐成为治疗该病和联合治疗的新手段。

1. 双膦酸盐　双膦酸盐能够特异性结合到骨重建活跃的骨表面，抑制破骨细胞功能，从而抑制骨吸收。目前用于防治骨质疏松症的双膦酸盐主要包括阿仑膦酸钠、唑来膦酸、利塞膦酸钠、伊班膦酸钠等。

2. 选择性雌激素受体调节剂　雷洛昔芬为选择性雌激素受体调节剂，该药对骨骼和部分对胆固醇代谢发挥类雌激素作用，抑制骨吸收，增加骨密度，降低椎体骨折发生的风险。

3. 降钙素类　降钙素是一种甲状腺滤泡旁细胞分泌的钙调节激素，能抑制破骨细胞的生物活性，减少破骨细胞数量，减少骨量丢失并增加骨量。降钙素类药物还可以明显缓解骨痛，对骨质疏松症及其骨折引起的骨痛有效。目前降钙素类有两种：依降钙素和鲑降钙素。

4. 绝经激素治疗　绝经激素治疗类药物能抑制骨转换，减少骨丢失。临床研究已证明包括雌激素补充疗法和雌、孕激素补充疗法，能减少骨丢失，降低骨质疏松性椎体、非椎体及髋部骨折的风险，是防治绝经后骨质疏松症的有效治疗措施。

5. 甲状旁腺类似物　是当前促骨形成的代表性药物，国内已经上市的是特立帕肽。特立帕肽是重组人甲状旁腺素氨基端 1～34 活性片段，适用于有骨折高发风险的绝经后妇女骨质疏松症的治疗。

6. 活性维生素 D 及其类似物　目前国内用于治疗骨质疏松症的活性维生素 D 及其类似物有 1α - 羟维生素 D_3（α - 骨化醇）和 1,25 - 二羟基维生素 D_3（骨化三醇）两种。活性维生素 D 及其类似物更适用于老年人、肾功能减退以及 1α - 羟化酶缺乏或减少的患者，具有提高骨密度、减少跌倒、降低骨折风险的作用。

7. 钙剂　适量的钙可减缓骨丢失，改善骨矿化，对绝经后妇女和老年性骨质疏松症患者有益。绝经后妇女和老年人每日钙摄入推荐量为 1000mg。

目前常用的治疗骨质疏松的口服钙剂主要为碳酸钙 D_3 片。碳酸钙 D_3 片为复方制剂，两者合用可改善钙和磷的代谢，维生素 D 促进钙、磷吸收并对骨质形成有重要作用。

8. 维生素 K 类（四烯甲萘醌）　四烯甲萘醌是维生素 K_2 的一种同型物，可促进骨形成，并有一定抑制骨吸收的作用，能够轻度增加骨质疏松症患者的骨量。

9. 锶盐 锶是人体必需的微量元素之一，参与人体多种生理功能和生化效应。雷奈酸锶是合成锶盐，体外实验和临床研究均证实雷奈酸锶可同时作用于成骨细胞和破骨细胞，具有抑制骨吸收和促进骨形成的双重作用，可降低椎体和非椎体骨折的发生风险。

（四）用药指导

1. 阿仑膦酸钠 阿仑膦酸钠必须在早晨第 1 次进食、喝饮料或应用其他药物治疗之前的至少半小时，用 200~300ml 白水送服，其他饮料（包括矿泉水）、食物和一些药物可能降低其吸收。并且患者在服药后至少 30 分钟之内和当天第 1 次进食前应避免躺卧，以减少食管不良反应的发生风险。常见不良反应包括胃肠道不良反应（上腹疼痛、反酸等）和上消化道黏膜局部刺激（食管炎、食管溃疡和食管糜烂），一般可耐受，无法耐受者及时就医。

2. 鲑降钙素有注射液和鼻喷剂两种剂型。治疗骨质疏松时，用法用量为：鲑降钙素鼻喷剂，每次 1 鼻喷（200IU），每日或隔日 1 次；鲑降钙素注射剂，每次 50/100IU，每日 1 次，皮下或肌内注射。鲑降钙素在临床连续使用时间一般不超过 3 个月。降钙素总体安全性良好，少数患者有面部潮红、恶心等不良反应，停药后可消除。

临床常用治疗骨质疏松症的药物用法用量见表 6-6-4。

表 6-6-4 常用治疗骨质疏松症的药物用法用量

药物名称	用法用量
阿仑膦酸钠	1. 阿仑膦酸钠片：70mg 每周 1 次，口服或 10mg 每日 1 次，口服 2. 阿仑膦酸钠 D_3 片：阿仑膦酸钠肠溶片 70mg + 维生素 D_3 2800IU 或 5600IU 的复合片剂 1 片，每周 1 次，口服
唑来膦酸	治疗绝经后妇女的骨质疏松、变形性骨炎：推荐剂量 5mg/次，静脉滴注，每年 1 次 治疗恶性肿瘤溶骨性骨转移引起的骨痛：成人每次 4mg，用 100ml 0.9% 氯化钠注射液或 5% 葡萄糖注射液稀释后静脉滴注，滴注时间不少于 15 分钟。每 3~4 周给药一次
鲑降钙素	鲑降钙素鼻喷剂：每次 1 鼻喷（200IU），每日或隔日 1 次。鲑降钙素注射剂：50/100IU 每日 1 次，皮下或肌内注射
雷洛昔芬	雷洛昔芬片，60mg 每日 1 次，口服
特立帕肽	特立帕肽注射制剂，20μg 每日 1 次，皮下注射
雷奈酸锶	雷奈酸锶干混悬剂，2g 每晚 1 次，餐后 2 小时服用
α - 骨化醇	α - 骨化醇胶囊，0.25~1.0μg 每日 1 次口服
骨化三醇	骨化三醇胶囊，0.25μg 每日 1~2 次，口服或 0.5μg 每日 1 次，口服
四烯甲萘醌	四烯甲萘醌胶囊，15mg 每日 3 次，餐后口服

四、痛风

（一）诊断

无论男性还是女性，非同日 2 次血尿酸水平超过 420μmol/L 称之为高尿酸血症。血尿酸超过其在血液或组织液中的饱和度可在关节局部形成尿酸钠晶体并沉积，诱发局部炎症反应和组织破坏，即痛风。痛风的诊断推荐采用 2015 年美国风湿病学会/欧洲抗风湿联盟的分类标准，工作组以关节滑囊或痛风结节中找到单钠尿酸盐结晶为诊断痛风的金标准。无症状高尿酸血症患者，关节超声、双能 CT 或 X 线发现尿酸钠晶体沉积和（或）痛风性骨侵蚀可作为亚临床痛风的诊断依据。

（二）药物治疗

痛风自然病程可分为无症状期、急性发作期、间歇发作期、慢性痛风石病变期。药物治疗原则是：①迅速缓解和消除急性发作症状；②预防急性关节炎复发；③纠正高尿酸血症，促使组织中沉积的尿酸盐晶体溶解，并防止新晶体形成，从而逆转和治愈痛风；④治疗其他伴发疾病。

调整生活方式和饮食结构是药物治疗的基础，如①避免高嘌呤饮食；②对于肥胖者，建议采用低热量、平衡膳食、增加运动量，以保持理想体质量；③严格戒饮各种酒类，尤其是啤酒；④每日多饮水以保持适当尿量。必要时可选择手术治疗，以提高生活质量。痛风的药物治疗应按照临床分期进行，并遵循个体化原则。

1. 非甾体抗炎药（nonsteroidal antiinflammatory drugs，NSAIDs）　NSAIDs 通过抑制环氧化酶（cyclooxygenase - 1 和 cyclooxygenase - 2，COX - 1 和 COX - 2）阻断花生四烯酸转化为前列腺素，从而达到抗炎和镇痛作用。可分为：①非选择性 COX 抑制剂：如吲哚美辛、双氯芬酸钠等；②选择性 COX - 2 抑制剂：如塞来昔布、依托考昔等。

2. 秋水仙碱　秋水仙碱可阻止趋化因子释放和有丝分裂纺锤体形成，抑制微管的形成，也可对粒细胞的活动起到非常好的影响，有特异性消炎作用，是治疗痛风急性发作的传统药物。

3. 糖皮质激素　糖皮质激素能抑制炎性渗出、炎性递质释放、减轻关节充血水肿，适合于症状严重或反复发作的痛风患者。常用药物包括复方倍他米松、醋酸泼尼松等。

4. 抑制尿酸合成药　别嘌醇及其体内代谢产物氧嘌呤醇对黄嘌呤氧化酶有很强的抑制作用，可以阻止黄嘌呤和次黄嘌呤代谢为尿酸，从而减少尿酸的生成。非布司他是新型非嘌呤类选择性黄嘌呤氧化酶抑制剂，用于治疗具有痛风症状的高尿酸血症。

5. 促进尿酸排泄药　这类药物通过抑制肾小管中尿酸的重吸收，增加尿酸的排出，从而降低血中尿酸的水平，防止尿酸形成结晶沉积，也有助于尿酸结晶重新溶解，如苯溴马隆。

（三）用药指导

1. 秋水仙碱　治疗痛风性关节炎的急性发作，预防复发性痛风性关节炎的急性发作。急性期：成人常用量为每 1～2 小时口服 0.5～1mg，直至关节症状缓解，或出现腹泻或呕吐，达到治疗量一般为 3～5mg，24 小时内不宜超过 6mg，停服 72 小时后一日量为 0.5～1.5mg，分次服用，共 7 天。预防：一日 0.5～1.0mg，分次服用。孕妇及哺乳期妇女禁用，服药期间及停药以后数周内不得妊娠。秋水仙碱可发生腹泻，腹泻后需立即停药，停药腹泻可自行好转，如果持续腹泻，需止泻治疗。

2. 别嘌醇　成人常用初始剂量一次 50mg，一日 1～2 次，每周可递增 50～100mg，增至 200～300mg/d，分 2～3 次服。日最大量不得超过 600mg。儿童治疗继发性高尿酸血症常用量：6 岁以内每次 50mg，一日 1～3 次；6～10 岁，一次 100mg，一日 1～3 次。孕妇及哺乳期妇女禁用。与排尿酸药合用可加强疗效，不宜与铁剂同服。虽然其疗效显著、价格低廉，但在中国人群中使用应特别关注别嘌醇的超敏反应。一旦发生，致死率高达 30%。已证实，别嘌醇超敏反应的发生与 HLA - B * 5801 存在明显相关性，因此，对于 HLA - B * 5801 阳性患者，国内外指南均不推荐使用别嘌醇。

3. 苯溴马隆　成人每次口服 50mg，每日一次，早餐后服用。用药 1～3 周检查血清尿酸，在后续治疗中，成人和 14 岁以上的年轻人每日 50～100mg（1～2 片）。禁用于中至重度肾功能损害者及患有肾结石的患者。少数患者会出现肝功能损害，一旦出现黄疸相关症状，应立即停药。

4. 非布司他　口服推荐剂量为 40mg 或 80mg，每日一次。推荐非布司他片的起始剂量为 40mg，每日一次。如果 2 周后血尿酸水平仍不低于 6mg/dl（约 360μmol/L），建议剂量增至 80mg，每日一次。给药时，无需考虑食物和抗酸剂的影响。在合并心脑血管疾病的老年人中应谨慎使用，并密切关注心血管事件。

五、赛证聚焦

技能竞赛　　　　　资格证书考核

岗位对接

【实训目的】

1. 能制定内分泌及代谢疾病的治疗方案。

2. 能审核常见内分泌及代谢系统疾病处方。

3. 能完成常见内分泌及代谢系统疾病的用药咨询、用药指导和用药宣教。

【实训准备】

结合给定的相关疾病指南，复习常见内分泌疾病概况、治疗药物，治疗原则。

【实训步骤】

1. 治疗方案设计　学生选择一个案例，设计出最佳治疗方案。

2. 处方审核　每个学生选取 5 张处方审核，正确处方予以通过，错误处方应指出错处和建议修改方案。

3. 用药咨询　分小组选择一个案例，设计相应岗位的情景模拟过程，由小组成员分别扮演药师和患者，模拟展示药师用药咨询过程。

4. 用药宣教　分小组针对给定情况设计用药宣教方案，并进行展示。

【实训考核】

考核内容	标准分（100分）	评分标准	得分
治疗方案设计	20分	1. 药物品种选择与指南推荐的最佳方案一致（10分） 2. 药物的用量用法正确（3分） 3. 给药途径正确（2分） 4. 药物疗程正确（5分）	
处方审核	30分	1. 判断正确（2分） 2. 错误点指出（2分） 3. 修改建议正确（2分）	
用药咨询	30分	1. 咨询内容设计符合岗位实际（10分） 2. 咨询内容正确（10分） 3. 药师提供咨询时表述流畅（8分） 4. 患者表达流畅（2分）	
用药宣教	20分	1. 形式美观（7分） 2. 内容适宜，有针对性，符合宣教对象认知水平（5分） 3. 表达流畅，有感染力（8分）	

一、治疗方案设计实训

（一）任务一

患者，男性，68 岁，身高 174cm，体重 63kg。因"发现血糖升高 3 个月余"就诊。患者 3 月前体检测量空腹血糖 15.1mmol/L，予饮食运动调整，未接受药物治疗。近 2 周患者自觉多饮多尿，患者既往有"高血压"史 2 年，经正规治疗，现服用苯磺酸氨氯地平片 5mg，qd，目前血压稳定。否认吸烟史，否认药物过敏史。体检：神清，一般情况可，呼吸平稳，随机血糖 16.3mmol/L，血压 128/80mmHg，心率 78 次/分，律齐，未闻及杂音。其它体检未发现异常。

　　就诊后，予相关血液检查：糖化血红蛋白 9.3%，肝肾功能，眼底检查，心电图、心脏彩超、颈动脉 B 超、腹部 B 超等检查未发现明显异常。

　　训练：请为该患者制定完整的药物治疗方案（药品品种、用量用法、用药途径，疗程，注意事项）。

（二）任务二

　　患者，女性，25 岁。因"心慌手抖 1 个月余"就诊。经甲状腺 B 超检查，甲状腺功能测定后确诊为甲状腺功能亢进症。否认吸烟史，否认药物过敏史，否认妊娠。体检：神清，一般情况可，呼吸平稳，心率 107 次/分，律齐，未闻及杂音。双下肢不肿。其它体检未发现异常。

　　训练：请为该患者制定完整的药物治疗方案（药品品种、用量用法、用药途径，疗程，注意事项）。

（三）任务三

　　患者，男性，81 岁。因"双足关节红肿热痛 3 个月余"就诊。检查提示血尿酸 517μmol/L，诊断为：痛风性关节炎急性发作，高尿酸血症。患者既往有"糖尿病"史 10 年。目前接受二甲双胍片 500mg，tid，po 治疗，目前血糖控制一般。否认吸烟史，否认药物过敏史。体检：神清，精神差，心率 75 次/分，律不齐，两肺呼吸音粗，可闻及少量湿啰音。

　　其他血液检查及颈动脉 B 超、腹部 B 超等检查，未见明显异常。

　　训练：请为该患者制定完整的药物治疗方案（药品品种、用量用法、用药途径，疗程，注意事项）。

二、处方审核实训

请对以下处方进行点评：

处方一	处方二	处方三	处方四	处方五
处方六	处方七	处方八	处方九	处方十

三、用药指导实训

（一）任务一

　　患者体检时首次发现空腹尿酸 430μmol/L，前来咨询是不是要吃治疗痛风药？请根据上述内容，进行用药咨询的情景模拟。

（二）任务二

　　患者，女性，20 岁，体检时发现甲状腺功能亢进。医生建议服用甲巯咪唑片及普萘洛尔片，患者前来咨询是否可以不用药或者这两个药如何具体服用？请根据上述内容，进行用药咨询的情景模拟。

（三）任务三

患者，女性，70 岁，经 OGTT 实验后确诊为糖尿病，既往有高血压病史 10 年，医生要求长期服用阿司匹林、二甲双胍、格列美脲、氨氯地平等药。患者按医嘱服药后出现腹泻，夜间低血糖等现象。就诊后医生停用格列美脲，改为西格列汀，患者要求医生保证用药不会出现不良反应，无法达成一致后，医生将其转诊至药物咨询门诊。请根据上述内容，进行药物咨询门诊的情景模拟。

四、用药宣教实训

（一）任务一

假设您是一位基层医院的药剂师，您需要为村镇人群宣传痛风治疗的重要性，目的是提高基层患者对痛风的知晓率、治疗率和控制率，请针对性地制作一个宣教 PPT，并进行宣教。

（二）任务二

假设您是一位三甲医院的临床药师，本月您需要对本院的骨质疏松患者进行用药宣教，目的是提高患者用药依从性，请制作一个宣教 PPT，并进行宣教。

（三）任务三

本地区的 2 型糖尿病治疗率和控制率不理想，需要进行一个系列宣教活动，请设计 3 份宣传手册和 1 份宣传海报或宣传视频，协助宣传。

中国 2 型糖尿病防治指南　　　　甲状腺功能亢进症和其他原因所致　　　　甲状腺功能减退症指南
　　　　　　　　　　　　　　　　甲状腺毒症诊治指南

原发性骨质疏松症诊疗指南　　　　中国高尿酸血症与痛风诊疗指南

书网融合……

微课　　　　本章小结

项目七　血液系统常见疾病的用药咨询与指导

学习目标

1. **掌握**　血液系统疾病的药物治疗、用药原则以及用药指导。
2. **熟悉**　血液系统疾病用药宣教的方法和途径。
3. **了解**　血液系统疾病的病因、诊断。
4. 能够制订血液系统疾病的治疗方案、审核处方以及用药宣教。
5. 培养血液系统疾病的药学服务技能。

岗位情景模拟

情景描述　患者，女性，51 岁。因"右髋关节置换术后右小腿肿胀 1 周，进行性加重"入院。查体：T 37.3℃，P 92 次/分，R 31 次/分，BP 116/85mmHg。右膝关节以下重度肿胀，皮肤发亮，皮温稍高，轻压痛，右足部感觉、运动、血运可。凝血功能示：纤维蛋白原 5.24mg/L，D - 二聚体 1.67mg/L。患者一个月前在我院行右髋关节置换术，术后 7 天下床拄拐行走，积极功能锻炼。诊断：下肢静脉血栓。

医嘱如下：利伐沙班片　　15mg，qd，po（餐时服用）

　　　　　塞来昔布胶囊　200mg，bid，po

讨论　目前治疗方案是否合理？若不合理，请改正后给予用药指导及健康教育；若合理，请完成用药指导和健康教育。

理论知识

一、贫血

（一）诊断

1. 诊断标准　在海平面地区，成年男性血红蛋白（hemoglobin，Hb）< 120g/L，成年女性（非妊娠）Hb < 110g/L，孕妇 Hb < 100g/L。

2. 分类　基于不同的临床特点，贫血有不同的分类。按贫血进展速度分为急、慢性贫血；按红细胞形态分为大细胞贫血、正常细胞贫血和小细胞低色素性贫血，见表 6 - 7 - 1；按血红蛋白浓度分为轻度、中度、重度、极重度贫血，见表 6 - 7 - 2；按骨髓红系增生情况分为增生不良性贫血（如再生障碍性贫血）和增生性贫血（如缺铁性贫血、巨幼细胞贫血、溶血性贫血）。

表 6 - 7 - 1　贫血的细胞学分类

类型	MCV (fl)	MCHC (%)	常见疾病
大细胞性贫血	>100	32～35	巨幼细胞贫血、伴网织红细胞大量增生的溶血性贫血、骨髓增生异常综合征、肝脏疾病
正常细胞性贫血	80～100	32～35	再生障碍性贫血、纯红细胞再生障碍性贫血、溶血性贫血、骨髓病性贫血、急性失血性贫血
小细胞低色素性贫血	<80	<32	缺铁性贫血、铁粒幼细胞性贫血、珠蛋白生成障碍性贫血

注：MCV，红细胞平均体积；MCHC，红细胞平均血红蛋白浓度。

表 6 - 7 - 2　贫血的严重度划分标准

贫血严重程度	轻度	中度	重度	极重度
血红蛋白浓度	>90g/L	60～90g/L	30～59g/L	<30g/L

（二）药物治疗

贫血治疗药物包括：缺铁性贫血（iron depletion，ID）补铁治疗；巨幼细胞贫血（megaloblastic anemia，MA）补充叶酸或维生素 B_{12}；再生障碍性贫血（aplastic anemia，AA）采用免疫抑制剂，如抗淋巴/胸腺细胞球蛋白、环孢素及促造血治疗，如雄激素、促红细胞生成素（EPO）、粒 - 单系集落刺激因子（GM - CSF）、粒系集落刺激因子（G - GSF）。

1. 铁剂　铁是人体不可缺少的元素，是构成血红蛋白、肌红蛋白及多种酶的重要成分。铁剂可用于缺铁性贫血、肾性贫血、围手术期贫血、肿瘤相关性贫血等。治疗性铁剂分为无机铁和有机铁，按给药途径又可分为口服铁和静脉铁。口服铁剂中，无机铁以硫酸亚铁为代表，有机铁包括富马酸亚铁、葡萄糖酸亚铁、琥珀酸亚铁、多糖铁复合物、蛋白琥珀酸铁。静脉铁剂有低分子右旋糖酐铁、蔗糖铁、葡萄糖酸亚铁、纳米氧化铁、羧基麦芽糖铁、异麦芽糖酐铁等。

2. 巨幼细胞贫血治疗药物　巨幼细胞贫血多数是由叶酸或维生素 B_{12} 缺乏导致细胞核脱氧核糖核酸合成障碍所引起的贫血。根据缺乏的相应物质补充叶酸或维生素 B_{12}。叶酸缺乏所致巨幼细胞贫血，可选择叶酸、亚叶酸钙；维生素$_{12}$缺乏所致巨幼细胞贫血，可选择维生素 B_{12}、腺苷钴胺。

3. 抗淋巴/胸腺细胞球蛋白（ALG/ATG）　人淋巴细胞或胸腺细胞免疫马、兔、猪等动物所得抗淋巴细胞血清中提纯的 IgG 制剂。适用于无人类淋巴细胞抗原（HLA）相合同胞供者的重型或极重型再生障碍性贫血患者，输血依赖的非重型再生障碍性贫血患者，环孢素治疗 6 个月无效患者。目前临床应用较广泛的包括兔源 ALG/ATG、马源 ALG/ATG、猪源 ALG/ATG。

4. 环孢素（CsA）　属于钙调磷酸酶抑制剂，选择性抑制 T 细胞增殖活化。适用于全部再生障碍性贫血，可以与 ALG/ATG 联合用于重型再生障碍性贫血。

5. 促造血治疗　包括雄激素、促红细胞生成素（EPO）、粒 - 单系集落刺激因子（GM - CSF）、粒系集落刺激因子（G - GSF）。雄激素可以刺激骨髓红系造血，是再生障碍性贫血治疗的基础促造血用药，常用药物包括司坦唑醇、十一酸睾酮、达那唑、丙酸睾酮。GM - CSF、G - CSF、EPO 配合免疫抑制剂使用可发挥促造血作用。

（三）用药指导

1. 铁剂　补铁治疗需考虑患者 Hb 水平、口服铁剂耐受性和影响铁吸收的合并症等。口服铁剂建议餐后服用，以减轻胃肠道刺激症状，夜间睡前服用有利于铁剂吸收。口服铁剂中二价铁溶解度大，易被人体吸收，与维生素 C 片（>0.2g/次）同服可促进铁的吸收，与制酸药同服应至少间隔 2 小时。口服铁剂期间避免饮用浓茶、咖啡，避免与四环素、喹诺酮类等同服，避免降低铁的吸收率。常用口服铁剂用法用量见表6-7-3。静脉铁剂适用于口服铁剂无效或不能耐受、胃肠吸收障碍、慢性病贫血、感染、持续性失血等。

表6-7-3　常用口服铁剂服用方法

常用口服铁剂	用法用量	给药时间
硫酸亚铁	60mg/次，3次/d	餐后
富马酸亚铁	60~120mg/次，3次/d	餐时或餐后
葡萄糖酸亚铁	300~600mg/次，3次/d	餐时或餐后
琥珀酸亚铁	100~200mg/次，2次/d	餐时或餐后
蛋白琥珀酸铁口服溶液	40mg/次，2次/d	餐前
多糖铁复合物	300mg/次，1次/d	无要求

2. 巨幼细胞贫血治疗药物　巨幼细胞贫血治疗前应确定患者缺乏两者中何种物质及其程度后再行治疗。如因维生素 B_{12} 缺乏引起巨幼细胞贫血，只能用维生素 B_{12}，或维生素 B_{12} 和叶酸的联合用药，不能单用叶酸，否则会加重神经系统症状。长期大剂量服用叶酸可出现胃肠道反应，尿液可呈黄色。当口服叶酸治疗效果不佳或存在胃肠道吸收障碍者，可肌内注射亚叶酸钙。维生素 B_{12} 肌内注射，不可静脉注射，亦可导致过敏反应甚至过敏性休克。腺苷钴胺为体内维生素 B_{12} 活性辅酶形式之一，见光不稳定，溶解后需尽快使用。具体用法用量见表6-7-4。

表6-7-4　巨幼细胞贫血常用治疗药物服用方法

药品	用法用量	给药途径
叶酸	5~10mg/次，3次/日	po
亚叶酸钙	1mg/次，1次/日	im
维生素 B_{12}	25~100μg/次，1次/日	im 或 po
	或50~200μg/次，隔天1次	im 或 po
腺苷钴胺	0.5~1.5mg/次，1次/日	im
	0.5~1.5mg/次，3次/日	po

3. 抗淋巴/胸腺细胞球蛋白（ALG/ATG）　兔源 ALG/ATG 剂量 3~4mg/(kg·d)，猪源 ALG/ATG 剂量 20~30mg/(kg·d)。ALG/ATG 需连用5天，用药前需做过敏试验，用药时应用糖皮质激素预防过敏反应，静脉滴注速度不宜过快，每日静脉输注 12~18 小时。急性期不良反应包括超敏反应、发热、僵直、皮疹、液体潴留、血流动力学不稳定、血小板减少等。用药期间需维持血小板 $> 10 \times 10^9/L$。

4. 环孢素（CsA）　环孢素联合 ALG/ATG 用于重型巨幼细胞贫血时，CsA 剂量根据血药浓度监测结果进行动态调整，可以与 ALG/ATG 同时应用，或停用糖皮质激素后，即 ALG/ATG 开始后 4 周使用。临床应根据药物浓度及疗效调整 CsA 剂量，成人目标血清谷浓度 100~200μg/L，儿童 100~150μg/L。

5. 雄激素　常用有四种：司坦唑醇片，一般 2mg，每日 3 次；十一酸睾酮胶丸或软胶囊，一般 40~80mg，每日 3 次；达那唑胶囊，一般 0.2g，每日 3 次；丙酸睾酮注射液，一般 100mg/d 肌注。疗程和剂量应视疗效和不良反应调整。雄激素常见不良反应包括男性化、肝损、水钠潴留等，用药期间应定期监测肝功能、血压。

6. 造血生长因子　GM-CSF 和 G-CSF 用于巨幼细胞贫血剂量为 5μg/(kg·d)。EPO 常用 50~100U/(kg·d)。一般在免疫抑制治疗重型再生障碍型贫血使用，剂量可酌减，维持 3 个月以上为宜。

二、出血性疾病

（一）原发免疫性血小板减少症

1. 诊断

（1）诊断标准　原发免疫性血小板减少症（primary immune thrombocytopenia，ITP）是一种获得性自身免疫性出血性疾病，以无明确诱因的孤立性外周血小板计数减少为主要特点。ITP 的诊断是排他性诊断，须除外其他原因所致血小板减少。除详细询问病史和细致体检外，其余诊断要点包括：

①至少连续 2 次血常规检查示血小板计数减少，外周血涂片镜检血细胞形态无明显异常。

②脾脏一般不增大。

③骨髓检查：巨核细胞增多或正常，伴成熟障碍。

④需排除其他继发性血小板减少症，如自身免疫性疾病、甲状腺疾病、再生障碍性贫血、药物性免疫性血小板减少、脾功能亢进等。

⑤诊断 ITP 的特殊实验室检查：血小板糖蛋白特异性自身抗体，可鉴别免疫性与非免疫性血小板减少，但不能区分原发与继发免疫性血小板减少；血清血小板生成素水平测定，有助于鉴别 ITP 和骨髓衰竭疾病。

（2）分期与分级　分期：依据病程长短，ITP 分为以下三期。

①新诊断的 ITP：确诊后 3 个月以内的患者；

②持续性 ITP：确诊后 3～12 个月血小板持续减少的患者，包括未自发缓解和停止治疗后不能维持完全缓解的患者；

③慢性 ITP：血小板持续减少超过 12 个月的患者。

分级：根据疾病严重程度，ITP 分为以下两级。

①重症 ITP：血小板计数 $< 10 \times 10^9/L$ 伴活动性出血，或出血评分 ≥5 分。（出血评分见表 6-7-5）

②难治性 ITP：对一线治疗药物、二线治疗中的促血小板生成药物及利妥昔单抗治疗均无效，或脾切除无效/术后复发，进行诊断再评估仍确诊为 ITP 患者。

表 6-7-5　成人原发免疫性血小板减少症出血评分系统

分值	年龄（岁）		皮下出血 瘀点/瘀斑/血肿		黏膜出血 鼻腔/齿龈/口腔血疱/结膜			深部器官出血			
								肺、胃肠道、泌尿生殖系统			中枢神经系统
	≥65	≥75	头面部	其他部位	偶发、可止	多发、难止	伴贫血	无贫血	伴贫血	危及生命	
1	✓			✓							
2		✓	✓		✓						
3						✓		✓			
5							✓		✓		
8										✓	✓

注：ITP 患者的出血评分 = 年龄评分 + 出血症状评分（所有出血症状找那个最高的分值）。

2. 药物治疗

ITP 一线治疗药物包括糖皮质激素和静脉输注丙种球蛋白，二线治疗药物包括促血小板生成药物、利妥昔单抗，三线治疗药物包括全反式维甲酸、达那唑，地西他滨、硫唑嘌呤、环孢素、长春碱类等。

（1）糖皮质激素　通过减少自身抗体生成及减轻抗原抗体反应，抑制单核 - 巨噬细胞系统对血小板的破坏，改善毛细血管通透性，刺激骨髓造血及血小板向外周血的释放等发挥作用。常用药物泼尼松、地塞米松。

（2）静脉输注丙种球蛋白（IVIg）　通过封闭单核巨噬细胞 FC 受体，阻断抗体依赖细胞毒作用的细胞效应，增加 IgG 分级代谢率，增加抗血小板 IgG 清除率等机制提升血小板计数。主要用于紧急治疗，糖皮质激素不耐受或有禁忌症患者，妊娠或分娩前。

（3）促血小板生成药物　一般用于糖皮质激素治疗无效或难治性 ITP 患者。主要包括重组人血小板生成素（recombinant human thrombopoietin, rhTPO）、血小板生成素（thrombopoietin, TPO）拟肽罗米司汀以及非肽类 TPO 类似物艾曲波帕等。

（4）利妥昔单抗　利妥昔单抗是一种 CD20 单克隆抗体，能结合 B 细胞表面的 CD20 分子，并通过补体依赖性细胞毒作用及抗体依赖性细胞介导的细胞毒作用等导致细胞溶解，从而达到清除 B 细胞、减少自身抗体生成的目的。

（5）联合用药　rhTPO 联合利妥昔单抗作为二线治疗，可用于对糖皮质激素无效或复发的 ITP 患者。三线治疗可以选择全反式维甲酸联合达那唑。

3. 用药指导

（1）糖皮质激素　常用泼尼松 1mg/（kg·d）（最大剂量 80mg/d，分次或顿服），起效后尽快减量，6~8 周内停用，减停后不能维持疗效患者考虑二线治疗。如需维持治疗，泼尼松剂量不宜超过 5mg/d，2 周内泼尼松治疗无效者应尽快减停。也可使用大剂量地塞米松 40mg/d 连用 4 天，口服或静脉给药，无效或复发患者可重复 1 个周期。

长期使用糖皮质激素可引起高血压、高血糖、胃黏膜损伤、骨质疏松、股骨头坏死、电解质紊乱、库欣综合征等不良反应，治疗过程中注意监测血压、血糖、血电解质水平，注意预防感染和消化道溃疡，还需注意糖皮质激素对精神健康的影响。长期用药不可突然停药，应逐渐减停，以免出现撤药反应。

（2）静脉输注丙种球蛋白（IVIg）　常用剂量 400mg/（kg·d）×5d 或 1g/（kg·d）×（1~2）d。IgA 缺乏和肾功能不全者慎用。丙种球蛋白注射后可干扰活疫苗如麻疹疫苗、流行性腮腺炎疫苗、风疹疫苗、水痘疫苗的免疫应答。

（3）促血小板生成药物　此类药物耐受性良好，副作用轻微，于 1~2 周起效，有效率达 60% 以上，停药后不能维持疗效，需进行个体化维持治疗。①rhTPO：300U/（kg·d）×14d，皮下注射给药，治疗有效者行个体化维持治疗。若治疗 14d 仍未起效应停药。②艾曲波帕：25mg/d 空腹顿服，治疗 2 周无效者加量至 50mg/d（最大剂量 75mg/d），进行个体化药物调整，维持血小板计数 ≥50×10^9/L。最大剂量应用 2~4 周无效者停药。对于 1 种促血小板生成药物无效或不耐受者，更换其他促血小板生成药物或采用序贯疗法可能使患者获益。

（4）利妥昔单抗　ITP 二线治疗选择之一。有效率 50% 左右，长期反应率 20%~25%。常用给药方案有两种：①标准剂量方案：375mg/m² 静脉滴注，每周 1 次，共 4 次，通常在首次用药后 4~8 周内起效。②小剂量方案：100mg 静脉滴注，每周 1 次，共 4 次，或 375mg/m² 静脉滴注 1 次，起效时间较长。利妥昔单抗不可静脉推注，须稀释后静脉滴注。该药可引起输液反应，建议使用糖皮质激素、抗组胺药以降低输液反应发生率和严重程度。利妥昔单抗禁用于活动性乙型肝炎患者，育龄期妇女治疗期间及治疗后至少 12 个月采取有效避孕措施。

三、血栓性疾病

血栓形成（Thrombosis）是指在一定条件下，血液有形成分在血管内（多数为小血管）形成栓子，造成血管部分或完全堵塞、相应部位血供障碍的病理过程。血栓栓塞（thromboembolism）是血栓由形成部位脱落，随血流移动的过程中部分或全部堵塞某些血管，引起相应组织和（或）器官缺血、缺氧、坏死及淤血、水肿的病理过程。以上两种病理过程所引起的疾病，称为血栓性疾病。

（一）诊断

1. 诊断标准 血栓性疾病诊断要点包括以下内容。

（1）存在血栓形成的高危因素，如动脉粥样硬化、糖尿病、肾病、恶性肿瘤、妊娠、易栓症、长期使用避孕药、近期手术及创伤等。

（2）各种血栓形成及栓塞的症状、体征。

（3）影像学检查，临床上以彩色多普勒血流成像最常用，其他如血管造影术、CT 血管成像及 MR 血管成像。

（4）血液学检查。

2. 分类 按血栓组成成分可分为血小板血栓、红细胞血栓、纤维蛋白血栓、混合血栓等；按发生血栓形成的血管类型可分为静脉血栓栓塞性疾病（肺栓塞、深静脉血栓）和动脉血栓栓塞性疾病（急性冠状动脉综合征、心房颤动、动脉缺血发作、脑卒中等）。

（二）药物治疗

根据血栓形成发生的部位和时程，采取不同的治疗措施。对于新近形成的血栓可使用溶栓药物溶栓治疗，静脉血栓以抗凝药物抗凝治疗为主，动脉血栓需要抗血小板药物持续抗血小板治疗。

1. 溶栓药物 为内源性或外源性纤维酶原激活剂，直接或间接激活纤维酶原，使其转化为纤维溶酶，纤溶酶能降解血栓中的纤维蛋白，从而溶解血栓。根据溶栓药物是否选择性作用于纤维蛋白（原）分为两类：①非特异性纤溶酶原激活剂：链激酶、尿激酶；②特异性纤溶酶原激活剂：组织型纤溶酶原激活剂（rt‑PA）、瑞替普酶。

2. 抗凝药物 通过抑制凝血酶或凝血因子活化，阻止血液凝固而防止血栓形成，通常用于房颤、外周静脉血栓、人工机械瓣膜置换术后、肺栓塞、弥散性血管内凝血（DIC）等。抗凝药物根据作用机制不同，分为四类：①凝血酶间接抑制剂：肝素、低分子肝素（依诺肝素钠、那曲肝素钙、达肝素钠）；②维生素 K 拮抗剂：华法林；③凝血酶直接抑制剂：比伐卢定、阿加曲班、达比加群酯；④Xa 直接抑制剂：利伐沙班、阿哌沙班、艾多沙班、阿加曲班；⑤Xa 因子间接抑制剂：磺达肝葵钠。

3. 抗血小板药物 主要是通过抑制血小板的活化来阻止血小板参与血栓的形成，通常用于冠心病、周围动脉疾病、缺血性脑血管病等。抗血小板药物根据作用机制不同，分为四类：①血小板环氧化酶 COX‑1 抑制剂：阿司匹林；②P2Y12 受体抑制剂：氯吡格雷、普拉格雷、替格瑞洛、坎格瑞洛；③糖蛋白 Ⅱb/Ⅲa 抑制剂：阿昔单抗、替罗非班、埃替非巴肽；④磷酸二酯酶抑制剂：双嘧达莫、西洛他唑。

4. 联合用药 对于不同的血栓性疾病，在需要同时解决动脉血栓和静脉血栓问题的情况下，应采用抗血小板和抗凝治疗的联合方案。如冠状动脉粥样硬化性心脏病包括非 ST 段抬高的急性心肌梗死（NSTEMI）以及 ST 段抬高的急性心肌梗死（STEMI）患者、房颤合并冠心病的患者等。

（三）用药指导

1. 溶栓药物 链激酶、尿激酶为非特异性纤溶酶原激活剂，不具有纤维蛋白特异性，可导致全身纤溶亢进，引起严重出血。链激酶具有一定的免疫原性，部分患者输注时可引起过敏反应。尿激酶没有免疫原性，不引起过敏反应，但血管开通率较低。阿替普酶和瑞替普酶为特异性纤溶酶原激活剂，选择性激活血栓中与纤维蛋白结合的纤溶酶原，其溶栓治疗的血管再通率高，对全身纤溶活性影响较小，出血风险低。阿替普酶用法见"模块六中的缺血性脑血管病项"。瑞替普酶是阿替普酶衍生物，半衰期较 rt‑PA 延长，15~18 分钟，可通过静脉推注直接给药。

2. 华法林　华法林起效慢，需连服4~5天后达到最大疗效，停用后5~7天其抗凝作用才完全消失。如需快速抗凝，给予肝素或低分子肝素与华法林重叠应用5天以上，当国际标准化比值（international normalized ratioHemoglobin，INR）达标后可停用肝素。我国人群华法林起始剂量1.5~3mg/d，根据INR调整剂量，华法林最佳抗凝强度INR 2.0~3.0，治疗初期需每天或隔天监测INR，当INR达到目标值且华法林剂量相对固定后，可数天至每周监测1次，根据情况可延长至每4周监测。一旦出现严重出血，需立即停用华法林，使用维生素K$_1$拮抗。华法林与许多食物、药物存在相互作用，饮食需相对固定，需关注药物间相互作用。

> 📎 **知识链接**
>
> 从灭鼠药到抗凝药，华法林的华丽转身
>
> 20世纪20年代，加拿大和美国北部农场主发现，许多牛羊出现外伤或小小的手术后，都会流血不止而死去，经调查研究发现是发霉的甜三叶草引起，命名为"甜三叶草病"。
>
> 1941年，美国威斯康辛大学Link等从发霉的干草中分离并人工合成了这种引起流血的物质，命名"双香豆素"。因为二战期间美国鼠患严重，Link又对双香豆素结构进行改进合成了苄丙酮香豆素，命名为"华法林"，并于1948年作为灭鼠药上市。
>
> 1951年，一名美国士兵服下灭鼠药（华法林）企图自杀，被发现送至医院，意外经维生素K治疗后完全康复。医生自此发现华法林足够安全，维生素K是其解毒药，于是1954年美国FDA批准华法林用于临床抗凝。
>
> 1955年，美国总统埃森威尔突发心梗，口服华法林后转危为安，从此，口服抗凝药的历史进入了华法林时代。

3. 普通肝素　普通肝素剂量差异较大，使用时必须监测。通常首先静脉给予80U/kg负荷剂量，之后以18U/（kg·h）静脉泵入，以后每4~6小时根据APTT调整剂量，使其延长至正常值的1.5~2.5倍，治疗达到稳定水平后，可改为每日1次测定APTT。普通肝素可引起血小板减少（HIT）、骨质疏松，使用期间注意监测血小板计数和骨密度。肝素治疗的患者若出现严重出血，应立即停用，严重者可用硫酸鱼精蛋白中和，硫酸鱼精蛋白1~1.5mg可中和1mg肝素。

4. 低分子肝素（LMWH）　低分子肝素是由普通肝素经酶解或化学解聚而成。低分子肝素半衰期较长，皮下注射使用方便，一般情况下无需监测凝血指标，HIT发生率低于普通肝素。各种低分子肝素类药物使用剂量各异，同一低分子肝素用药目的不同用量亦有差异，具体见表6-7-6，不同低分子肝素之间剂量不能相互转换。对于高度出血危险患者、严重肾功能不全患者，应该选择普通肝素而非低分子肝素。

表6-7-6　低分子肝素不同适应证及用法用量

适应症	低分子肝素		
	依诺肝素钠	那曲肝素钙	达肝素钠
VTE预防（外科患者）			
中度血栓风险	2000AxaIU 或 4000AxaIU，qd，皮下注射	2850IU，qd，皮下注射	术前1~2h 2500IU，术后2500IU，qd，皮下注射
高度血栓风险	4000AxaIU，qd，皮下注射	38IU/kg，qd×3d，术后第4d调整为57IU/kg，qd，皮下注射	术前晚间皮下注射5000IU，术后每晚2500IU皮下注射
VTE预防（内科患者）	4000AxaIU，qd，皮下注射		

续表

适应症	低分子肝素		
	依诺肝素钠	那曲肝素钙	达肝素钠
VTE 治疗	150AxaIU/kg，qd 或 100AxaIU/kg，bid，皮下注射	85IU/kg，q12h，皮下注射	200IU/kg，qd 或 100IU/kg，bid，皮下注射
不稳定型心绞痛、非 Q 波心梗	100AxaIU/kg，q12h，皮下注射	86IU/kg，q12h，皮下注射	120IU/kg，bid（最大剂量 10000IU/12h），皮下注射
血液透析预防体外循环血凝块形成	100AxaIU/kg	65IU/kg	透析时间 <4h：静脉快速注射 5000IU；透析时间 ≥4h：静脉快注射 30~40IU/kg，继之 10~15 IU/（kg·h）静脉输注
急性 ST 段抬高型心肌梗死，与溶栓剂联用或同时与 PCI 联用	初始静脉注射 3000AxaIU 后 15min 内皮下给药 100AxaIU/kg，随后每隔 12h 皮下注射 100AxaIU/kg		

5. 磺达肝葵钠 选择性 Xa 因子抑制剂。一般 5~7.5mg 皮下注射，qd，无需监测，但由于其消除随体质量减轻而降低，对体质量 <50kg 的患者慎用。中度肾功能不全的患者（肌酐清除率 30~50ml/min）应减量 50% 使用。严重肾功能不全的患者（肌酐清除率 <30ml/min）禁用。

6. 新型口服抗凝剂（NOAC） 主要是指以 Xa 因子抑制剂（利伐沙班、阿哌沙班、艾多沙班）和直接凝血酶Ⅱa 因子抑制剂（达比加群酯）为代表的药物。NOAC 与华法林相比有以下五个特点：不需要常规监测抗凝强度；一般治疗人群不需要调整剂量；口服后吸收快，较快发挥抗凝作用；半衰期短，停药后抗凝作用消失快；不受食物影响。NOAC 并不能完全取代华法林，机械人工瓣膜、中、重度的二尖瓣狭窄（通常为风湿性）患者、严重肝肾功能不全的患者，仍是 NOACs 的禁忌，华法林为首选口服抗凝剂。肝肾功能不全患者 NOAC 选择，重度肝功能不全患者禁用所有 NOAC，中重度肝功能不全患者禁用利伐沙班；肌酐清除率 <15ml/min，禁用所有 NOAC，肌酐清除率 <30ml/min 禁用达比加群。此外，临床上应避免与利福平、伊曲康唑、伏立康唑、地塞米松等同时使用。

（1）达比加群酯 直接凝血酶抑制剂，口服后约 2h 血药浓度达峰值，抗凝起效快，半衰期长，不需要监测 INR，药物相互作用发生率低，大部分患者给予 150mg，bid，应整粒吞服，餐时或餐后服用，服药后保持直立或坐位。对于肝肾功能不全及高出血倾向患者需调整剂量。

（2）利伐沙班 Xa 因子抑制剂。对于不同的适应证，利伐沙班使用剂量不同：深静脉血栓（deep venous thrombosis，DVT）与肺栓塞（pulmonary embolism，PE）急性期治疗推荐：前三周一次 15mg，一天 2 次；之后一次 20mg，一天 1 次维持，至少 3 个月；DVT 和 PE 预防、髋膝关节置换术后抗凝推荐：一次 10mg，一天 1 次；非瓣膜性房颤患者卒中的预防推荐：一次 20mg，一天 1 次；对于高龄低体重或肌酐清除率（CrCl）15~49ml/min 的患者可使用一次 15mg，一天 1 次；合并非瓣膜性房颤患者行 PCI 术后推荐：利伐沙班一次 15mg，一天 1 次（同时联用氯吡格雷）；对于不合并抗凝指征的高血栓、低出血风险患者的行 CABG 患者或者 ACS 患者 PCI 术后延长（>12 个月）抗栓治疗：利伐沙班（一次 2.5mg，一天 2 次）联用阿司匹林（一次 75~100mg，一天 1 次））。利伐沙班片目前有三种规格：10mg、15mg、20mg，规格 10mg 利伐沙班吸收不受食物影响，可与或不与食物同服，规格 15mg、20mg 利伐沙班必须与食物同服。

7. 抗血小板药

（1）阿司匹林 心脑血管动脉粥样硬化一级预防和冠心病、外周动脉粥样硬化及缺血性脑卒中二级预防。推荐剂量 75~100mg，每天 1 次。对于急性冠脉综合征（acute coronary syndrome，ACS）患者，尽早给予 150～300mg 负荷，对于拟行 PCI 患者，术前可考虑顿服 150～300mg。常见不良反应是胃肠道不良反应。肠溶片需空腹服用。

（2）氯吡格雷　对于 ACS，若没有禁忌证，入院前即刻给予起始剂量 300～600mg，随之以 75mg/d 维持量，其中对于拟早期行 PCI 术的稳定型冠心病患者，术前至少 6h 给予 300～600mg 负荷量，以快速获得稳态血小板抑制作用。氯吡格雷经由 CYP2C19 代谢，应避免与 CYP2C19 抑制剂合用，如奥美拉唑、伏立康唑等。

（3）普拉格雷　与氯吡格雷类似，但受 CYP450 基因多态性影响小。与氯吡格雷相比，普拉格雷抗血小板作用起效快、作用强，能显著降低 ACS 患者 PCI 术后缺血性时间的风险，但严重出血率升高。普拉格雷适应证 ACS，且需要冠脉造影明确病变后才使用，用法用量：负荷量 60mg，维持量 10mg 口服，每日 1 次。对于高龄（≥75 岁）和低体重者（<60kg）可考虑将维持量降低至 5mg 每日口服，以降低出血风险，既往有脑卒中或短暂性脑缺血发作史的患者禁用。

（4）替格瑞洛　不需要经肝脏代谢，起效快，与普拉格雷类似。适应证 ACS，包括接受药物治疗或 PCI 患者。用法用量：负荷量 180mg，维持量 90mg bid 口服。与阿司匹林联合使用时，阿司匹林剂量不超过 100mg/d，有颅内自发性出血病史患者禁用。

（5）糖蛋白Ⅱb/Ⅲa 抑制剂　常用阿昔单抗、替罗非班。二者生物半衰期较短，一般在术中出现血栓、无复流或复杂病变情况下考虑使用，目前不主张在不明确冠脉解剖影像证据的情况下使用。阿昔单抗常用剂量：0.25mg/kg 静脉推注，随之 0.125μg/(kg·min) 维持静脉滴注 12 小时，术中同时应用肝素，在冠脉介入治疗前开始应用。替罗非班剂量：10～25μg/kg 静脉推注，随之 0.075～0.15μg/(kg·min) 维持 36h，可适当缩短或延长，术中须与肝素同用，肌酐清除率低于 30ml/min，用量减半。

四、白血病

（一）诊断

白血病是一类造血干祖细胞的恶性克隆性疾病，因白血病细胞自我更新增强、增殖失控、分化障碍、凋亡受阻，而停滞在细胞发育的不同阶段。在骨髓和其他造血组织中，白血病细胞大量增生累积，使正常造血受抑制并浸润其他器官和组织。

1. 分类　根据白血病细胞的分化成熟程度和自然病程，将白血病分为急性和慢性两大类。急性白血病（acute leukemia，AL）细胞分化停滞在较早阶段，多为原始细胞及早期幼稚细胞，病情进展迅速，自然病程仅几个月。慢性白血病（chronic leukemia，CL）细胞分化停滞在较晚的阶段，多为较成熟幼稚细胞和成熟细胞，病情发展缓慢，自然病程为数年。其次，根据受累的细胞系列可将 AL 分为急性淋巴细胞白血病（acute lymphocytic leukemia，ALL）和急性髓系白血病（acute myelogenous leukemia，AML）。CL 则分为慢性髓系白血病（chronic myelogenous leukemia，AML）、慢性淋巴细胞白血病（Hronic lymphocytic leukemia，CLL）及少见类型的白血病，如毛细胞白血病，幼淋巴细胞白血病等。我国 AL 比 CL 多见，其中 AML 最多，其次为 ALL、CML，CLL 少见。

2. 诊断

（1）AML 诊断标准参照 WHO 2016 造血和淋巴组织肿瘤分类标准，外周血或骨髓原始细胞≥20% 是诊断 AML 必要条件。但当患者被证实有克隆性重现性细胞遗传学异常 t（8；21）（q22；22）、inv（16）（p13q22）或 t（16；16）（p13；q22）以及 t（15；17）（q22；q12）时，即使原始细胞<20%，也应诊断为 AML。

（2）ALL 诊断采用 MICM（细胞形态学、免疫学、细胞遗传学和分子遗传学）诊断模式，诊断分型采用 WHO 2016 标准。最基本的检查包括细胞形态学、免疫表型，以保证 ALL 与 AML 等鉴别；骨髓中原始/幼稚淋巴细胞比例≥20% 才可以诊断 ALL。

（3）CML　如果患者出现白细胞增多或伴脾大，外周血可见髓系不成熟细胞，应高度怀疑 CML。存在 Ph 染色体和（或）BCR-ABL 融合基因阳性是诊断 CML 的必要条件。

（4）CLL　达到以下 3 项标准可以诊断：①外周血单克隆 B 淋巴细胞计数≥5×10^9/L；②外周血涂片特征性的表现为小的、形态成熟的淋巴细胞显著增多，其细胞质少、核致密、核仁不明显、染色质部分聚集，并易见涂抹细胞；外周血淋巴细胞中不典型淋巴细胞及幼稚淋巴细胞<55%；③典型的流式细胞术免疫表型：CD19$^+$、CD5$^+$、CD23$^+$、CD200$^+$、CD10$^-$、FMC7$^-$、CD43$^+$；表面免疫球蛋白（sIg）、CD20 及 CD79b 弱表达（dim）。

（二）药物治疗

白血病治疗药物包括传统化疗药和靶向治疗药物。传统化疗药包括抗代谢药、烷化剂、植物药、抗肿瘤抗生素等。靶向治疗药物包括酪氨酸激酶抑制剂、布鲁顿酪氨酸激酶抑制剂、B 细胞淋巴瘤 2（BCL-2）抑制剂、抗 CD20 单抗等。

1. 抗代谢药　抗代谢药的化学结构与体内某些代谢物相似，可与代谢所需的酶竞争性结合，抑制酶的功能，或作为伪代谢物渗入 DNA 或 RNA 中，形成假的无功能的生物大分子，干扰核酸、蛋白质的生物合成和利用，导致肿瘤细胞死亡。根据作用原理分为：①胸苷酸合成酶抑制剂，阿糖胞苷；②嘌呤核苷酸互变抑制剂，6-巯基嘌呤（6-MP）、硫鸟嘌呤；③二氢叶酸还原酶抑制剂，甲氨蝶呤；④核苷酸还原酶抑制剂，羟基脲。

2. 烷化剂　化学活性高，可产生带正电的碳离子中间体，与细胞中许多具有亲核作用物质形成共价键，使细胞中核酸、蛋白质、酶上的氨基、羟基以及嘌呤基等烷基化，从而改变其结构和功能，使细胞分裂增殖受抑制或引起细胞死亡。白血病治疗中常用的烷化剂包括氮芥类（环磷酰胺、苯丁酸氮芥）和烷基磺酸类（白消安）。

3. 抗肿瘤植物药　主要有长春碱类（长春碱、长春新碱）、三尖杉酯碱类（三尖杉酯碱、高三尖杉酯碱）。长春碱类是从长春花中提取的一类二聚吲哚类生物碱，通过干扰细胞周期的有丝分裂组织细胞的增殖。三尖杉酯碱是从三尖杉及其同属植物中提取的生物碱，通过干扰蛋白合成发挥作用。

4. 抗肿瘤抗生素　由链霉菌和少数放线菌自然产生，能够破坏肿瘤细胞 DNA 结构或抑制 DNA 功能的化合物。如蒽环类（柔红霉素、多柔比星、阿霉素等）。

5. 其他类　门冬酰胺酶通过干扰蛋白合成发挥作用。

6. 酪氨酸激酶抑制剂（TKI）　有效阻断酪氨酸激酶活性，抑制细胞信号传导，从而达到抑制肿瘤细胞生长和增殖的效果。目前有三代，第一代 TKI 多为单靶点，代表药物伊马替尼、厄洛替尼等；第二代 TKI 代表药物尼洛替尼、达沙替尼、博舒替尼、拉多替尼等；第三代 TKI 代表药物普纳替尼。

7. 布鲁顿酪氨酸激酶抑制剂（BTKI）　通过抑制肿瘤细胞复制和转移所需的布鲁顿酪氨酸激酶的活性发挥抗肿瘤作用。代表药物伊布替尼、阿卡替尼、泽布替尼等。伊布替尼是全球最早上市的第一代 BTKI，阿卡替尼是高选择性、不可逆的第二代 BTKI，泽布替尼是我国自主研发的新一代 BTKI。

8. 抗 CD20 单抗　特异性结合 B 细胞表面跨膜蛋白 CD20，通过抗体依赖细胞介导的细胞毒作用和补体依赖的细胞毒作用两种途径杀伤 CD20 阳性的 B 淋巴细胞。利妥昔单抗是第一代抗 CD20 单克隆抗体，奥法木单抗是第二代抗 CD20 单克隆抗体，奥妥珠单抗是第三代抗 CD20 单克隆抗体。

9. BCL-2 抑制剂　选择性与 BCL-2 结合，诱导内源性凋亡途径杀伤肿瘤细胞正常死亡。维奈托克是第一个 BCL－2 选择性 BH3 类似物。

（三）用药指导

1. 化疗药　化疗药的细胞毒性，会产生骨髓抑制、胃肠道反应、肝肾毒性、心脏毒性、神经毒性等不良反应。蒽环类药物对心脏的损伤具有明显的剂量－效应关系，其所致心脏毒性与累积剂量密切相关。

2. 酪氨酸激酶抑制剂　TKI 常见不良反应包括除血液学毒性之外，主要包括消化道不良反应、皮疹、水肿及浆膜腔积液、肝功能异常、低磷血症、头痛乏力等。还有一些少见但严重的不良反应需要警惕，如伊马替尼相关的充血性心力衰竭；达沙替尼相关的消化道出血、肺动脉高压、QT 间期延长；尼洛替尼相关的外周动脉闭塞性疾病、PT 延长；普纳替尼相关的胰腺炎、动静脉血栓等。TKI 生物利用度高，半衰期较长，血药浓度达峰时间短，口服给药，每日 1～2 次，使用方便，依从性高。因食物对生物利用度影响程度不同，不同 TKI 服药时间要求不同，如伊马替尼、博舒替尼进餐时服用，达沙替尼、普纳替尼进餐时或空腹服用，尼洛替尼、氟马替尼空腹整粒顿服。TKI 均经肝脏代谢，中重度肝功能异常时应减量或停药，需关注药物间相互作用。

（1）伊马替尼　伊马替尼在进餐时服用，服药时饮用大杯水，避免饮用葡萄柚汁。推荐剂量 400 或 600mg/次，每日一次或 400mg/次，每日两次。轻中度肝功能不全推荐使用最小剂量 400mg/d。肾功能不全一般不需要调整剂量。伊马替尼是 CYP3A4 底物，避免与 CYP3A4 抑制剂或诱导剂同服。

（2）达沙替尼　Ph 染色体阳性（Ph＋）慢性期 CML 患者推荐起始剂量 100mg/次，每日一次，服药时间应固定。Ph＋加速期、急变期 CML 患者推荐起始剂量 70mg/次，每日两次，分别于早晚服用。达沙替尼片剂不得压碎或切割，必须整片吞服，可与食物同服或空腹服用，不应与葡萄柚或葡萄汁一起服用。轻、中、重度肝功能不全者可接受推荐的起始剂量。常见不良反应包括中性粒细胞减少、血小板减少、贫血、胸腔积液、头痛、腹泻、疲劳等，少数有肺动脉高压。达沙替尼是 CYP3A4 底物和抑制剂，与其他通过 CYP3A4 代谢或影响 CYP3A4 活性的药物联用会出现相互作用。

3. 布鲁顿酪氨酸激酶抑制剂（BTKI）　BTKI 常见不良反应包括头痛、心房颤动、高血压、腹泻、血小板减少、中性粒细胞减少、感染、出血事件、肌肉骨骼疼痛等。治疗期间应密切监测血细胞计数，治疗初期前 3 个月可每个月复查一次，后期可每 3 个月复查一次。BTKI 主要经肝脏 CYP3A4 代谢，需关注饮食、药物（CYP3A4 抑制剂或诱导剂）对其代谢的影响。进食对 BTKI 吸收干扰小，餐前餐后服用均可。

（1）伊布替尼　每天固定时间服药，用水整粒送服，不得与葡萄柚汁同服。单药治疗 CLL/SLL 推荐剂量 420mg/d。轻度肝功能不全需调整剂量，中重度肝功能不全不建议服用。育龄期妇女在治疗期间及停药后至少 1 个月采取有效避孕措施。男性在治疗期间及治疗结束后 3 个月内避免生育。主要通过细胞色素 CYP3A4 代谢，避免与中效、强效 CYP3A4 抑制剂合用。

（2）泽布替尼　每天固定时间服药，用水整粒送服，餐前餐后服用均可。推荐剂量 160mg/次，每日两次。与 CYP3A4 抑制剂或诱导剂合用时需调整剂量。轻中度肝功能不全、肾功能不全者无需调整剂量，重度肝功能不全推荐剂量 80mg/次，每日两次。

4. 抗 CD20 单抗　抗 CD20 单抗常见不良反应为输注反应，通常发生在首剂，后期再给药逐渐降低。利妥昔单抗输液反应发生率最高。随着 CD20 治疗的进行，体内血清免疫球蛋白水平逐渐下降，因此患者启动抗 CD20 单抗药物前，需对感染相关风险进行全面评估、筛查和早期诊断，如乙型肝炎病毒、丙型肝炎病毒、结核分枝杆菌感染筛查等。

（1）利妥昔单抗（RTX）　最常见不良反应为输液反应，尤其首次输注时，应在输注前 30～120 分钟内，接受解热镇痛药或抗组胺药，以减少输注反应的严重性。此外，还有乙型肝炎病毒再激活、严重皮肤反应等罕见不良事件。RTX 禁用于乙型肝炎病毒活动期、严重活动性感染或免疫应答严重损害、严重心力衰竭患者，妊娠期间禁止 RTX 与甲氨蝶呤联合用药。RTX 用于 CLL 用法用量：第一个周期第 1 天静脉输注 $375mg/m^2$（对于第一个周期，在 FC 化疗前 1 天给药），然后在后续周期的第 1 天静脉注射 $500mg/m^2$（与 FC 化疗同一天给药）重复一个周期 28 天 ×6 个周期。

（2）奥法木单抗　根据不同适应症，奥法木单抗用量不同。对于未经治疗的 CLL 患者：奥法木单抗联合苯丁酸氮芥，推荐在第一周期时，第 1 天用量 300mg，第 8 天用量 1000mg，28 天为一周期，随后的周期内，第 1 天用量 1000mg，至少用药 3~12 个周期；复发性 CLL 患者：第一天用量 300mg，第 8 天用量 1000mg，28 天一个周期，用药不超过 6 周期；难治性 CLL：第 1 天用量 300mg，第 8 天 2000mg，随后给予 7 剂（第 2 剂至第 8 剂），然后给予 2000mg，每 4 周 1 次，使用 4 次（第 9 剂至第 12 剂）；CLL 患者延长治疗：第一周期第 1 天用量 300mg，第 8 天用量 1000mg，之后的周期内，7 周后用量 1000mg，以后每 8 周用药一次 1000mg，用药不超过 2 年。奥法木单抗治疗前 30 分钟至 2 小时，应给予解热镇痛药或抗组胺药、糖皮质激素预防输液反应。

5. 维奈托克　常见不良反应为中性粒细胞减少、腹泻、恶心、贫血、上呼吸道感染、血小板减少和疲乏等。维奈托克尽可能在每天同一时间服用，餐后 30 分钟内服用，应整片吞服，服用期间应充分水化和使用抗高尿酸血症药物，以减少肿瘤溶解综合征风险。肾功能不全、轻中度肝功能不全无需调整剂量，重度肝功能不全者给药剂量减半。维奈托克应避免与强效或中效 CYP3A4 抑制剂或 Pgp 抑制剂合用，用药期间避免食用葡萄柚、塞维利亚橘、杨桃等。维奈托克用于 AML 用量：第 1 天 100mg/次，第 2 天 200mg/次，第 3 天 400mg/次。维奈托克与阿扎胞苷或地西他滨合用，第 4 天及以后每天 400mg/次，直至疾病进展或出现不可接受毒性；维奈托克与小剂量阿糖胞苷合用，第 4 天及以后每天 600mg/次，直至疾病进展或出现不可接受毒性。

五、赛证聚焦

技能竞赛　　　　资格证书考核

岗位对接

【实训目的】

1. 能制定血液系统疾病的治疗方案。
2. 能审核常见血液系统疾病处方。
3. 能完成常见血液系统疾病的用药咨询、用药指导和用药宣教。

【实训准备】

结合给定的相关疾病指南，复习常见血液系统疾病概况、治疗药物，治疗原则。

【实训步骤】

1. 治疗方案设计　学生选择一个案例，设计出最佳治疗方案。

2. 处方审核　每个学生选取 5 张处方审核，正确处方予以通过，错误处方应指出错处和建议修改方案。

3. 用药咨询 分小组选择一个案例，设计相应岗位的情景模拟过程，由小组成员分别扮演药师和患者，模拟展示药师用药咨询过程。

4. 用药宣教 分小组针对给定情况设计用药宣教方案，并进行展示。

【实训考核】

考核内容	标准分（100分）	评分标准	得分
治疗方案设计	20分	1. 药物品种选择与指南推荐的最佳方案相一致（10分） 2. 药物的用量用法正确（3分） 3. 给药途径正确（2分） 4. 药物疗程正确（5分）	
处方审核	30分	1. 判断正确（2分） 2. 错误点指出（2分） 3. 修改建议正确（2分）	
用药咨询	30分	1. 咨询内容设计符合岗位实际（10分） 2. 咨询内容正确（10分） 3. 药师提供咨询时表述流畅（8分） 4. 患者表达流畅（2分）	
用药宣教	20分	1. 形式美观（7分） 2. 内容适宜，有针对性，符合宣教对象认知水平（5分） 3. 表达流畅，有感染力（8分）	

一、治疗方案设计实训

（一）任务一

患者，女性，26岁，身高163cm，体重48kg。因"反复血便5年，加重伴头晕1月"入院。患者5年前因反复腹痛、腹泻、血便诊断为溃疡性结肠炎，药物治疗后仍有反复血便。否认吸烟、饮酒史，否认药物过敏史。查体：患者神志清，精神可，心率88次/分，血压95/62mmHg，呈慢性贫血病容，口唇黏膜苍白，全身淋巴结无肿大，胸骨无压痛，腹软，肝脾肋下未扪及。

辅助检查：血常规：WBC 2.68×10^9/L，Hb 43g/L，PLT 169×10^9/L，HCT 0.154，MCV 66.2fl，MCHC 279g/L，MCH 18.5pg。大便常规：WBC 1~3/高倍镜，隐血（＋）。血清肿瘤标志物未见异常。贫血相关代谢检测：血清铁蛋白 <1.0ng/ml，总铁结合力 91.0μmol/L，血清铁 3.67μmol/L，不饱和铁结合力 87.3μmol/L，血红蛋白电泳未见异常血红蛋白带。骨髓涂片：骨髓铁染色示骨髓小粒可染铁消失，铁粒幼红细胞 <15%。

训练：请为该患者制定完整的药物治疗方案（药品品种、用量用法、用药途径，疗程，注意事项）。

（二）任务二

患者，女性，45岁，身高157cm，体重55kg。因"牙龈出血，四肢紫斑3月余"入院。患者3月前无明显诱因下出现牙龈渗血，伴口腔黏膜血疱，四肢紫斑，月经量多，未予治疗，近期头晕、乏力现象较前加重。患者既往体健，无肝炎、关节炎等病史。否认吸烟饮酒史，否认药物过敏史。查体：神志清，精神萎靡，心率90次/分，血压100/65mmHg，颈前皮肤有散在淤点，双下肢有散在陈旧性淤点、淤斑，牙龈渗血，颊黏膜见陈旧血疱，全身淋巴结无肿大，胸骨无压痛，腹软，肝脾肋下未扪及，双下肢无浮肿，关节无畸形。

辅助检查：血常规：Hb 89g/L、RBC 3.71×10^{12}/L，WBC 12.5×10^9/L、N 0.90，PLT 23×10^9/L，MCH 24pg，MCHC 317g/L，MCV 75fl，Ret 0.012；尿常规、粪便常规均（－）；PAIgG 增高；RF

（－），ASO（－），ESR 30mm/h，血抗核抗体、抗 ds–DNA 抗体、抗 ENA 抗体均（－），ENA 多肽 7 项均阴性；血清铁 7.2mmol/L，铁蛋白 10μg/L，总铁结合率 80mmol/L。骨髓检查：骨髓有核细胞增生明显活跃，红系、粒系增生活跃，巨核系增生明显活跃伴成熟障碍。血小板罕见。铁染色：胞外铁（－），胞内铁阳性率 7%，均为 I 型。腹部 B 超：未见异常。

训练： 请为该患者制定完整的药物治疗方案（药品品种、用量用法、用药途径，疗程，注意事项）。

（三）任务三

患者，男性，67 岁。因"胸闷胸痛 1 月余，加重 3 天"入院。患者既往体健，无吸烟饮酒史，否认药物过敏史。查体：神志清，心率 79 次/分，血压 136/82mmHg，心、肺、腹均正常。双下肢无水肿。

辅助检查：心电图：正常；心肌酶：LDH 293IU/L，CK 219U/L，HBDH 230U/L，肌钙蛋白正常；凝血功能：APTT 47.8s，D–Di 2.69μg/ml；血常规、尿常规、大便常规均正常；肝功能、肾功能、血脂、血糖、甲功、电解质、同型半胱氨酸、AFP、CA19–9、CEA 均正常；心脏彩超：三尖瓣轻度关闭不全，左室舒张功能减退，左室收缩功能正常；颈部血管彩超：右侧锁骨下动脉近段斑块，STENOSIS 均 <50%；肝胆脾胰泌尿系 B 超：肝内小囊肿；肺动脉 CTA：双侧肺动脉主干及分支多发动脉栓塞；下肢深静脉血管彩超：下肢深静脉血管未见异常，双侧腹股沟区反应性淋巴结肿大。

训练： 请为该患者制定完整的药物治疗方案（药品品种、用量用法、用药途径，疗程，注意事项）。

二、处方审核实训

请对以下处方进行点评：

处方一	处方二	处方三	处方四	处方五
处方六	处方七	处方八	处方九	处方十

三、用药指导实训

（一）任务一

患者，女性，27 岁，10 天前因体检发现血小板减少收治入院，骨穿后考虑原发免疫性血小板减少症，临床医生建议予糖皮质激素治疗，患者前来咨询糖皮质激素相关不良反应及注意事项，另患者为育龄期妇女，近期计划妊娠，糖皮质激素是否对妊娠有影响？请根据上述内容，进行用药咨询的情景模拟。

（二）任务二

患者，女性，64 岁，1 年前确诊为慢性髓性白血病，正在接受达沙替尼 50mg/d 治疗，患者近期出现血便，结肠镜提示结肠糜烂，临床医生考虑达沙替尼引起消化道出血可能，患者前来咨询是需要更换达沙替尼，可替代的同类酪氨酸激酶抑制剂选择及其使用注意事项？请根据上述内容，进行用药咨询的情景模拟。

（三）任务三

患者，男，72 岁，既往高血压病史 8 年，药物控制不佳，1 年前因右冠后降支闭塞行 PCI 术，术后规律服用氯吡格雷（75mg，qd，po）和阿司匹林（100mg，qd，po）抗血小板治疗。患者近期拟行髋关节置换术，担心双抗治疗引起术中出血风险，前来咨询阿司匹林、氯吡格雷是否需要停药，术前多久停药？请根据上述内容，进行药物咨询门诊的情景模拟。

四、用药宣教实训

（一）任务一

假设您是一位基层医院的药剂师，您需要为老人宣传缺血性卒中抗血小板治疗的重要性，目的是提高基层患者对缺血性卒中的知晓率、治疗率和控制率，请针对性地制作一个宣教 PPT，并进行宣教。

（二）任务二

假设您是一位三甲医院的临床药师，本月您需要对本院血液科急性淋巴细胞白血病患者进行用药宣教，目的是提高患者用药依从性，请制作一个宣教 PPT，并进行宣教。

（三）任务三

本地区的肾性贫血患者的治疗率和达标率不理想，需要进行一个系列宣教活动，请设计 3 份宣传手册和 1 份宣传海报或宣传视频，协助宣传。

| 铁缺乏症和缺铁性贫血诊治和预防的多学科专家共识 | 中国成人急性髓系白血病（非急性早幼粒细胞白血病）诊疗指南 | 深静脉血栓形成的诊断和治疗指南 |

书网融合……

| 微课 | 本章小结 |

项目八　感染性疾病的用药与指导

PPT

学习目标

1. **掌握**　感染性疾病的药物治疗、用药原则以及用药指导。
2. **熟悉**　感染性疾病用药宣教的方法和途径。
3. **了解**　感染性疾病的病因、诊断。
4. 能够制订感染性疾病的治疗方案、审核处方以及用药宣教。
5. 培养感染性疾病的药学服务技能。

岗位情景模拟

情景描述　患者，男性，30 岁。1 年多前曾出现发冷发热，地里干活易感劳累。走路稍快会现心慌气短。6 天前出现发热、腰痛，T 38.1℃，P 140 次/分，BP 117/75mmHg。两侧扁桃体肥大，两肺湿啰音，心间区可闻及双期杂音，肾区呈叩压痛，双下肢水肿。血常规显示 WBC $9.7×10^9$/L，中性粒细胞百分比 84.30%，淋巴细胞百分比 16.20%。

诊断为：亚急性感染性心内膜炎。医嘱如下：

1. 青霉素 320 万 U/次，ivgtt，qid
2. 庆大霉素 3mg/kg，q8h，po

讨论　该治疗方案是否合理？

若不合理，请改正后给予用药指导及健康教育。

若合理，请完成用药指导和健康教育。

理论知识

一、中枢神经系统感染

中枢神经系统的感染性疾病按病因可分为由病毒、细菌、立克次体、螺旋体、真菌、寄生虫等引起。中枢神经系统感染的途径主要有血行感染、直接感染和逆行感染三种。细菌性脑膜炎（bacterial meningitis，BM）是中枢神经系统严重的感染性疾病，病死率和后遗症发病率高。本节以细菌性脑膜炎为例，主要阐述其病原学、诊断、药物治疗和用药指导等内容。

（一）病原学

细菌性脑膜炎的病原菌分布与患者的年龄、诱因、潜在疾病和免疫力等因素有关。对于免疫力低下的人群，社区获得性细菌性脑膜炎最常见的病原菌是肺炎链球菌、脑膜炎奈瑟球菌，占 80%；新生儿感染途径往往为产道，最常见的致病菌是无乳链球菌；医院获得性细菌性脑膜炎与接受神经外科手术、脑室引流、脑部放置医用装置等有关，病原菌多以革兰阴性菌为主。

（二）诊断

细菌性脑膜炎的诊断及鉴别诊断有赖于其临床表现、实验室及影像学检查。

1. 临床表现 细菌性脑膜炎最常见的临床表现包括发热、颈项强直和意识改变三联征，其他症状和体征有头痛、畏光和神经局灶损害的表现，如脑神经麻痹。布氏征和克氏征阳性提示存在脑膜刺激征，15%～30%的患者可出现抽搐。抽搐和意识状态的改变提示预后不良；头痛、恶心、呕吐、畏光和视神经乳头水肿提示颅内压增高。

2. 实验室检查 对于疑似 BM 患者应进行腰椎穿刺，收集脑脊液（cerebrospinal fluid，CSF）标本行常规、生化及病原学检查。CSF 中白细胞的数量以及蛋白和葡萄糖的含量均可以作为诊断 BM 的重要指标。一般而言，对于 BM 患者，其往往表现为腰椎穿刺时压力升高，CSF 白细胞计数 > 1000 个/μl、中性粒细胞计数增多、CSF 中蛋白含量升高（ > 100mg/dl）、葡萄糖含量下降（ < 30mg/dl）。近年来下一代测序技术（next generation sequencing，NGS）也被应用于 BM 的快速诊断。

3. 影像学表现 脑膜炎的头颅 CT 或 MRI 不具有特异性，常提示脑弥漫性水肿、硬膜增厚强化；脑室炎可显示脑室系统扩张或脑室内有液平面；典型脑脓肿的 CT 和 MRI 增强可显示脑内出现典型的环形强化。

（三）药物治疗

1. 抗菌药物 对于确诊患者应当及时给予抗菌药物治疗，但治疗早期抗菌药物的选择应基于患者的年龄、临床表现以及病原菌的药敏试验结果作出综合判断。在病原学未明确之前也可结合感染流行病学特点给予经验性抗感染治疗。

抗菌药的应用是治疗神经系统细菌性感染的重要措施之一，包括对病原菌敏感的抗菌药选择、最佳给药途径及准确的剂量和给药方式。中枢神经系统感染目标性治疗的推荐方案见表 6 - 8 - 1。

表 6 - 8 - 1　中枢神经系统感染目标性治疗的推荐方案

病原菌	推荐方案	备选方案
金黄色葡萄球菌		
甲氧西林敏感	苯唑西林或氨苄西林	万古霉素、利奈唑胺、达托霉素
耐甲氧西林	万古霉素	利奈唑胺、达托霉素
凝固酶阴性葡萄球菌	万古霉素	利奈唑胺、达托霉素
脑膜炎奈瑟菌	头孢噻肟或头孢曲松	头孢吡肟、氟喹诺酮、美罗培南
肺炎链球菌		
0.12μg/ml ≤青霉素 MIC≤0.06μg/ml	青霉素 G	头孢曲松、头孢噻肟
头孢噻肟或头孢曲松 MIC <1μg/ml	头孢噻肟或头孢曲松	头孢吡肟、美罗培南
头孢噻肟或头孢曲松 MIC≥1μg/ml	万古霉素加头孢噻肟或头孢曲松	万古霉素加莫西沙星、利福平
李斯特菌	阿莫西林、氨苄西林或青霉素	复方磺胺甲噁唑
痤疮丙酸杆菌	青霉素 G	头孢曲松、头孢噻肟、万古霉素、利奈唑胺、达托霉素
肠球菌属		
耐药低风险	氨苄西林/舒巴坦	利奈唑胺 + 利福平

续表

病原菌	推荐方案	备选方案
耐药高风险	万古霉素	利奈唑胺 + 利福平
铜绿假单胞菌	头孢他啶或头孢吡肟	环丙沙星、美罗培南
鲍曼不动杆菌		
非 MDR/XDR	氨苄西林/舒巴坦	替加环素、多黏菌素 B、硫酸黏菌素
MDR/XDR	高剂量美罗培南联合多黏菌素	替加环素、磷霉素、舒巴坦、米诺环素
肠杆菌科	头孢噻肟或头孢曲松	氨曲南、喹诺酮类、美罗培南
嗜麦芽窄食单胞菌	喹诺酮类	头孢哌酮/舒巴坦、替加环素，多黏菌素，磺胺类药物
产超广谱 β – 内酰胺酶革兰阴性菌	美罗培南	头孢吡肟、氟喹诺酮
耐碳青霉烯肠杆菌	头孢他啶/阿维巴坦	多粘菌素、磷霉素、氨基糖苷类药物
念珠菌	两性霉素 B 脂质体	氟康唑、伏立康唑
曲霉菌	伏立康唑	两性霉素 B 脂质体、泊沙康唑

注：MIC 为最低抑菌浓度。

2. 糖皮质激素　细菌性脑膜炎患者应用抗菌药物后，其病原菌死亡释放的细胞壁成分会激活巨噬细胞和小神经胶质细胞，导致促炎性细胞因子释放，加重临床症状，试验表明细菌性脑膜炎发病过程中，蛛网膜下腔的炎症反应是导致组织损伤和死亡的主要因素。糖皮质激素有抑制促炎性细胞因子的合成、稳定血脑屏障、减轻炎症作用，炎症反应的减弱可有效改善细菌性脑膜炎患者病理生理学改变，例如通过炎症细胞因子介导的脑水肿、颅内压升高、脑血流减少、脑血管炎以及神经损害等。

目前推荐将地塞米松（按 0.15mg/kg，一日 4 次，使用 2～4 日）用于 6 周以上的婴幼儿/儿童流感嗜血杆菌脑膜炎、6 周以上的婴幼儿/儿童肺炎链球菌脑膜炎和怀疑或证实有肺炎链球菌脑膜炎的所有成年患者使用。在第一次使用抗菌药物前 10～20 分钟应予地塞米松，或者至少同时应用。如已开始抗感染治疗，这些细胞已被激活并导致炎性细胞因子释放，此时再使用地塞米松并不能改善预后。此外，只有在脑脊液革兰染色显示脑膜炎奈瑟球菌或血/脑有液检出肺炎链球菌时，地塞米松才需要延长使用时间。

3. 其他治疗　维持热量和水电解质平衡，降低颅内压。对于暴发型流行性脑膜炎存在感染性休克和（或）呼吸衰竭、脑疝等危重症患者，在尽早应用有效抗菌药物的同时，迅速纠正休克、减轻脑水肿，应用呼吸兴奋剂、人工呼吸器等抢救措施。

🔖 知识链接

百浪多息——是染料也是药物

格哈德·多马克，是德国医生和细菌学家。1932 年，在研究中，他将一种红棕色的染料用于感染了链球菌的小鼠，抗菌效果令人欣喜。这种染料就是后来商品名为"百浪多息"的偶氮磺胺。

不久后。其 6 岁的女儿不慎被针扎破感染了链球菌，感染甚至蔓延至手臂，进入到血管，多马克不得已给女儿用了尚在研究中的百浪多息，最终挽救了女儿的生命。

后期，科学家们才发现该药最主要的抗菌作用是结构中的磺胺产生的，自此开启了磺胺类药物抗菌的时代。

（四）用药指导

1. 怀疑中枢神经系统细菌性感染时，尽早进行经验性抗菌治疗。但应在抗菌药使用前留取脑脊液、手术切口分泌物及血标本，行常规、生化、涂片、细菌培养及药敏试验。

2. 抗菌药物首选易透过血脑屏障的杀菌剂，如头孢曲松、头孢噻肟、美罗培南及万古霉素等。抗菌药根据血脑屏障的穿透性分类，对脑脊液药物浓度的曲线下面积（area under curve，AUC）/血清药物浓度的曲线下面积进行评估，$AUC_{脑脊液}/AUC_{血清} > 50\%$ 为穿透性高、$5\% \sim 50\%$ 为穿透性中等、$<5\%$ 为穿透性低、微量或检测不到为不能穿透（表6-8-2）。

表6-8-2　常用抗菌药的血-脑屏障穿透性分类表

穿透程度	代表药物
穿透性高（>50%）	氯霉素、磺胺嘧啶、甲硝唑、氟康唑、伏立康唑、氟胞嘧啶、利奈唑胺、环丙沙星、莫西沙星
穿透性中等（5%~50%）	磺胺甲噁唑/甲氧苄啶、氨苄西林、哌拉西林、青霉素、头孢吡肟、头孢唑肟、头孢他啶、头孢噻肟、头孢曲松、头孢呋辛、氨曲南、头孢哌酮、亚胺培南、美罗培南氧氟沙星、左氧氟沙星、万古霉素、去甲万古霉素、利福平、乙胺丁醇、氨基糖苷类、舒巴坦、阿维巴坦、磷霉素
穿透性低（<5%）	苯唑西林、头孢唑林、头孢西丁、多黏菌素、替加环素、达托霉素、两性霉素B
不能穿透	替考拉宁、克林霉素、红霉素、克拉霉素、阿奇霉素、罗红霉素、伊曲康唑、棘白菌素

3. 按药效动力学/药代动力学理论用药，剂量建议按说明书允许的最大剂量用药（表6-8-3）。

表6-8-3　肝肾功能正常患者抗菌药治疗的推荐剂量

抗菌药物	婴幼儿与儿童日剂量及给药间隔（h）	成人日剂量及给药间隔（h）
阿米卡星	22.5mg/kg（8）	15mg/kg（8）
两性霉素B脂质体	3~5mg/kg（24）	3~5mg/kg（24）
氨苄西林	300~400mg/kg（6）	12g（4）
氨曲南	120mg/kg（6或8）	6~8g（6或8）
头孢吡肟	150mg/kg（8）	6g（8）
头孢噻肟	300mg/kg（8）	8~12g（4或6）
头孢曲松	100mg/kg（12或24）	4g（12）
环丙沙星	30mg/kg（8或12）	800~1200mg（8或12）
达托霉素	/	6~10mg/kg（24）
氟康唑	12mg/kg（24）	400~800mg（24）
庆大霉素	7.5mg/kg（8）	5mg/kg（8）
利奈唑胺	<12岁：30mg/kg（8） ≥12岁：20mg/kg（12）	1200mg（12）
美罗培南	120mg/kg（8）6g（8）	120mg/kg（8）
莫西沙星	/	400mg（24）
苯唑西林	200mg/kg（6）	12g（4）
青霉素G	30万U/kg（4或6）	2400万U（4）
泊沙康唑	/	800mg（6或12）
利福平	20mg/kg（24）g600mg（24）	20mg/kg（24）g
甲氧苄啶-磺胺甲噁唑	10~20mg/kg（6或12）	10~20mg/kg（6或12）
万古霉素	60mg/kg（6）	30~60mg/kg（8或12）
伏立康唑	16mg/kg（12）	8mg/kg（12）

4. 在经验性治疗 48~72 小时后对治疗的反应性进行评估。疗效不佳者，需重新调整治疗方案，如增加剂量、更换药物、联合用药或考虑脑室内注射或腰椎穿刺鞘内注射药物。脑室内或鞘内注射，应选用不含防腐成分的抗菌药，所用的剂量及浓度应根据影像学所估测的脑室大小和脑脊液引流量进行调整（见表 6 - 8 - 4），且需缓慢注射；如需要持续引流，注射后应将引流管夹闭 15~120 分钟，以使药物在整个脑脊液中均匀分布。脑脊液中抗菌药有效治疗浓度应是致病菌最低抑菌浓度值的 10~20 倍。

表 6 - 8 - 4　推荐成人脑室内或鞘内注射的抗菌药种类和剂量

抗菌药的种类	推荐剂量	不良反应
庆大霉素	4~8mg/24h	暂时性听力丧失、癫痫、无菌性脑膜炎及脑脊液嗜酸性粒细胞增多
妥布霉素（不含防腐剂）	5mg/24h	类似庆大霉素的不良反应
阿米卡星	30（5~50）mg/24h	类似庆大霉素的不良反应
链霉素	1mg/kg/（24 或 48）h	暂时性听力丧失、癫痫、脊神经根炎、横贯性脊髓炎、蛛网膜炎及截瘫
美罗培南	10mg/12h	高浓度时可引起癫痫发作
万古霉素	10~20mg/24h	暂时性听力丧失
多黏菌素 B	5mg/24h	脑膜刺激症状，如发热、头痛、颈部僵硬、脑脊液白细胞计数和蛋白升高
黏菌素 E 甲磺酸钠	10（1.6~40.0）mg/24h（1mg = 1.25 万 U）	脑膜炎性反应，大剂量可引起癫痫、食欲不振、躁动、水肿、疼痛及嗜酸性粒细胞增多
替加环素	1~10mg/12h	未见报道
达托霉素	5~10mg/24h	发热
两性霉素 B	0.1~0.5mg/24h	耳鸣、发热、颤抖、帕金森病
卡泊芬净	5~10mg/24h	恶心、头痛

5. 药物要应用足够的疗程，具体治疗时间取决于致病菌、感染程度及治疗效果。见表 6 - 8 - 5。

表 6 - 8 - 5　细菌性脑膜炎不同致病菌的抗菌疗程

致病菌	疗程（日）
脑膜炎奈瑟菌	7
流感嗜血杆菌	7
肺炎链球菌	10~14
无乳链球菌	14~21
需氧革兰阴性杆菌 *	21
单核细菌增多性李斯特菌	≥21

注：* 应适当延长新生儿疗程，脑脊液细菌培养阴性后继续使用 2 周或总疗程≥3 周。

二、感染性心内膜炎

感染性心内膜炎（infective endocarditis，IE）是由细菌、真菌或其他病原微生物（病毒、衣原体等）感染产生的心脏瓣膜和（或）心脏内膜炎症。近十多年随着我国人口的老龄化，老年退行性心瓣膜病患者增加，人工心瓣膜置换术、植入器械术以及各种血管内检查操作的增加，IE 呈显著增长趋势。静脉用药等又导致右心 IE 患病率增加。IE 患病率我国尚缺乏确切的流行病学数据。美国人群年发病率约 15/10 万，近年有所上升；欧洲人群年发病率 3~10/10 万，其中 70~80 岁老年人群年发病率达 145/10 万。IE 病死率高、预后差。

（一）病原学

排在前三位的致病微生物是草绿色链球菌、葡萄球菌和肠球菌。草绿色链球菌是感染性心内膜炎最常见的病原菌。但随着人工心瓣膜置换术、植入器械术以及各种血管内检查操作的广泛开展，金黄色葡萄球菌、表皮葡萄球菌和革兰阴性菌或真菌的比例有所上升，厌氧菌、放线菌、李斯特菌偶见，两种细菌的混合感染时有发现。病原菌排序变化在不同地区可能不同，一些国家的葡萄球菌性心内膜炎已跃居首位，主要影响因素有长期血液透析、糖尿病、血管侵入性检查、静脉注射吸毒。

按照患者的病程长短，感染性心内膜炎分为亚急性感染性心内膜炎和急性感染性心内膜炎。亚急性心内膜炎（subacute bacterial endocarditis, SBE）病程进展缓慢，病程在6周~3个月（超过3个月为慢性，通常也归入SBE），其病原菌主要为草绿色链球菌。急性心内膜炎（acute bacterial endocarditis, ABE）病程多在6周以内，患者表现为发热、畏寒、寒战，周围血象提示白细胞总数及中性粒细胞比例增高。常见病原体为金黄色葡萄球菌、化脓性链球菌等。

根据感染性心内膜炎病因，可分为天然瓣膜感染性心内膜炎、人工瓣膜感染性心内膜炎、静脉药瘾者感染性心内膜炎及设备相关感染性心内膜炎等特殊类型的心内膜炎。

（二）诊断

不同分型的心内膜炎，常见的病原菌不同。

IE在临床上可表现为发热、心脏杂音、外周栓塞等。在老年、免疫抑制、肾衰竭或曾抗菌药物治疗等患者常表现不典型，可无发热表现。周围性红斑通常出现在疾病早期，而血管和免疫学现象，如栓塞出血、Roth斑和肾小球肾炎仍常见。脑、肺或脾栓塞发生率为30%。

（三）药物治疗

1. 治疗原则

（1）应用杀菌剂。

（2）联合应用2种具有协同作用的抗菌药物。

（3）使用剂量需高于一般常用量，在感染部位达到有效浓度。

（4）静脉给药。

（5）疗程一般为4~6周，人工瓣膜心内膜炎需6~8周或更长，以降低复发率。

2. 抗感染药物治疗

（1）经验治疗　在血培养获得阳性结果之前采用，适用于疑似IE、病情较重且不稳定的患者。经验治疗方案应根据感染严重程度、受累心瓣膜的类型、有无少见或耐药菌感染危险因素等制订，分为自体瓣膜心内膜炎（native value endocarditis, NVE）及人工瓣膜心内膜炎（prosthetic value endocarditis, PVE）。治疗应覆盖IE最常见的病原体。经验治疗推荐的治疗方案见表6-8-6。

表6-8-6　IE经验治疗方案表

病种及抗菌药物	剂量及给药途径	备注
NVE（轻症患者）		
阿莫西林	2g，1次/4小时静脉滴注	如患者病情稳定，等待血培养结果
或氨苄西林	3g，1次/6小时静脉滴注	对肠球菌属、嗜血杆菌属、放线杆菌属、心杆菌属、艾肯菌属微生物的抗菌活性优于青霉素
或青霉素	1200~1800万U/d 分4~6次静脉滴注	如青霉素过敏，可选用头孢曲松2.0g/d，静脉滴注
联合庆大霉素	1mg/kg，静脉滴注	在获知培养结果前，庆大霉素的作用存在争论

续表

病种及抗菌药物	剂量及给药途径	备注
NVE［严重脓毒症（无肠杆菌科细菌、铜绿假单胞菌属感染危险因素）］		
万古霉素	15 ~ 20mg/kg 1 次/（8 ~ 12 小时）静脉滴注	需覆盖葡萄球菌属（包括甲氧西林耐药菌株）。如万古霉素过敏，改用达托霉素 6mg/kg，1 次/12 小时，静脉滴注
联合庆大霉素	1mg/kg，1 次/12 小时静脉滴注	如担心肾毒性或急性肾损伤，改为环丙沙星
NVE（严重脓毒症，并有多重耐药肠杆菌科细菌、铜绿假单胞菌感染危险因素）		
万古霉素	15 ~ 20mg/kg 1 次/（8 ~ 12）小时静脉滴注	需覆盖葡萄球菌、链球菌属、肠球菌属、HACEK、肠杆菌科细菌和铜绿假单胞菌
联合美罗培南	1g 1 次/8 小时静脉滴注	
PVE（等待血培养结果或血培养阴性）		
万古霉素	1g 1 次/12 小时静脉滴注	在严重肾损伤患者中使用小剂量利福平
联合庆大霉素	1mg/kg 1 次/12 小时静脉滴注	
利福平	300 ~ 600mg 1 次/12 小时口服或静脉滴注	

注：肾功能不全患者需调整药物剂量。

🔗 **知识链接**

利福平之名称来历趣谈

　　1957 年，Piero Sensi 等人在来自法国里维埃拉松树林的土壤样本中发现了一种新的微生物，这种微生物可以产生一种具有抑制细菌遗传物质合成活性的物质，由于研究人员非常喜欢一部叫作 Rififi 的法国电影，便将其命名为 Rifampicin，也就是利福平。经过两年的努力，1959 年一个新的具有高效和良好耐受性的药物——利福平（Rifampicin，R）诞生了。R 是抗结核四联疗法中的重要一类药物。

　　没想到吧，药物的命名竟然也与研究者喜欢的影片相关！

　　（2）目标治疗

　　①对于常见葡萄球菌导致心内膜炎的治疗　甲氧西林敏感的葡萄球菌患者：首选氟氯西林，一次 2g，静脉滴注，每 4 ~ 6 小时 1 次。甲氧西林耐药，万古霉素敏感（MIC≤2mg/L），利福平敏感或青霉素过敏，可选择万古霉素，一次 1g，静脉滴注，每 12 小时 1 次，联合利福平一次 300 ~ 600mg，口服，每 12 小时 1 次。对于万古霉素耐药（MIC≥2mg/L）或不能耐受万古霉素但达托霉素敏感（MIC≤1mg/L），用达托霉素替代万古霉素。达托霉素一次 6mg/kg，静脉滴注，每 24 小时 1 次，疗程 4 周。对葡萄球菌导致的 PVE 的治疗疗程一般为 6 周。在 NVE 治疗药物的基础上联合庆大霉素，一次 1mg/kg，静脉滴注，每 12 小时 1 次，一般联用 2 周以上，如无毒性症状或体征，继续完整疗程。

　　②对于链球菌导致心内膜炎的药物治疗　青霉素敏感株患者：青霉素，静脉滴注，一次 1.2g，每 4 小时 1 次；加（或不加）庆大霉素，静脉滴注，一次 1mg/kg，每 12 小时 1 次。或头孢曲松，静脉滴注，一次 2g，一日 1 次。青霉素耐药株患者：万古霉素，静脉滴注，一次 1g，每 12 小时 1 次。或替考拉宁，静脉滴注，一次 10mg/kg，一日 1 次（需负荷给药），加庆大霉素（同前）。疗程 4 ~ 6 周。

③对于肠球菌属导致心内膜炎的药物治疗：青霉素，2.4g，分6次静脉滴注联合庆大霉素，一次 1mg/kg，每12小时1次。或阿莫西林，一次2g，每4小时1次，静脉滴注。对于青霉素过敏的患者或阿莫西林或青霉素耐药菌株，保证万古霉素 MIC≤4mg/L，万古霉素一次1g，每12小时1次，静脉滴注。或替考拉宁，一次10mg/kg，一日1次（需负荷给药），静脉滴注，加庆大霉素一次1mg/kg，静脉滴注，每12小时1次。疗程4~6周。

（四）用药指导

1. 预防　对高危人群如各种心脏瓣膜病、先天性心脏病、梗阻性肥厚型心肌病，以及风湿免疫性疾病而长期服用糖皮质激素治疗者，在进行任何损伤牙龈组织、牙周区域或口腔黏膜的操作时需预防性应用抗菌药物。口腔科操作菌血症的发生率为10%~100%，常见的预防应用推荐使用阿莫西林或氨苄西林，青霉素过敏患者可选择克林霉素、阿奇霉素或克拉霉素。

2. 代表药物的用药指导

（1）万古霉素　宜监测其血浓度并及时根据监测结果调整剂量。对于疑似或确诊为严重 MRSA 感染的患者，应提倡个体化的目标 AUC/MIC 比值为400~600（假设万古霉素 MIC 为1mg/L），维持谷浓度15~20mg/L，提高患者安全性的同时达到临床疗效。

①静脉滴注万古霉素时，请不要自行调快补液速度，否则可能会导致脸面部潮红、瘙痒、颈部充血等，严重的可能导致呼吸困难、血压下降，危及生命。

②如使用药物期间出现尿量减少、尿颜色变红、尿泡沫增多等现象，应及时告知医生。

③当医生开具糖肽类药物时，需了解患者正在使用的其他药物（如消炎药，利尿药等）。

④如用药期间出现眩晕、耳鸣、听力下降等情况，需及时进行听力检查。

（2）达托霉素　可能导致肌肉疼痛，尿色加深，关节痛，乏力等症状，建议每周监测磷酸肌酸激酶。避免联用羟甲基戊二酰辅酶 A 还原酶抑制剂。如肌酐清除率<30ml/min，建议延长达托霉素给药间隔至每48小时。

（3）替考拉宁　首次使用需负荷给药，对于重度感染，首剂10mg/kg，每12小时1次，3剂后给予10mg/kg，每24小时1次。药物有可能导致皮疹红斑，血小板减少等不良反应。对于万古霉素过敏患者，使用替考拉宁可能导致交叉过敏反应。

（4）利福平　常见肝毒性，可致一过性的转氨酶升高。用药期间应监测血转氨酶、胆红素、血肌酐等肝肾功能指标。同时由于利福平 CYP3A4 强诱导剂，通过该肝药酶代谢的药物都会受到影响，包括钙通道阻滞剂、口服降糖药、三唑类抗真菌药等。注意监测由于相互作用导致的血压、血糖等药效变化和不良反应。

（5）庆大霉素　常见肾损害，合用时更加明显。必要时宜监测其血浓度并及时根据监测结果调整剂量。

（6）β-内酰胺类抗菌药物　头孢曲松半衰期为7~8小时，可一天注射一次。非甾体抗炎药通过蛋白结合竞争，增高蛋白结合率高的β-内酰胺类抗菌药物的游离浓度。本类药物可提高保泰松、阿司匹林、吲哚美辛、丙磺舒和磺胺类药物等药物的血药浓度。其常见不良反应有皮疹，荨麻疹，瘙痒，药物热等过敏反应，如氨基青霉素类与尿酸抑制剂（别嘌醇）联用增加皮疹发生率，应密切监护不良反应。β-内酰胺类药物还可以导致腹泻等胃肠道症状，停药后会有所缓解。

三、腹腔感染

（一）诊断与病原菌

腹腔感染（intra‐abdominal infection，IAI）是临床常见的急危重症之一，具有较高的发病率和病死率。IAI 通常为肠杆菌目、肠球菌属和厌氧菌等细菌的混合感染。IAI 可分为社区获得性腹腔感染（CA‐IAI）和医院获得性腹腔感染（HA‐IAI）。

（二）药物治疗

1. 抗感染药物选择

（1）初始经验治疗抗菌药物的选择　抗菌药物的经验选择应根据感染严重程度、部位和性质，结合当地细菌耐药情况进行。获得病原菌及其药敏试验结果，可选敏感药物进行病原治疗。见表 6‐8‐7。

表 6‐8‐7　腹腔感染初始经验治疗抗菌药物的选择

人群	初始经验治疗抗菌药物的选择
轻中度 CA‐IAI 病人	单一用药选用莫西沙星、头孢哌酮/舒巴坦、厄他培南 联合用药方案选用头孢唑林、头孢呋辛、头孢曲松、头孢噻肟、环丙沙星、左氧氟沙星联合硝基咪唑类药物
重度 CA‐IAI 病人 或 HA‐IAI 病人	单一用药选用亚胺培南/西司他丁、美罗培南等碳青霉烯类药物或哌拉西林/他唑巴坦 联合用药方案选用头孢吡肟、头孢他啶等三代头孢菌素联合硝基咪唑类药物
β‐内酰胺类药物过敏的 IAI 病人	
CA‐IAI 病人	莫西沙星或环丙沙星联合硝基咪唑类药物
HA‐IAI 病人	非青霉素严重过敏者：亚胺培南/西司他丁钠、美罗培南、头孢吡肟联合硝基咪唑类、头孢他啶联合硝基咪唑类、氨曲南联合硝基咪唑类联合（去甲）万古霉素 青霉素严重过敏或头孢菌素过敏者：氨曲南联合硝基咪唑类联合（去甲）万古霉素

（2）抗真菌治疗　当 IAI 病人出现真菌感染的高危因素，同时伴随原因不明的发热等症状或血培养真菌阳性等实验室结果时，应尽早进行经验性抗真菌治疗。腹腔真菌感染的高危因素包括既往腹部手术史、复发性消化道穿孔、上消化道穿孔、消化道吻合口瘘等多方面。糖尿病、心脏疾病、肾功能衰竭等合并症亦是真菌感染的高危因素。

腹腔真菌感染以念珠菌感染为主，常见抗真菌药物包括三唑类（氟康唑、伏立康唑、伊曲康唑）、棘白菌素（阿尼芬净、卡泊芬净、米卡芬净）和多烯类及其衍生物（两性霉素 B 及其脂质体）。

（3）抗肠球菌治疗　轻中度 CA‐IAI 经验性抗感染治疗中不需要覆盖肠球菌。重度 CA‐IAI 与 HA‐IAI 经验性抗感染治疗中需要覆盖肠球菌。宜根据药敏试验选用合适的药物。

（4）目标抗菌药物治疗　IAI 的目标治疗，见下表 6‐8‐8。

表 6‐8‐8　IAI 的目标治疗药物选择

病原菌	宜选药物
肠杆菌科细菌	
ESBL‐	第二、三、四代头孢菌素、喹诺酮类
ESBL+	β‐内酰胺类/β‐内酰胺酶抑制剂复方制剂、碳青霉烯类、氨基糖苷类（仅做联合用药选择）、喹诺酮类、替加环素
对于碳青霉烯类耐药的肠杆菌	首选：美罗培南（适宜高剂量并延长输注时间） 可选：头孢他啶/阿维巴坦、替加环素、磷霉素、多黏菌素、依拉环素、氨曲南（产金属酶时选择）
MDR‐铜绿假单胞菌	根据药敏选择：哌拉西林/他唑巴坦、头孢他啶、头孢吡肟、头孢哌酮/舒巴坦、碳青霉烯类、环丙沙星、左氧氟沙星、氨基糖苷类（仅做联合用药选择）、多黏菌素、头孢他啶/阿维巴坦
MDR‐不动杆菌复合群	根据药敏选择：头孢哌酮/舒巴坦、头孢他啶、碳青霉烯类、米诺环素、多西环素、替加环素、氨基糖苷类（仅做联合用药选择）、多黏菌素 E、舒巴坦（仅做联合用药选择）

续表

病原菌	宜选药物
肠球菌	
粪肠球菌	氨苄西林、（去甲）万古霉素、替考拉宁
屎肠球菌	（去甲）万古霉素、替考拉宁
万古霉素耐药肠球菌	利奈唑胺、达托霉素
耐甲氧西林金黄色葡萄球菌	（去甲）万古霉素、替考拉宁、利奈唑胺、达托霉素
厌氧菌	硝基咪唑类如甲硝唑、替硝唑，克林霉素
念珠菌	白念珠菌：重症感染者选择棘白菌素类（卡泊芬净、米卡芬净）；轻症患者可选择氟康唑 非白念珠菌：棘白菌素类（卡泊芬净、米卡芬净）

2. 抗感染治疗的疗程 感染源控制后的轻中度 CA – IAI 抗感染疗程不应大于 4 日；建议重度 CA – IAI 及 HA – IAI 的抗感染疗程为 7 ~ 10 日；建议通过监测 PCT 指导腹腔感染的抗感染疗程。

（三）用药指导

1. 条件允许的情况下，一旦腹腔感染所致脓毒症或脓毒症休克的诊断明确，推荐 1 小时内开始经验性抗感染治疗；其余腹腔感染患者，起始抗感染治疗越快越好，并且须考虑及时恰当的原发病灶处理。

2. 病人在术前几小时可能已行经验性抗感染治疗，术中可能无法维持足够的血药及组织浓度。如果距离前次用药时间 >2 个药物半衰期，原发病灶处理术前 1 小时内或术中须重复给药。

3. 抗感染药物治疗前应尽可能采集相关标本进行病原学检查，以利于针对性药物治疗的调整。治疗 48 ~ 72 小时后，临床症状无明显缓解，应当重新进行检查，并根据结果相应地调整治疗。

4. 腹腔感染的病原体目标治疗既要参考病原体对抗菌药物的敏感性，还应兼顾患者的肝肾功能、疾病严重程度等，初始治疗时需静脉给药，病情好转后可改为口服或肌内注射。

5. 肠杆菌科细菌易产 ESBLs 菌株，需根据当地流调情况及培养情况选用合适的抗菌药物。可选择碳青霉烯类，含酶抑制剂药物及头霉素类药物。

6. 急性胰腺炎本质上是化学性炎症，虽然常继发细菌性感染，但早期预防应用抗菌药物并无获益。仅推荐在增强 CT 显示坏死组织 >30% 时，选择第三代头孢菌素联合甲硝唑或选择碳青霉烯药物进行抢先治疗。

7. 抗菌药物使用过程中尤其需要注意监测过敏反应，一旦发生，立即停药并进行治疗，有过敏史的抗菌药物原则上不可再次使用。

四、皮肤和软组织感染

皮肤及软组织感染（skin and soft tissue infections，SSTI）系皮肤及其附属器官以及皮下组织受病原微生物侵袭后所引起的感染性疾病。临床十分常见，涉及范围广泛，从浅表的局限性感染到深部组织坏死性感染甚至致残、危及生命。感染的性质和程度则由感染微生物的种类和感染的部位所决定。绝大多数的感染是由皮肤表面的正常菌群引起的。在暴露的皮肤表面（如脸、颈部等）通常有高度密集的细菌，其中葡萄球菌属最常见的微生物，而皮肤容易潮湿的部位（如腋窝和腹股沟等）则最容易受到革兰阴性杆菌的感染。以下主要介绍五类感染，糖尿病足感染、手术相关感染和免疫功能低下患者的感染不包括在内。

（一）常见感染临床表现及病原体

1. 疖及痈 疖（furuncle）是单个毛囊及其所属皮脂腺的急性化脓性感染，炎症累及相邻数个毛囊及其附属组织，则称之为痈（carbuncle），几乎均为金黄色葡萄球菌引起。如发生于会阴及其附近，可为有肠杆科细菌参与的混合感染。

痈及皮肤脓肿的脓液应进行革兰染色和细菌培养，对于尚未化脓的炎性表皮样囊肿不推荐革兰染色及培养。需要指出的是，面部尤其是口唇、鼻周围和耳部疖痈不能随意挑刺或挤压，以免导致细菌入血，引起血流或颅内感染。

2. 丹毒 丹毒是由溶血性链球菌导致的皮内网状淋巴管的急性炎症，蔓延迅速，又称"流火"，病变局限于真皮层及浅表淋巴管，界限清楚，致病菌多为 A 组溶血性链球菌。老人和幼儿是其高发主体。常见于下肢，但也有一部分见于颜面部。

3. 急性蜂窝组织炎 急性蜂窝组织炎（acute cellulitis）是皮下、筋膜下、肌间隙或深部蜂窝组织的一种急性弥漫性化脓性感染。炎症可由皮肤和软组织损伤后感染，亦可由局部化脓性感染灶直接蔓延或经淋巴、血行播散引起。临床表现局部明显红肿、剧痛，病变区与正常皮肤无明显分界，病变中央部位常因缺血发生坏死。由于蜂窝组织炎可沿着淋巴组织和血流传播，所以其病情较严重，菌血症（bacteremia）的发生率可达到 30%。在老年患者，肢体末端的蜂窝组织炎会引起严重的并发症包括感染部位出现脓肿、骨髓炎及脓毒性关节炎。

致病菌主要是溶血性链球菌和金黄色葡萄球菌，亦可为厌氧菌性细菌。对于免疫损伤患者（如 HIV 感染、器官移植等），表皮葡萄球菌也可是其致病菌。另外，一些革兰阴性菌尽管少见，如大肠埃希杆菌、变形杆菌和克雷伯菌属，但也可引起蜂窝织炎。

4. 急性淋巴结炎和淋巴管炎 急性淋巴结炎和淋巴管炎是病菌侵入淋巴流所致，可能发生在人体各部位。浅部急性淋巴结炎的部位多在颈部、腋窝和腹股沟，有的可在肘内侧或腘窝。浅部急性淋巴管炎在皮下结缔组织层内。病原菌有 β-溶血性链球菌、金黄色葡萄球菌等。

5. 人和动物咬伤 猫咬伤感染率 80%，常见病原菌有多杀巴斯德菌、链球菌、金黄色葡萄球菌、奈瑟菌属、莫拉菌属等。狗咬伤常见病原菌有犬巴斯德菌、金黄色葡萄球菌、链球菌等。人咬伤常见病原菌有草绿色链球菌、表皮葡萄球菌、棒状杆菌属等。其他如鲇鱼鱼刺伤可立即出现疼痛、红斑和水肿，类似链球菌蜂窝织炎，继发其他海水中病原菌或葡萄球菌感染。

✎ **知识链接**

微生物学之父——巴斯德

巴斯德，于 1822 年 12 月 27 日出生在法国东尔城。在他 20 岁时，考入巴黎高等师范学校，并在老师的指导下，开始对发酵现象产生极为浓厚的兴趣。巴斯德最著名的成就之一就是证明了细菌是引起发酵和腐败的原因。通过进一步研究，他发现只要使用适当的温度就可以控制酵母菌的繁殖，而又不使牛乳变质，这就是众所周知的"巴氏消毒法"，至今还在被使用。他以该方法也解决了当时葡萄酒变质的问题。

因此巴斯德被誉为微生物学之父，因他在研究发酵、疫苗和细菌等方面都做出了杰出的贡献，也被认为是现代微生物学之父。

巴斯德氏菌就是以巴斯德的姓氏命名的一类细菌。

（二）药物治疗

SSTI 的抗感染药物治疗原则轻症以局部治疗为主，一旦有外科手术指征，如脓肿形成或组织张力过高，应立即手术引流或切开减压。重症或严重基础疾病患者应全身用药，全身症状严重或伴脓毒血症者应注意对症支持治疗，怀疑 MRSA 感染可选择糖肽类药物或利奈唑胺进行抗菌治疗。

局部治疗如疖、丹毒，可热敷、外用鱼石脂软膏或莫匹罗星软膏；痈应局部治疗结合全身给药。对于丹毒需抬高患肢。对不明确是否有深部脓肿，应行床旁超声检查。如有脓肿，则为疖病。

复杂蜂窝织炎的抗菌药物治疗应覆盖链球菌；伴有贯通伤、MRSA 感染或 SIRS 患者，应给予万古霉素或兼顾 MRSA 和链球菌的药物；伴有严重免疫低下者（严重、非化脓）可考虑广谱抗菌药物；严重感染可应用万古霉素联合哌拉西林/他唑巴坦或亚胺培南、美罗培南经验性治疗。一般 7～10 日。对于患有糖尿病的感染患者应尽早外科清创以除外坏死性筋膜炎，并送培养。对于重症患者，治疗方案应针对需氧革兰阴性杆菌和 MRSA。

淋巴管炎具有潜在威胁性和快速进展性，所以初始治疗选择静脉注射，48～72 小时后可改为口服，疗程 10 天左右。过敏者可选用红霉素和克林霉素。

人和动物咬伤最重要的是伤口清洁，冲洗，清创。药物治疗一般早期选用（尚未感染）阿莫西林/克拉维酸；后期有感染表现（通常在 3～24 小时后），给予氨苄西林/舒巴坦或头孢西丁或哌拉西林/他唑巴坦；青霉素过敏者应用克林霉素联合环丙沙星或复方新诺明。此外应预防狂犬病需要狂犬病免疫球蛋白联合疫苗。需注意的是多杀巴斯德菌和犬巴斯德菌对双氯西林、头孢氨苄、红霉素耐药；对头孢曲松、头孢噻肟、头孢泊肟和氟喹诺酮类敏感。

（三）用药指导

1. 皮肤及软组织感染　应分级、分类治疗，外用药物和系统给药治疗结合，其他还包括切开引流、药物治疗和手术相结合的治疗措施。抗菌药物不能代替引流。

2. 选对针对常见或可能的致病菌的抗菌药物　尽早、尽可能地收集临床标本（脓液、穿刺液等）做涂片染色、细菌培养和抗菌敏感试验，以便进行目标性抗菌治疗。当获得病原学培养和药敏试验结果时，应根据该结果选择敏感的抗菌药物治疗。

3. 抗菌药物疗效的评估　初始治疗后应进行病情和疗效评估，重点观察患者的体温、脓液的引流情况等，监测血象、感染相关指标、肝肾功能等实验室检查。初始治疗 72 小时症状无改善或一度改善又恶化均应视为无效，应重新评估，适时地调整抗菌药物。血常规检查是判断软组织感染最简单、直接的实验室检查手段，轻症患者可 5～7 天检查一次，重症患者应每天检查。定期复查血沉、C 反应蛋白、降钙素原等指标。抗感染有效时，这些指标均会呈不同程度地下降，感染痊愈时，多可降至正常。

4. 药物不良反应监护

（1）青霉素全身用药剂量过大和（或）静脉注射速度过快时可对大脑皮质产生直接刺激作用，出现肌疼挛、惊厥、癫痫、昏迷等严重反应；万古霉素的第Ⅷ对脑神经损害或耳毒性。

（2）红霉素的酯化物可引起胆汁淤积性黄疸；克林霉素、大环内酯类等均偶可引起肝功能损害，表现为一过性或短暂的血清氨基转移酶升高。

（3）万古霉素、第一代头孢菌素类、青霉素类等均可引起肾功能损害，与氨基糖苷类、利尿药等合用时尤宜注意。

（4）复方新诺明可发生结晶尿、血尿和管型尿，故服用期间应多饮水。肾功能损伤患者使用该药时易出现高钾血症。此外还可发生肝功能减退，急性肝坏死。服用超过一周者，建议补充维生素 B 予以预防。

5. 生活方式教育　应注意养成良好的卫生习惯，避免创伤。防止因过度洗涤加重皮肤屏障功能破坏，并应在洗涤后外用保湿润肤剂。合理治疗原发皮肤病，减轻瘙痒和控制搔抓。对影响机体免疫功能下降的疾病如糖尿病等，应及早控制；对反复发生皮肤葡萄球菌感染的患者可酌情使用免疫增强剂等。

五、赛证聚焦

技能竞赛　　　　资格证书考核

岗位对接

【实训目的】

1. 能制定感染性疾病的治疗方案。
2. 能审核常见感染性疾病处方。
3. 能完成常见感染性疾病的用药咨询、用药指导和用药宣教。

【实训准备】

结合给定的相关疾病指南，复习常见感染性疾病的概况、治疗药物，治疗原则。

【实训步骤】

1. 治疗方案设计　学生选择一个案例，设计出最佳治疗方案。

2. 处方审核　每个学生选取 5 张处方审核，合理处方予以通过，不合理处方应指出不合理点并给出修改建议方案。

3. 用药咨询　分小组选择一个案例，设计相应岗位的情景模拟过程，由小组成员分别扮演药师和患者，模拟展示药师用药咨询过程。

4. 用药宣教　分小组针对给定情况设计用药宣教方案，并进行展示。

【实训考核】

考核内容	标准分（100分）	评分标准	得分
治疗方案设计	20分	1. 药物品种选择与指南推荐的最佳方案相一致（10分） 2. 药物的用量用法正确（3分） 3. 给药途径正确（2分） 4. 药物疗程正确（5分）	
处方审核	30分	1. 判断正确（2分） 2. 指出不合理点（2分） 3. 修改建议正确（2分）	
用药咨询	30分	1. 咨询内容设计符合岗位实际（10分） 2. 咨询内容正确（10分） 3. 药师提供咨询时表述流畅（8分） 4. 患者表达流畅（2分）	
用药宣教	20分	1. 形式美观（7分） 2. 内容适宜，有针对性，符合宣教对象认知水平（5分） 3. 表达流畅，有感染力（8分）	

一、治疗方案设计实训

（一）任务一

患者，女性，41 岁，160cm，60kg。因"发热头痛 1 周余"入院，入院查体：T 40℃，P 80 次/分，R 12 次/分，BP 116/68mmHg，意识清，言语清楚，查体合作，双肺呼吸音清，未闻及明显干湿啰音，心律齐，未闻及病理性杂音，腹平软，无压痛，肝脾肋下未及。神经系统检查：颈轻度强直，双瞳孔等大等圆，Φ2.5mm，对光反射灵敏，眼震（-），双侧眼球活动自如，双侧额纹对称等深，双侧鼻唇沟对称，伸舌居中，口角无歪斜，双侧肢体肌张为正常，深浅感觉检查正常对称，双侧腱反射（++），双侧巴氏征（-）。颈无抵抗，克氏征（-）。入院前辅助检查：颅脑 MRI + DWI + MRA：未见异常。附件：两侧筛窦黏膜增厚；两侧乳突少许炎症。脑电图：轻度慢波发作性异常脑电图表现。心脏彩超：主动脉瓣及三尖瓣轻度反流；脑脊液生化：乳酸脱氢酶25U/L，血常规：白细胞9.8×10^9/L，中性粒细胞分类 84.6%，淋巴细胞分类 7.7%，血红蛋白130g/L，血小板计数202×10^9/L。诊断为脑膜炎，感染性发热。

训练：请为该患者制定完整的药物治疗方案（药品品种、用量用法、用药途径，疗程，注意事项）。

（二）任务二

患者，男性，50 岁，175cm，66kg。因"反复上腹疼痛伴发热 2 月余"入院，入院后查体：神清，精神可，皮肤、巩膜无黄染，无肝掌、蜘蛛痣。腹部平坦，未见胃肠型及蠕动波，无腹壁静脉曲张。腹软，无明显压痛，无反跳痛，Murphy 征阴性，肝脾肋下未触及，未触及异常包块，肝区无叩痛，移动性浊音阴性，肠鸣音 4 次/分，无明显亢进。双下肢无浮肿。上腹部可触及一约 3cm × 4cm 硬质包块，活动度差，有压痛。入院前辅助检查：辅助检查上腹部 CT：腹腔胃前下缘团片模糊软组织密度影，提示感染性病变可能，局部条状致密影，异物影待排。诊断：①腹腔感染，②腹部异物。

训练：请为该患者制定完整的药物治疗方案（药品品种、用量用法、用药途径，疗程，注意事项）。

（三）任务三

患儿，男性，5 岁，体重21kg。因"发现右下肢肿胀 1 天"入院，入院后查体：T 36.6℃，P 94 次/分，R 20 次/分，BP 105/58mmHg，神志清，精神反应可，呼吸平稳，皮肤弹性可，无皮疹，颈软，浅表淋巴结未触及明显肿大，结膜无充血，双眼无分泌物，咽稍充血，扁桃体无肿大，未见分泌物，两肺呼吸音粗，未闻及明显干湿啰音，心音中，心律齐，未闻及明显病理性杂音。腹软，腹部未触及包块，肝脾肋下未触及。肠鸣音正常。右下肢肿胀明显，双下肢可见散在红色皮疹，伴皮温升高，伴痒感，压之褪色，部分表面可见瘀斑水泡，右侧足底可见瘀斑，右足末稍稍凉，四肢肌张力正常，神经系统检查阴性。入院前辅助检查：门诊血常规 + 超敏 C 反应蛋白（末稍血）：白细胞计数2.8×10^9/L，中性粒细胞百分比 54.6%，淋巴细胞百分比 34.7%，血红蛋白147g/L，血小板计数327×10^9/L，超敏 C 反应蛋白：95.8mg/L，右足背关节：右侧足背关节未见明显异常，右小腿腓肠肌：右小腿局部皮下软组织层增强、增厚（首先考虑蜂窝织炎）。诊断为：急性蜂窝织炎。

训练：请为该患者制定完整的药物治疗方案（药品品种、用量用法、用药途径、疗程、注意事项）。

二、处方审核实训

请对以下处方进行审核。

处方一	处方二	处方三	处方四	处方五
处方六	处方七	处方八	处方九	处方十

三、用药指导实训

（一）任务一

患者，女性，22岁，左下肢红肿疼痛1月余，诊断为丹毒，下肢水肿。医生给予头孢丙烯片和螺内酯片。该患者前来咨询药物的用法及注意事项？

请根据上述内容，进行用药咨询的情景模拟。

（二）任务二

患者，男性，42岁，消化道出血，腹腔感染。患者有青霉素过敏史，医生咨询可否使用头孢美唑，是否需要加用甲硝唑？

请根据上述内容，进行用药咨询的情景模拟。

（三）任务三

患者，诊断为感染性心内膜炎，医生给予万古霉素滴注。治疗中，患者出现少尿，全身皮疹，医生咨询是否为万古霉素的不良反应？发生率是多少？有无合适的替代药物。

根据上述内容，进行药物咨询情景模拟。

四、用药宣教实训

（一）任务一

假设您是一位三甲医院的临床药师，您需要向病人宣传合理使用抗菌药物的重要性，目的是提高患者对抗感染药物的认识，不盲目擅自乱用停用，合理使用抗菌药物，请设计一个问卷调查，目的是了解民众对抗菌药物的认识，及使用的依从性，并制作一个宣教PPT，并进行宣教。

（二）任务二

假设您是一位基层医院的药剂师，有患者使用莫西沙星出现光敏性皮疹，请针对喹诺酮类药物使用注意事项及可能存在的不良反应，制作一个宣教单或宣传视频并进行宣教。

（三）任务三

在抗感染治疗中，头孢类抗生素在治疗中占了很重要的比例，但一些医生和患者一直对头孢类抗生素进行皮试，阴性后才使用。现在相关指导原则不推荐在使用头孢菌素前常规进行皮试，请制作一个宣教PPT，并进行宣教。

神经外科中枢神经系统感
染诊治中国专家共识

感染性心内膜炎外科
治疗中国专家共识

成人感染性心内膜炎预
防、诊断和治疗（2014）

中国腹腔感染诊治指南（2019 版）

β－内酰胺类药物侧链相似性比较

β－内酰胺类抗菌药物皮肤试验指导原则

书网融合……

微课

本章小结

项目九　常见皮肤病用药咨询与指导

PPT

学习目标

1. **掌握**　皮肤病的药物治疗、用药原则以及用药指导。
2. **熟悉**　皮肤病用药宣教的方法和途径。
3. **了解**　皮肤病的病因、诊断。
4. 能够制订皮肤病的治疗方案、审核处方以及用药宣教。
5. 培养皮肤病的药学服务技能。

岗位情景模拟

情景描述　患者，女性，32岁，已婚，职业导游。主诉：带团到山区旅游一周后回家，第二天发现手腕部及手后背部以及颈部两边，出现红色疹子，瘙痒，疼痛不明显。患者来到药店购药，药店药师推荐了下述药品：

1. 盐酸左西替利嗪片 5mg×12 片　1 盒
   用法：5mg, qd, po
2. 夫西地酸软膏 5g：0.1g　1 支
   用法：适量, tid, po
3. 肤痒颗粒 9g×9 袋　1 盒
   用法：1 袋, tid, po

讨论　目前治疗方案是否合理？若不合理，请改正后给予用药指导及健康教育；若合理，请完成用药指导和健康教育。

理论知识

一、痤疮

痤疮俗称青春痘，是毛囊皮脂腺单位的一种多因素导致的慢性炎症性皮肤病。好发于青少年的又称寻常痤疮，通常认为雄激素诱导的皮脂分泌增加，痤疮丙酸杆菌大量繁殖，是痤疮的关键致病因素。大多数青春期后逐渐减轻、痊愈，临床表现以好发于面部的粉刺、丘疹、脓疱、结节、囊肿等皮损为主要特点。常伴有毛孔粗大和皮脂溢出。

（一）痤疮诊断

（1）痤疮好发于青少年前额、颜面、胸背上部和肩胛部等皮脂腺发达的部位。皮损表现为粉刺、丘疹、脓疱、结节、囊肿、瘢痕等多形性损害。病程慢性经过，反复发作，时轻时重，部分女性可随月经周期有一定规律性。严重者可形成结节、囊肿、窦道、瘢痕，称为聚合性痤疮，少部分患者可出现发热、关节痛、贫血等症状，称为暴发性痤疮。

（2）临床常分为Ⅳ级，按皮损性质有无脓疱、结节、囊肿分，即：轻度（Ⅰ级），粉刺为主；中度（Ⅱ级），有粉刺及炎性丘疹；中度（Ⅲ级），除粉刺外、大量炎症性丘疹、脓疱；重度（Ⅳ级），痤疮聚合，结节，囊肿或脓肿，疼痛感明显。

（3）鉴别诊断时注意与酒渣鼻，颜面播散性粟粒性狼疮、皮脂腺瘤、药物性痤疮等相鉴别。

（二）药物治疗

1. 外用局部治疗

（1）维A酸类（外用处方药）　可作为Ⅰ级寻常痤疮的单独一线用药。常用药物包括0.025%维A酸（全反式）霜或凝胶和0.1%阿达帕林凝胶，抗角化作用可使粉刺溶解和排出，也有抑制皮脂分泌和抗炎的作用。阿达帕林的耐受性较好，可作为首选药。

（2）抗氧化剂　过氧苯甲酰洗剂、乳剂或凝胶（非处方药）：为过氧化物，可释放新生态氧和苯甲酸，杀灭痤疮酸杆菌，还有抗角化及抑制皮脂腺功能的作用，应从低浓度开始使用。

（3）外用抗生素　具有抗痤疮丙酸杆菌和抗炎作用的抗菌药物均可使用于寻常痤疮，常用药物包括红霉素、林可霉素、氯霉素、氯洁霉素及夫西地酸等。因外用抗生素易诱导痤疮丙酸杆菌耐药，疗程不超过4~8周，不推荐单独或长期使用，建议和过氧化苯甲酰、外用维A酸类或者其他药物联合应用。

2. 系统用药

（1）抗菌药物　四环素类抗菌药物适用于Ⅲ、Ⅳ级寻常痤疮及Ⅱ级寻常痤疮外用治疗效果不佳者。临床治疗首选米诺环素和多西环素，若四环素类药物不能耐受或有禁忌症，可选择大环内酯类替代。

（2）维A酸类　适用于Ⅲ、Ⅳ级寻常痤疮伴严重皮脂溢出或Ⅳ级寻常痤疮经抗菌药物足疗程治疗后仍复发，有瘢痕和瘢痕形成倾向的寻常痤疮患者需要尽早使用，一般首选异维A酸。

（3）抗雄激素　适用于高雄激素表现的女性痤疮患者。常用药物为避孕药、螺内酯等。避孕药通常选择含雌激素和孕激素的炔雌醇环丙孕酮，起效时间2~3个月，疗程建议在6个月以上。

（4）糖皮质激素　适用于Ⅲ、Ⅳ级痤疮及暴发性痤疮。口服可选择甲泼尼龙或泼尼松，针对单个特别严重的结节或囊肿，可选择曲安奈德、泼尼松龙混悬液注入结节。

（三）用药指导

痤疮是常见的皮肤病，轻度痤疮药物治疗以外用药为主，中重度痤疮治疗应以口服药为主，外用药为辅。

1. 外用药物

（1）维A酸类　睡前点涂在皮损处；该类药物易引起皮肤刺激反应，如局部出现红斑、脱屑、紧绷和烧灼感，建议使用前全面部外用具有舒缓、修复皮肤屏障作用的护肤品。部分患者在使用的2~4周内可出现皮损加重，建议从低浓度、小范围开始使用，注意防晒。

（2）过氧苯甲酰　局部点涂于皮损处，使用中可能出现皮肤刺激反应，建议从低浓度、小范围开始使用，并配合全面部外用具有舒缓、修复皮肤屏障作用的护肤品。

（3）外用抗生素　易诱导痤疮丙酸杆菌耐药，故不推荐作为首选药物单独或长期使用，建议与过氧苯甲酰、外用维A酸等联合使用。

2. 系统用药

（1）四环素类

①米诺环素：50~100mg/d，一日2次，疗程6~8周，不超过12周。常见不良反应为头晕，停药

后好转。

②多西环素：100～200mg/d，一日 2 次，疗程 6～8 周，不超过 12 周，孕妇及哺乳期妇女禁用，8 岁以下儿童避免使用，常见不良反应为胃肠道反应。

四环素类药物有光敏性，不可与激光、光动力等联合应用，不可与维 A 酸类合用。孕妇及哺乳期妇女禁用，8 岁以下儿童避免使用。

（2）异维 A 酸　起始剂量 0.25～0.5mg/（kg·d），按照 0.5～1.0mg/（kg·d）的幅度逐渐增量，一般 3～4 周起效，疗程为 16 周左右。最常见不良反应为皮肤黏膜干燥、脱屑，需配合使用可修复皮肤屏障的护肤品。口服异维 A 酸应定期检测肝功能和血脂，育龄期女性应在停药后三个月才能考虑怀孕。

（3）糖皮质激素　甲泼尼龙 20～30mg/d，泼尼松 30mg/d，逐渐减量至停药，一般不超过 3 周。避免长期大剂量使用，使用过程中遵循递减治疗原则。

（四）生活健康指导

1. 饮食宜清淡，多吃新鲜的水果，限制高糖和油腻饮食及奶制品的摄入，适当控制体重。
2. 规律作息、避免熬夜及过度日晒等均有助于预防和改善痤疮发生。
3. 重度痤疮患者应积极治疗，多参加体育运动，避免出现焦虑和抑郁。
4. 不要用手挤压粉刺和丘疹，避免加重感染或遗留瘢痕。
5. 忌用碱性大的肥皂，多用温水清洁洗脸，不滥用化妆品，科学护肤。

二、湿疹

湿疹是一种由多种内外因素引起的，严重影响患者的工作和生活，呈慢性、炎症性，伴有皮肤瘙痒，是一种易反复的皮肤病，需要规范及长期治疗，儿童患病率高可达 10% 以上，成人 3% 以上。

（一）诊断

1. 根据病程及临床表现　可分为三期。

（1）急性湿疹　发病突然，表现为红斑、水肿，炎症过程发展迅速，典型症状为出现丘疹、丘疱疹、糜烂及渗出，好发于四肢屈侧、手、面、外阴、肛门等处。丘疹从中心位置逐步向周围蔓延，病人热水洗澡或饮酒后自觉剧痒，搔抓后发生糜烂、渗液、结痂，继发感染后可出现脓疱。

（2）亚急性湿疹　急性期的红肿和渗出减轻，糜烂面结痂、脱屑皮损呈暗红色，治疗不彻底可致病情时轻时重，经久不愈而发展为慢性湿疹。

（3）慢性湿疹　急性及亚急性湿疹迁延不愈而成，主要表现为暗红色粗糙肥厚斑状、苔藓样变，可伴有色素改变，表面脱屑干燥、纹理，界限较为清楚。皮疹一般对称分布、常反复发作，瘙痒，手足部湿疹会出现指甲颜色改变。慢性湿疹因治疗不当或生活方式不正确也可急性发作。

2. 湿疹　应注意与临床表现特异的特应性皮炎、接触性皮炎、脂溢性皮炎、神经性皮炎、淤积性皮炎相鉴别。

3. 实验室检查　血常规可有嗜酸性粒细胞升高、IgE 升高、过敏原筛查阳性等。

（二）治疗

1. 局部治疗　是湿疹治疗的重要手段。

（1）急性期无渗出或渗出较少时，可外用炉甘石洗剂、硼酸软膏（浓度 5%），轻度的湿疹建议选弱效的氢化可的松等糖皮质激素乳膏或凝胶；渗出较多时应选择冷湿敷，如 3% 硼酸溶液、0.1% 依沙吖啶溶液等，硼酸氧化锌软膏。

（2）亚急性期　建议外用氧化锌糊剂、复方醋酸地塞米松乳膏，糠酸莫米松乳膏等糖皮质激素乳膏，或中成药丹皮酚软膏。

（3）慢性湿疹　外用曲安奈德、糠酸莫米松等中效糖皮质激素软膏或凝胶，并合用角质松解剂或保湿剂。

（4）外用钙调神经磷酸酶抑制药　吡美莫司乳膏或他克莫司软膏有较强的抗炎作用，适合头面部及间擦部位湿疹的治疗，且无糖皮质激素的不良反应，适用2岁以上的儿童及成人。

2. 系统治疗

（1）口服组胺 H_1 受体拮抗剂　适用于减轻皮肤过敏引起的瘙痒症状，例：西替利嗪、氯雷他定等

（2）抗生素　对于伴有广泛感染者建议系统口服二代或三代头孢菌素类并外用夫西地酸软膏。

（3）糖皮质激素　口服糖皮质激素不主张常规使用，针对水肿严重、全身泛发性皮疹等，为迅速控制或缓解症状可以短期应用，以免发生全身不良反应及停药后病情反跳。

（4）免疫抑制药　严格掌握适应证，限用于常规治疗无效、糖皮质激素应用禁忌证的症状较重的患者，主要药物有：环孢素、甲氨蝶呤等免疫抑制剂。

（5）维生素C、葡萄糖酸钙等　有一定抗过敏等辅助作用。

（6）中医中药治疗　润燥止痒胶囊、肤痒颗粒有祛风止痒的功能。

（三）用药指导

1. 湿疹治疗的目的，是消除及控制患者的症状，防止复发，局部治疗是湿疹治疗的主要手段，外用糖皮质激素制剂依然是治疗湿疹的主要药物。

2. 口服抗组胺药物可以有效控制患者过敏及瘙痒严重的症状，过敏及瘙痒严重的湿疹患者可以选用。首选第二代盐酸西替利嗪片或左西替利嗪，氯雷他定或地氯雷他定分散片，孕期及哺乳期妇女慎用本品，避免酒后使用，高空作业、操作机器和司机人员慎用，饭前半小时或饭后1小时均可服用，吸收无明显差别。

3. 外用糖皮质激素乳膏初次治疗应该根据皮损的性质及严重程度选择合适强度的糖皮质激素。复方醋酸地塞米松乳膏及糠酸莫米松乳膏，可用于各期的湿疹，一日1～2次，取少量涂于患处，并轻揉片刻，注意长期使用可致皮肤萎缩、毛细血管扩张、色素沉着以及继发感染。偶见过敏反应。患处已破溃、化脓或有明显渗出者及病毒感染者（如有疱疹，水痘）禁用。妊娠期、哺乳期妇女慎用。

（四）生活健康指导

1. 避免环境或食品中的过敏原不要吃海鲜及辛辣食品，饮食宜清淡，避免强光日晒引发或加重湿疹病情。

2. 避免精神紧张，工作劳累，紧张焦虑也可诱发或加重本病。

3. 补充适当的复合维生素与矿物质。

4. 经治疗湿疹症状未能有效控制还有继发感染的征象，例如疼痛明显、渗出物增多有脓头或出现皮肤大面积糜烂应及时就诊，避免急性转为慢性。

5. 婴儿湿疹应及时就医，遵医嘱治疗。

抗组胺药的发明

1910 年，英国生物学家在研究黑麦的毒性时，从麦角菌中提取出一种叫作组织胺的物质。后来，他发现用组胺可以人工诱发过敏性休克。经过试验发现，将含有 0.25 mg 组胺的盐水溶液注射到豚鼠的心脏，可使动物出现过敏性休克而死亡，如果在皮内注射组胺，就可以人工诱发荨麻疹。如果将组胺滴入气管，则会诱发哮喘发作。

既然从麦角菌内提取的组胺与哮喘、荨麻疹等过敏性疾病的发生有关，那么，如果寻找到可以拮抗组胺的化合物，不就可以治疗过敏反应了吗？循着这个思路，最终巴斯德研究院的丹尼尔·博韦博士制成了在全世界范围内广泛应用的抗过敏制剂，即组胺受体阻断药，并以此赢得了1957 年的诺贝尔生理学或医学奖。

三、荨麻疹

（一）诊断

荨麻疹是由于皮肤、黏膜小血管扩张及渗透性增加出现的一种局限性水肿反应，临床上表现为发病急，边缘清楚的红色或苍白色大小不等的隆起风团伴瘙痒，约 20% 的患者伴有血管性水肿，各个年龄段均可发病。

1. 根据病史和体检，将荨麻疹分为自发性与诱导性，根据病程及频率又分为急性与慢性。

（1）急性荨麻疹症状　病程 <6 周，大多数有明显的诱发因素，发作突然，几分钟内出现皮肤灼热感，红斑，手抓形成淡红色风团，风团高出皮肤表面，病情严重的急性荨麻疹还可伴有发热、恶心、呕吐、腹痛、腹泻、胸闷、呼吸困难或窒息等全身症状。

（2）慢性荨麻疹症状　病程 >6 周，生而又消，消而又生，治疗反复，病人会出现神情紧张及伴发失眠。慢性荨麻疹是指风团每天发作或间歇发作。

2. 按照发病模式，结合临床表现还有下述类型相鉴别。

类别		类型	定义
自发性		急性自发性荨麻疹	自发性风团和（或）血管性水肿发作 <6 周
		慢性自发性荨麻疹	自发性风团和（或）血管性水肿发作 ≥6 周
诱导性	物理性	人工荨麻疹（皮肤划痕症）	机械性切力后 1~5 分钟内局部形成条状风团
		冷接触性荨麻疹	遇到冷的物体（包括风、液体、空气）等，在接触部位形成风团
		延迟压力性荨麻疹	垂直受压后 30 分钟至 24 小时局部形成红斑样深部性水肿，可持续数天
		热接触性荨麻疹	皮肤局部受热后形成风团
		日光性荨麻疹	暴露于紫外线或可见光后诱发风团
		振动性荨麻疹或血管性水肿	皮肤被振动刺激后数分钟出现局部红斑和水肿
		胆碱能性荨麻疹	皮肤受产热刺激如运动、进辛辣食物、情绪激动时诱发的直径为 2~3mm 的风团，周边有红晕
	非物理性	水源性荨麻疹	接触水后诱发风团
		接触性荨麻疹	皮肤接触一定物质后诱发瘙痒、红斑或风团
		运动诱导性荨麻疹	运动后数分钟进食或 4 小时内暴食，发生血管性水肿、风团，常伴有其他过敏症状，与某些特异食物有关

3. 大多数有明显的诱发因素、仔细询问病人的发作频率、昼夜发作规律、风团形状及分布、检查是否合并血管性水肿、伴随瘙痒或疼痛程度、消退后是否有色素沉着，是否伴恶心、呕吐、腹痛、腹泻、胸闷及喉梗阻等全身症状，个人或家族的过敏史以及个人感染史、内脏病史、外伤史、手术史、用药史、心理及精神状况、月经史、生活习惯、工作和生活环境以及既往治疗反应等，以便于明确诊断、评估病情及了解病因。

4. 与湿疹鉴别比较，荨麻疹发病快，皮肤损害表现风团，有白色和红色，明显瘙痒，24 小时内消退；湿疹表现是多形性皮损和渗出倾向的皮肤炎症性反应，主要表现为丘疹、丘疱疹等。

5. 与荨麻疹性血管炎鉴别比较，荨麻疹性血管炎风团持续 24 小时以上，有疼痛感，皮损恢复后留有色素沉着，病理提示有血管炎性改变。

（二）治疗

1. 一线治疗 急性单纯荨麻疹，患者无合并器官并发症，如低血压等情况，治疗较为简单，选择二代抗组胺药，按标准剂量给药。药物包括西替利嗪、左西替利嗪、氯雷他定、地氯雷他定等，可联合外用糖皮质激素，局部抗炎、止痒。抗过敏治疗 3 日后病情不缓解或皮疹有加剧，黏膜水肿，呼吸不畅等现象应及时就医治疗。

2. 二线治疗 患者荨麻疹治疗 2 周后炎症及瘙痒症状不能缓解，考虑超说明书用量用药，或二代联合第一代抗组胺药同时服用，但一定要在专业医生指导下使用。常用的一代抗组胺药包括氯苯那敏、赛庚啶等。

3. 三线治疗 二线治疗效果不明显，在第二代抗组胺药基础上加用，抗 IgE 靶向生物制剂奥马珠单抗。

4. 四线治疗 第二代抗组胺药基础上考虑加用环孢素治疗，每日 3 ~ 5mg/kg，分 2 ~ 3 次口服。因其不良反应发生率高，只用于严重的、对加用剂量抗组胺药均无效的患者。

5. 糖皮质激素仅适用于慢性荨麻疹急性加重时短期使用，一般建议选择泼尼松 0.5 ~ 1.0mg/（kg·d）或剂量相当的其他糖皮质激素，好转后逐渐减量，通常疗程不超过两周。

6. 严重自身免疫性荨麻疹，静脉注射免疫球蛋白，每日 2g，连用 5 日。在系统治疗的同时可配合外用糖皮质激素，药物包括复方醋酸地塞米松乳膏，糠酸莫米松乳膏、丙酸氯倍他米松软膏。

（三）用药指导

1. 口服组胺 H_1 受体拮抗剂 对中枢神经系统组胺受体产生抑制作用，引起镇静、困倦、嗜睡反应。第二代氯雷他定及西替利嗪中枢镇静作用明显低于第一代，但驾车、高空作业、精密机械操作者，建议在睡前或服用后休息 6 小时以上，左西替利嗪中枢镇静作用最小，口服抗组胺药的同时建议同时补充葡萄糖酸钙及维生素 C。

（1）西替利嗪 每次 10mg，每日一次，也可每次 5mg，每日两次。不良反应轻微而短暂，少数患者出现头痛、头晕、嗜睡等症状，停药后好转。

（2）氯雷他定 每次 10mg，每日一次。常见不良反应有乏力、头痛、嗜睡、口干等，一般较为轻微，停药后可消除。

2. 外用糖皮质激素 每日 2 次，取适量涂患处。长期使用可致皮肤萎缩、毛细血管扩张、色素沉着以及继发感染。儿童治疗 7 ~ 14 天未改善症状，应停药重新评估，成人建议连续使用本品不长于 4 周，不得用于面部、眼部、腋部及腹股沟等皮肤折皱部位。

3. 妊娠和哺乳期妇女 妊娠期必须使用，应首选第二代抗组胺药，左西替利嗪、氯雷他定。孕期使用奥马珠单抗，现有的临床试验具有安全性，无致畸性。

4. IgE 靶向生物制剂　注射用奥马珠单抗，适用于 H_1 抗组胺药治疗后仍有症状的成人和青少年（12 岁及以上）慢性自发性难治性荨麻疹患者，每 4 周皮下注射 150 或 300mg，常见不良反应为头痛与鼻咽炎。

（四）健康教育

1. 急性荨麻疹病情有自限性，慢性荨麻疹病情易反复发作，遵医嘱规律用药。

2. 过敏原检查，尽量避免可疑致敏原，防止动物皮屑、花粉、灰尘及化学物质再次致敏，家里常备抗过敏药。

3. 饮食宜清淡，避免刺激及易致敏食物，保持大便通畅，戒烟酒。多吃含有丰富维生素的新鲜蔬果或服用维生素 C 与 B 族，保持心情舒畅。鼓励患者记食物日记，寻找可能的食物性诱发或加重因素并加以避免。

四、赛证聚焦

技能竞赛　　　　　资格证书考核

岗位对接

【实训目的】

1. 能制定感染性疾病的治疗方案。
2. 能审核常见感染性疾病处方。
3. 能完成常见感染性疾病的用药咨询、用药指导和用药宣教。

【实训准备】

结合给定的相关疾病诊断指南，复习常见痤疮、湿疹、荨麻疹、烫伤与冻伤足治疗药物，治疗原则。

【实训步骤】

1. 治疗方案设计　学生选择一个案例，设计出最佳治疗方案。

2. 处方审核　每个学生选取 5 张处方审核，正确处方予以通过，错误处方应指出错处和建议修改方案。

3. 用药咨询　分小组选择一个案例，设计相应岗位的情景模拟过程，由小组成员分别扮演药师和患者，模拟展示药师用药咨询过程。

4. 用药宣教　分小组针对给定情况设计用药宣教方案，并进行展示。

【实训考核】

考核内容	标准分（100 分）	评分标准	得分
治疗方案设计	20 分	1. 药物品种选择与指南推荐的最佳方案相一致（10 分） 2. 药物的用量用法正确（3 分） 3. 给药途径正确（2 分） 4. 药物疗程正确（5 分）	

续表

考核内容	标准分（100分）	评分标准	得分
处方审核	30分（每张处方6分）	1. 判断正确（2分） 2. 错误点指出（2分） 3. 修改建议正确（2分）	
用药咨询	30分	1. 咨询内容设计符合岗位实际（10分） 2. 咨询内容正确（10分） 3. 药师提供咨询时表述流畅（8分） 4. 患者表达流畅（2分）	
用药宣教	20分	1. 形式美观（7分） 2. 内容适宜，有针对性，符合宣教对象认知水平（5分） 3. 表达流畅，有感染力（8分）	

一、治疗方案设计实训

（一）任务一

患者，男性，16岁，学生，主诉，近一个月内前额、颜面部出现粟粒大小的红色丘疹，较密集分布，有轻微的痛、痒感，来皮肤科就诊。

【检查】体温37.6℃，血压115/75mmHg，心率80次/分，呼吸18次/分，近一个月前额、颜面部出现粟粒大小的红色丘疹，白头与黑头粉刺，未见囊肿、结节。病人既往健康，无疾病史，近期因学期考试，学习压力较大，睡眠不足、饮食不规律，有便秘。

【辅助检查】血常规：未见明显异常；雄激素检查：未见明显升高

【初步诊断】寻常痤疮

训练：请为该患者制定完整的药物治疗方案（药品品种、用量用法、用药途径、疗程、注意事项）。

（二）任务二

患者，女性，19岁，学生，因阳春三月随家人旅游后回家，出现浑身不适，极度瘙痒，皮肤红肿，难以忍受来医院皮肤科就诊。

【检查】体温36.7℃，血压115/80mmHg，心率85次/分，月经正常，发病前食用海鲜类产品，病人既往健康，无疾病史，睡眠、食欲正常。可见臀、腿部、胳膊有明显的抓痕，苍白色大小不等的隆起风团伴瘙痒。

【辅助检查】血常规，嗜酸性粒细胞数目及比率，以及血清总IgE水平增高，其余正常。

【初步诊断】荨麻疹

训练：请为该患者制定完整的药物治疗方案（药品品种、用量用法、用药途径、疗程、注意事项）。

（三）任务三

【初步诊断】患者，男性，35岁，快递小哥，近一月前无明显诱因出现左足皮疹伴瘙痒，未予重视，20天前皮疹向上进展左臀部，后出现躯干、四肢皮肤皮疹伴瘙痒，遇热加重，来皮肤科就诊。

【检查】体温36℃，血压125/80mmHg，心率90次/分，躯干、四肢片状丘疹，色暗红，局部有破溃、渗液无皮肤色素脱失，无皮肤鳞屑，病人既往健康，无疾病史，近日睡眠欠佳、食欲正常。血常规、嗜酸性粒细胞数目及比率增高，其他正常。

【初步诊断】湿疹

训练：请为该患者制定完整的药物治疗方案（药品品种、用量用法、用药途径、疗程、注意事项）。

二、处方审核实训

请对以下处方进行点评。

| 处方一 | 处方二 | 处方三 | 处方四 | 处方五 |

三、用药指导实训

（一）任务一

患者，女性，19岁，大学生，前额及面部粟粒大小红色丘疹，分布密集，挤压痕迹，有白头粉刺，也有黑头粉刺，少数囊肿及结节。皮肤科就诊治疗一年有余，但粉刺反复发作，影响社交，精神压力大。请根据上述内容，进行用药咨询的情景模拟。

（二）任务二

患者，男性，35岁，职业司机，头天晚餐吃海鲜，晚上睡觉时出现皮肤瘙痒等症状，手抓后出现高出皮肤的条状红色风团、大片瘙痒。前来咨询是不是皮肤过敏，请根据上述内容，进行用药咨询的情景模拟。

四、用药宣教实训

（一）任务一

假设您是一位综合性三甲医院药师，您需要为皮肤科确诊的慢性湿疹患者做健康宣教，因慢性湿疹患者复发率高，病程长，影响患者正常的工作学习。目的是提高公众对湿疹疾病认识，降低复发率，提高治疗效果。请针对性地制作一个宣教PPT，并进行宣教。

（二）任务二

假设您是一位药店执业药师，您需要为敬老院的老人做关于春季皮肤过敏健康宣教，因春出行踏春的较多，过敏皮炎的患者明显增多，影响正常的工作学习。目的是提高大众对过敏性皮炎疾病认识，提高预防意识，降低发病率。请针对性地制作一个宣教PPT，并进行宣教。

中国痤疮治疗指南（2019修订版）　　　寻常痤疮基层诊疗指南

湿疹诊疗指南　　　中国荨麻疹诊疗指南（2022版）

书网融合……

本章小结

项目十　眼科疾病的用药咨询与指导

1. **掌握**　眼科疾病的药物治疗、用药原则以及用药指导。
2. **熟悉**　眼科疾病用药宣教的方法和途径。
3. **了解**　眼科疾病的病因、诊断。
4. 能够制订眼科疾病的治疗方案、审核处方以及用药宣教。
5. 培养眼科疾病的药学服务技能。

岗位情景模拟

情景描述　患者，男，51岁。因"右眼间断胀痛两年余，加重两天"入院。每次劳累或情绪激动时疼痛加重，休息数日后可缓解，未曾治疗过。两天前凌晨因右眼剧烈胀痛，右侧头面部疼痛而惊醒，视物模糊，述在点灯周围可见彩虹。自行服用镇痛药后，病情无好转，遂来我院就诊，拟"青光眼"收住入院。查体：右眼混合充血，角膜水肿呈雾状浑浊，前房显著变浅，前房角闭塞，瞳孔竖椭圆形散大，对光反射消失，眼球指压坚硬如石，左眼无充血，角膜清，眼压测量结果右眼：56.01mmHg，左眼：22.30mmHg，其他无显著异常。诊断为：青光眼，医嘱如下：

1. 甘露醇注射液　　　　　250ml　　q8h　　ivgtt
2. 噻吗洛尔滴眼液　　　　1滴　　　q12h　　滴眼
3. 曲伏前列素腺素滴眼液　1滴　　　qn　　　滴眼
4. 毛果芸香碱滴眼液　　　1滴　　　tid　　　滴眼

讨论　目前治疗方案是否合理？若不合理，请改正后给予用药指导及健康教育；若合理，请完成用药指导和健康教育。

理论知识

一、结膜炎

结膜是由眼睑缘间部末端开始，覆盖于眼睑后和眼球前的一层半透明黏膜组织，由睑结膜、穹隆部结膜和球结膜三部分构成。结膜炎致病因素较繁杂，结膜与各种微生物和外界环境物质接触，眼表的防御能力使其具有一定的预防感染的能力，但当这些防御能力减弱或外界致病因素增强时，就会引起结膜炎。

（一）诊断

大部分细菌性结膜炎和病毒性结膜炎具有自限性。根据患者的发病过程和临床表现可有一初步判断，如感染性结膜炎通常是双眼发病，并可累及家人；大多数急性病毒性结膜炎最先是一眼发病，而后另一眼发病；沙眼的病变以上睑为主；而病毒所致的急性滤泡性结膜炎则是以下睑为主；细菌性结膜炎的卡他症状更为显著；淋球菌所致的炎症则出现大量的脓性分泌物；这些病变特点皆有助于诊断。

分类：结膜炎症性疾病根据病情及病程，可分为急性、亚急性和慢性三类；根据病因又可分为细菌性、病毒性、衣原体性、真菌性和变态反应性等；根据结膜的病变特点，可分为急性滤泡性结膜炎、慢性滤泡性结膜炎、膜性及假膜性结膜炎等。结膜炎的病因可根据其不同性质分为感染性和非感染性两大类。感染性结膜炎：由于病原微生物感染所致的结膜炎症。非感染性结膜炎：以局部或全身的变态反应引起的过敏性炎症最常见，外界的理化因素，如光、各种化学物质也可成为致病因素。

临床表现：结膜充血和分泌物增多是各种结膜炎的共同特点，炎症可为单眼或双眼同时或先后发病。

症状：患眼异物感、烧灼感、眼睑沉重、分泌物增多，当病变累及角膜时可出现畏光、流泪及不同程度的视力下降。

（二）药物治疗

1. 对因治疗　对于感染性结膜炎的治疗抗感染治疗至关重要，在等待实验室结果时，医生应开始局部使用广谱抗生素，确定致病菌属后给予敏感抗生素。

根据病情的轻重可选择结膜囊冲洗、局部用药、全身用药或联合用药。

（1）局部治疗　局部充分使用有效的抗生素滴眼液和眼药膏。急性阶段每 1～2 小时 1 次。目前常使用广谱氨基糖苷类或喹诺酮类药物，如妥布霉素、氧氟沙星、左氧氟沙星滴眼剂或眼药膏。

在特殊情况下，耐药性葡萄球菌性结膜炎可使用万古霉素滴眼液。慢性葡萄球菌性结膜炎对杆菌肽和红霉素反应良好。

抗真菌滴眼液主要有两性霉素 B 滴眼液、咪康唑滴眼液等。

抗病毒滴眼液如阿昔洛韦滴眼液、安西他滨滴眼液。

（2）全身治疗　奈瑟菌性结膜炎应全身及时使用足量的抗生素，肌注或静脉给药。淋球菌性结膜炎未波及角膜，成人大剂量肌注青霉素或头孢曲松钠即可。除此之外，还可联合口服阿奇霉素、多西环素或喹诺酮类药物。新生儿用青霉素 G 静脉滴注或分 4 次肌内注射。

流感嗜血杆菌感染而致的急性细菌性结膜炎或伴有咽炎、急性化脓性中耳炎的患者，局部用药的同时应口服头孢类抗生素。

慢性细菌性结膜炎治疗基本原则与急性结膜炎相似，需长期治疗，疗效取决于患者对治疗方案的依从性。慢性结膜炎的难治性病例和伴有酒糟鼻患者需口服多西环素，持续数月。

病毒性结膜炎可口服抗病毒制剂，如阿昔洛韦、利巴韦林等。

2. 对症治疗　痒感比较严重者，可用血管收缩药，如非尼拉敏/萘甲唑啉，萘甲唑啉/氯苯那敏/维生素 B_{12} 滴眼，用药次数根据症状缓解程度而定。还可适当使用收敛剂，如 0.25% 硫酸锌滴眼液。

如出现视力影响时，可加用糖皮质激素滴眼，如地塞米松或泼尼松龙滴眼液，激素一般使用 1 周后逐渐减量。

3. 抗过敏治疗　对于过敏性结膜炎的治疗，寻找过敏原并避免接触是最根本的解决办法，亦可针对过敏原进行脱敏疗法。抗过敏药物也是结膜炎的药物治疗中应用比较多的药物，可以局部应用，也可以全身用药，根据病情的轻重及治疗效果来选择，其药物包括以下几类。

（1）组胺受体阻断药　如酮替芬、左卡巴斯汀、依美斯汀、奥洛他定、氮䓬斯汀、氯雷他定等。该类药物可拮抗组胺、白三烯和血小板活化因子及前列腺素等炎性介质，还可抑制肥大细胞、嗜酸性粒细胞、嗜碱性粒细胞及肺泡巨噬细胞等炎症细胞释放介质。组胺受体有 H_1、H_2、H_3 三种亚型，受体拮抗药也有三种类型。眼科临床主要应用 H₁ 受体拮抗药，并主张眼局部应用。目前用的第二代组胺受体拮抗药，H₁ 受体选择性高，无镇静作用，有抗胆碱作用与抗组胺作用相分离的特点，表现为中枢神经系统不良反应较少。

（2）肥大细胞膜稳定药　如色甘酸钠、吡嘧司特、奈多罗米、洛度沙胺等。新型肥大细胞膜稳定剂除有更强大的阻止过敏介质释放的作用外，同时还能抑制多种炎症细胞的活化等。

（3）糖皮质激素　如氟美瞳、可的松、地塞米松等。糖皮质激素治疗变应性结膜炎具有确切疗效，特别对严重春季角膜结膜炎有效。

（4）免疫抑制剂　如环孢素、他克莫司等。在治疗严重、耐药性以及糖皮质激素依赖性春季角膜结膜炎和变应性角膜结膜炎，在改善临床症状和体征方面有较好疗效，并可减少糖皮质激素的用量。

（三）用药指导

1. 切勿包扎患眼，但可佩戴太阳镜以减少光线的刺激。超急性细菌性结膜炎治疗应在诊断性标本收集后立即进行，以减少潜在的角膜及全身感染的发生，局部治疗和全身用药并重。

2. 当患眼分泌物多时，可用无刺激性的冲洗剂如 3% 硼酸水或生理盐水冲洗结膜囊。冲洗时要小心操作，避免损伤角膜上皮，冲洗液勿流入健眼，以免造成交叉感染。

3. 成人急性或亚急性细菌性结膜炎一般白天选择滴眼剂，睡前用眼膏。婴幼儿则选择眼膏，避免滴眼剂哭泣时随眼泪排出，而且眼膏作用时间更长。

4. 使用前需洗手，以免经手接触引发感染；使用后最好再次洗手，因为滴眼液（膏）有可能触碰到手指。

5. 滴眼药时，头部要尽量向后仰，或平躺下来。用食指将下眼睑下拉与眼球分开。

6. 将眼药水瓶嘴对准眼睛，点在结膜穹窿内。眼药水滴一至两滴即可，眼药膏大约挤出一公分长，因为眼球表面的容积很有限，且泪液由鼻泪管排掉的速度很快，所以在这有限的容积及时间内增加眼药与眼球表面接触和时间，注意，眼药瓶嘴不可以接触到眼睛或睫毛，以防止药瓶受污染，并且点完眼药后立即盖上瓶盖。

7. 闭上眼睛至少五分钟，不可以眨眼，并用手指轻轻按压眼内角鼻泪管处，至少两分钟，以减慢药液的排掉。

8. 在睁开眼睛之前，用纸巾或手帕将流到眼睛周围未被吸收的眼药水或泪水擦拭干净。

9. 如果需要点两到三种眼药水时，需间隔五到十分钟再点第二种眼药水；若需同时点眼药水和眼药膏，应先点眼药水然后隔五分钟再抹眼药膏。

10. 不良反应

（1）局部治疗　第二代 H₁ 受体拮抗药几乎没有嗜睡不良反应，局部使用不良反应轻微，一般患者都可以耐受，不需要调整用药方案。糖皮质激素（尤其是地塞米松）长期滴眼诱发眼压升高等不良反应，故不可长期使用。

（2）全身用药　青霉素或头孢类抗菌药物主要关注过敏反应；大环内酯类使用可能引起胃肠道不适，不可耐受患者建议更换其他药物；氟喹诺酮类药物有光敏性，用药期间注意避免太阳直接照射；利巴韦林致畸风险大，孕妇不可使用。

二、青光眼

（一）诊断

1. 疾病简介　青光眼（glaucoma）是一组以视乳头萎缩及凹陷、视野缺损及视力下降为共同特征的疾病，病理性眼压增高、视神经供血不足是其发病的原发危险因素，视神经对压力损害的耐受性也与青光眼的发生和发展有关。在房水循环途径中任何一环发生阻碍，均可导致眼压升高而引起的病理改变，但也有部分患者呈现正常眼压青光眼。青光眼是导致人类失明的三大致盲眼病之一，总人群发病率为1%，45岁以后为2%。

2. 分类　临床上根据病因、房角、眼压描记等情况将青光眼分为原发性、继发性和先天性三大类。

原发性青光眼根据眼压升高时前房角的状态，分为闭角型青光眼和开角型青光眼，闭角型青光眼又根据发病急缓，分为急性闭角型青光眼和慢性闭角型青光眼。多发生于40岁以上的人，25%的患者有家族史，绝大多数患者无明显症状，常常是疾病发展到晚期，视功能严重受损时才发觉，患者眼压虽然升高，前房角始终是开放的。早期多无自觉症状，若眼科检查发现眼压增高、视盘损害、视野缺损三项中有两项以上为阳性，房角镜检查显示房角开放，即可初步作出诊断。

继发性青光眼是由于某些眼病或全身疾病干扰了正常的房水循环而引起的，如眼外伤所致的青光眼、新生血管性青光眼、虹膜睫状体炎继发性青光眼、糖皮质激素性青光眼等，其致病原因均较为明确。

先天性青光眼是由于胚胎发育异常、房角结构先天变异所致。

（1）急性闭角型青光眼　急性闭角型青光眼的发生，是由于眼内房角突然狭窄或关闭，房水不能及时排出，引起房水胀满，眼压急剧升高而造成的。多发于中老年人，40岁以上占90%，女性发病率较高，男女比例为1∶4，来势凶猛，症状急剧，急性发病前可有一过性或反复多次的小发作，表现为突感雾视、虹视，伴额部疼痛或鼻根部酸胀。发病时前房狭窄或完全关闭，表现突然发作的剧烈眼胀、眼痛、畏光、流泪、头痛、视力锐减、眼球坚硬如石、结膜充血，伴有恶心呕吐等全身症状。急性发作后可进入视神经持续损害的慢性期，直至视神经遭到严重破坏，视力降至无光感且无法挽回的绝对期。

根据典型病史、症状和眼部体征，诊断多无困难，房角镜检查显示房角关闭是重要诊断依据。应注意与急性虹膜睫状体炎相鉴别。

（2）慢性闭角型青光眼　发病年龄30岁以上。此型发作一般都有明显的诱因，如情绪激动、视疲劳、用眼及用脑过度、长期失眠、习惯性便秘、妇女在经期，或局部、全身用药不当等均可诱发，表现为眼部干涩、疲劳不适、胀痛、视物模糊或视力下降、虹视、头晕、头痛、失眠、血压升高，休息后可缓解。有的患者无任何症状即可失明，检查时眼压可正常或波动，或不太高，20~30mmHg，眼底早期可正常，此型最易被误诊。如此反复发作，前房角一旦粘连关闭，即可形成暴发型青光眼。

早期症状经常有眼胀头痛、视疲劳，虹视雾视等症状，在傍晚或暗处、情绪波动时明显者。检查眼压中等度升高、周边前房浅、房角为中等狭窄，眼底有典型的青光眼性视盘凹陷，伴有不同程度的青光眼性视野缺损。

（二）药物治疗

1. 治疗原则　青光眼是我国主要致盲原因之一，而且其引起的视功能损伤是不可逆的，后果极为严重。一般来说青光眼早期发现、合理治疗，绝大多数患者可终生保持有用的视功能。治疗目的主要包括降低眼压，减少眼组织损害，保护视功能。虽然青光眼的激光和手术治疗已经取得令人鼓舞的进步，但在大多数情况下药物治疗依然是最重要、最基础的治疗手段。

2. 常用药物

（1）局部降眼压药物　一线用药包括前列腺素类衍生物、β-肾上腺素能受体阻滞剂、α_2-肾上腺素能受体激动剂、碳酸酐酶抑制剂。根据患者目标眼压的需要，选择单一或联合药物治疗。若需要联合药物治疗，首选复方固定制剂。

缩瞳药：如毛果芸香碱滴眼液，一般认为缩瞳剂在开角型青光眼发挥降压机制是直接兴奋睫状肌的纵行肌，牵拉巩膜脊，开大小梁网间隙，增加房水外流；也有研究表明毛果芸香碱可增加巩膜静脉窦（又叫 schlemm 管）内皮细胞的通透性。

β-肾上腺素能受体拮抗药：如噻吗洛尔滴眼液，有降低眼压的作用。对房水畅流系数无影响，但能显著减少房水生成量。其特点是与一般缩瞳药不同，在降眼压的同时既不缩小瞳孔，也不影响视敏度，不引起睫状肌痉挛，用药后无不适感，也不影响视力。

拟肾上腺素药：如肾上腺素滴眼液，早期肾上腺素溶液滴眼被用于治疗原发性开角型青光眼及继发性开角型青光眼，其降眼压机制不完全明了，被认为与减少房水分泌及改善房水流畅系数有关。肾上腺素降低眼压的治疗指数较低，降眼压的疗效与其浓度成正比，但浓度的增高伴随着全身吸收引发的副作用随之增加，故现在已很少单纯应用于青光眼的治疗。亦可在青光眼的治疗中与缩瞳剂合用，防止虹膜后粘连及瞳孔括约肌痉挛与瞳孔阻滞，减轻长期缩瞳的副作用。

前列腺素：这是一类不饱和脂肪酸，是具有广泛生理活性的物质，是近年来最新研究开发出来的一种抗青光眼新药，降眼压主要是通过增加葡萄膜巩膜途径的房水外流通道而起作用，药物持续时间长，已逐渐成为抗青光眼治疗的一线药物。如拉坦前列素滴眼液、曲伏前列素滴眼液。

（2）全身降眼压药物　碳酸酐酶抑制剂如乙酰唑胺、醋甲唑胺片，通过抑制碳酸酐酶的作用，减少睫状体房水的生成，使排出大量碱性尿而利尿的药物。

甘露醇注射液：甘露醇进入体内后能提高血浆渗透压，使组织脱水，可降低颅内压和眼内压，从肾小球滤过后，不易被肾小管重吸收，使尿渗透压增高，带出大量水分而脱水，用于肾功能衰竭引起的青光眼。

（3）保护视神经药物　如 B 族维生素，维生素 B_1、维生素 B_6、甲钴胺、ATP 等。

🔗 知识链接

青光眼神经损伤的治疗药物进展

青光眼性视神经损伤主要表现为视网膜神经节细胞的死亡其危险因素除眼压升高之外还有很多非眼压因素如神经营养因子剥夺兴奋性毒性反应、氧化应激反应小胶质细胞活性增高等参与非眼压因素所致的青光眼性视神经损害在正常眼压性青光眼的发病中尤为突出。

关于视神经保护性治疗，我们发现在过去很长一段时间内相关的药物研究主要都还停留在动物实验阶段，美金刚胺虽然进行了临床对照研究但效果并不确切，倍他洛尔虽然也在患者中进行了随机对照研究，但研究的规模还太小，采用多中心随机双盲的临床对照试验，在患者中比较了噻吗洛尔和溴莫尼定对视神经的保护作用，结果提示：在降眼压幅度相同的情况下，溴莫尼定能更有效地保护患者的视野，说明溴莫尼定可能还通过作用于非眼压因素来保护视神经的功能，结合相关的动物实验结果表明，溴莫尼定是可能存在潜在视神经保护作用的药物。

（4）改善血液循环药物　如复方血栓通胶囊、复方丹参片、复明片。

（5）非甾体抗炎药　如吲哚美辛、普南扑灵滴眼液、双氯芬酸钠滴眼液有抑制前列腺素合成的作用，可以减轻炎症作用。

（6）其他药物　呕吐剧烈者可以肌肉注射氯丙嗪。烦躁不安者可以用地西泮或苯巴比妥口服或肌内注射。

（三）用药指导

目前临床可供选择的抗青光眼药物复方制剂种类越来越多，常见为双联药物，三联药物也已完成了临床研究，国外已逐步开始使用。药物复方制剂能更稳定、有效降低眼压，较使用单一成分药物的降眼压幅度大，而且昼夜眼压波动更小，较联合用药治疗造成的局部刺激症状轻，不良反应少。

1. 噻吗洛尔　主要用于原发性开角型青光眼及无晶体青光眼，某些继发性青光眼和高眼压。也可适用于某些对药物或手术治疗后无效的青光眼，加用本品滴眼可进一步增强降压效果。孕妇及哺乳期妇女慎用。明显心衰、心源性休克、窦性心动过缓、Ⅱ～Ⅲ度房室传导阻滞者禁用，支气管哮喘、肺气肿、非过敏性支气管炎、冠状动脉疾病、心衰、糖尿病、甲状腺功能亢进、重症肌无力者慎用。应用本品应定期复查眼压，根据眼压情况调整药量。注意与其他药物合用时的相互作用，与口服降糖药或胰岛素同用，会增加高血糖或低血糖的危险。与一些抗青光眼药物有协同作用。与抗高血压药、利尿药、术中前驱麻醉剂及麻醉剂同时应用可能增加抗高血压作用。与洋地黄苷类同用可能导致心动过缓、心肌传导阻滞，若同时使用应在心电监护下。与利血平同用，可能增强 β - 肾上腺素受体的拮抗作用，造成心动过缓和低血压，应密切观察。

2. 肾上腺素滴眼液　用后在眼部有短暂的刺痛感或烧灼感、流泪、眉弓疼、头痛、变态反应、巩膜炎；长期应用可致眼睑、结合膜及角膜黑色素沉积、角膜水肿等。

3. 甘露醇注射液　甘露醇能透过胎盘屏障，是否能经乳汁分泌尚不清楚；老年人应用本药较易出现肾损害，且随年龄增长，发生肾损害的机会增多，这时应适当控制用量。可增加洋地黄毒性作用；增加利尿药及碳酸酐酶抑制剂的利尿和降眼内压作用，与这些药物合并时应调整剂量。水和电解质紊乱最为常见。

三、白内障

（一）诊断

1. 疾病简介　白内障是晶状体最常见疾病，是世界首位的致盲性疾病。世界卫生组织从群体防盲，治盲角度出发，使晶状体发生变性和混浊，变为不透明，以致影响视力，而矫正视力在 0.7 或以下者，方可诊断白内障。可为单或双侧性，两眼发病时间可有先后，视力进行性减退，由于晶体皮质混浊导致晶状体不同部位屈光不同，可有眩光感，或单眼复视，近视度数增加。

2. 分类　本病可分先天性和后天性。

（1）先天性白内障　又叫发育性白内障，多在出生前后即已存在，多为静止型，可伴有遗传性疾病，有内生性与外生性两类，内生性者与胎儿发育障碍有关，外生性者是母体或胎儿的全身病变对晶状体造成损害所致，先天性白内障分为前极白内障，后极白内障、绕核性白内障及全白内障。

（2）后天性白内障　出生后因全身疾病或局部眼病，营养代谢异常，中毒，变性及外伤等原因所致的晶状体混浊，分为 6 种：①老年性白内障，最常见，又叫年龄相关性白内障，多见于 40 岁以上，且随年龄增长而增多，与多因素相关，如老年人代谢缓慢发生退行性病变有关，也有人认为与日光长期照射，内分泌紊乱，代谢障碍等因素有关；②并发性白内障（并发于其他眼病）；③外伤性白内障；④代谢性白内障；⑤放射性白内障；⑥药物及中毒性白内障。

（二）药物治疗

当视力下降到不满意程度时或晶状体诱发青光眼或者葡萄膜炎时可手术治疗。早期核硬化能导致相当程度的近视，散瞳可帮助一些患者在一定时间内恢复良好的视力，可用复方托品酰胺或托吡卡胺滴眼。早期白内障出现眩光时，可戴有色眼镜（黄色或橘黄色）来解除。

目前没有哪种药物被证明对减缓晶状体混浊的发展有确切的效果，用于临床的药物对于改善症状可有一定效果。

1. 抗氧化损伤类药物

（1）谷胱甘肽 还原型谷胱甘肽（GSH）广泛分布于生物体内，眼组织中的晶状体、角膜内含量较高。晶状体发生浑浊，系由于不溶性蛋白含量上升，含—SH基团的可溶性蛋白的含量降低。体外补给 GSH，不仅能保护可溶性蛋白的—SH基团不被氧化，而且还能使含有—S—S—基团的不溶性蛋白还原成含有—SH基团的可溶性蛋白。其可用于早期老年性白内障的治疗。

（2）牛磺酸 牛磺酸是一种巯基氨基酸，为成熟视网膜中主要的氨基酸。本品能促进视网膜生长发育，缓解睫状肌痉挛，牛磺酸在房水和玻璃体中与还原性糖竞争性结合，使玻璃体中蛋白质避免糖化和氧化。补充牛磺酸能维持晶状体透明状态，维护晶状体蛋白的稳定性，机制可能与抗氧化和调节渗透压作用有关。

目前用牛磺酸做滴眼剂，对实验性和初发期老年性白内障有一定防治作用。也可用于急性结膜炎、疱疹性结膜炎、病毒性结膜炎的辅助治疗。

（3）氨基胍 氨基胍是糖基化抑制剂，被用于糖尿病并发症的治疗，包括白内障，它能够与糖基化的化合物结合，在糖基化各个时期抑制早期和晚期糖基化。氨基胍还可抑制钙依赖性蛋白水解酶接到的晶状体蛋白质的水解阻止遗传性白内障。

2. 与醌型学说有关的药物 吡诺克辛钠是目前临床上应用最广泛的化学合成类抗白内障药物，它对羟基的亲和力比醌体更强，阻止醌体对晶状体可溶性蛋白的氧化变性作用。实验证明，结膜下或皮下注射吡诺克辛钠阻止或延缓白内障的发生。它亦作为一种氧化还原剂，防止 ATP 酶受醌体物质的抑制和防止脂质过氧化。同时，能影响葡萄糖代谢，降低血糖，并作为醛糖还原酶抑制剂减少多元糖醇的形成，对糖尿病性白内障亦有一定延缓作用。

3. 辅助营养类药物

（1）维生素类 补充维生素作为白内障的辅助药物治疗，阻止或延缓老年性、糖尿病性白内障的发生。

维生素 C 能维持酶分子中巯基的还原状态，保持其活性，作为晶状体的清除剂和抗氧化剂，能积极清除自由基。另外，还参与磷酸己糖旁路代谢。

维生素 E 为一种脂溶性抗氧化剂，能保护晶状体脂膜免受游离基团损害，维持晶状体透明。可使氧和脂质自由基还原成 H_2O_2 及脂质过氧化物，再在 GSH – Px 作用下，分解成无毒性物质。口服：成人1次 10 ~ 100mg，1 日 2 ~ 3 次。

B 族维生素是多种酶的辅酶，其缺乏可使无氧酵解受阻，造成晶状体内能量短缺，影响代谢。

（2）微量元素类 β – 胡萝卜素对防治白内障有一定的针对性：它可以防止机体中异常的生化改变和清除各种氧及其他活性自由基，尤其对抑制单线态氧较有效；它可对放射损伤敏感的巯基酶形式转变成对放射损伤有抵抗活性的硫缩醛；调节 DNA 的合成，增加对多种自由基有灭活作用的蛋白质合成。使用方法：每日 1 次，每次 30 ~ 300mg。

（3）其他 山莨菪碱/亚硫酸氢钠甲萘醌能促进眼组织血液循环，维持其正常新陈代谢，促使晶状体混浊吸收，阻止白内障病情发展。可用于早期老年性白内障，亦可用于外伤性白内障、继发性白内障等。早晚各 1 次，每次 1 ~ 2 滴。偶有变态（过敏）反应出现，应立即停药。

4. 中医中药 中医中药治疗白内障已有悠久的历史，所应用的方剂有石斛夜光丸、障眼明、八味地黄丸、障翳散等。中药成分复杂，且多为复方，目前还未完全明确它们抗白内障的机制。

障眼明主要成分：山茱萸、蕤仁（去内果皮）、枸杞子、党参、肉苁蓉、黄芪、升麻、密蒙花、菊花、蔓荆子、石菖蒲、川芎，口服，4 片/次，3 次/日。

障翳散主要成分：荸荠粉、蝉蜕、茺蔚子、丹参、关木通、海螵蛸、海藻、维生素 B_2、红花、琥珀、黄连素、黄芪、决明子、昆布、炉甘石、没药、牛胆干膏、硼砂、青葙子、山药、麝香、天然冰片、无水硫酸钙、羊胆干膏、珍珠。用于老年性白内障及角膜炎。外用，临用时，将本品倒入滴眼用溶剂瓶中，摇匀后滴入眼睑内，1 次 2～3 滴，3～4 次/日。

5. 其他　现代白内障手术治疗以囊外摘出或超声乳化吸出联合人工晶状体植入术后的晶状体后囊膜混浊（posterior capsule opacification，PCO）是导致术后远期视力下降的主要并发症，其成人发病率高达 50% 以上，婴幼儿几乎为 100%。近些年对后发性白内障相关的生长因子的基础研究日臻完善，国内外许多学者致力于其生物靶向治疗的研究，其中包括免疫导向治疗和基因治疗。

（三）用药指导

一些早期白内障，临床用药以后病情会减慢发展，视力也稍有提高，白内障的早期进展至成熟是一个较漫长的过程，它有可能自然停止在某一发展阶段而不至于严重影响视力。

1. 早期白内障可口服维生素 C、维生素 B_2、维生素 E 等，也可用一些药物延缓病情发展。通常一些中期白内障患者，用药后视力和晶状体混浊程度也可得到一定改善。但成熟期的白内障，药物治疗则无实际意义。

2. 谷胱甘肽用于治疗白内障时少数患者可能出现瘙痒、刺激感、眼部充血、一过性视物模糊等症状，停药后即消失；不宜与磺胺类、四环素类药物合用。

3. 辅助营养类药物不良反应轻微，一般均可耐受。

4. 石斛夜光丸（小蜜丸）每次 9g，1 日 2 次。忌烟、酒、辛辣刺激性食物；患有高血压、心脏病、肝病、糖尿病、肾病等慢性病且严重者应在医师指导下服用；孕妇、哺乳期妇女及脾虚便溏者应在医师指导下服用。服约 2 周症状无缓解，应去医院就诊。

四、视神经炎

（一）诊断

1. 疾病简介　视神经炎（optic neuritis）是视神经任何部位发炎的总称，泛指视神经的炎性脱髓鞘、感染、非特异性炎症等疾病。各型视神经炎主要根据典型的发病年龄、方式、症状体征、病程演变等进行临床诊断，临床表现不典型者则酌情结合辅助检查排除其他可能的疾病后进行诊断。视神经炎可为中枢神经系统炎性脱髓鞘性疾病的早期孤立表现，也可由感染或全身系统性自身免疫性疾病引起。国内外对视神经炎的分类方法主要有两种，一种按发病部位分类，可分为球后视神经炎、视乳头炎、视神经周围炎和视神经视网膜炎；另一种根据病因学分类，可分为中枢神经系统炎性脱髓鞘性疾病相关视神经炎、感染性疾病相关性视神经炎及全身系统性自身免疫性疾病相关性视神经炎。

2. 分类　视神经炎可为中枢神经系统炎性脱髓鞘性疾病的早期孤立表现，也可由感染或全身系统性自身免疫性疾病引起。

国内外对视神经炎的分类方法主要有两种，一种按发病部位分类，可分为球后视神经炎、视乳头炎、视神经周围炎和视神经视网膜炎。

另一种根据病因学分类，可分为以下四类。

（1）特发性视神经炎　特发性脱髓鞘性视神经炎（idiopathic demyelinating optic neuritis，IDON），亦称经典多发性硬化相关性视神经炎（multiple sclerosis related optic neuritis，MS－ON）；视神经脊髓炎相关性视神经炎（neuromyelitis optiea related optic neuritis，NMO－ON）；其他中枢神经系统脱髓鞘疾病相关性视神经炎。

（2）感染性和感染相关性视神经炎。

（3）自身免疫性视神经病。

（4）其他无法归类的视神经炎。

（二）主要临床表现

1. 视力下降　大多视力突然下降，甚至发病数日即可降至仅有光感或无光感。

2. 眼球疼痛　眼球转动时眼球后部牵引样疼痛，眶深部压痛。

3. 对光反射变化　瞳孔对光反射迟钝或消失，或对光反应不持久。

4. 眼底改变　视乳头炎时视乳头充血、轻度隆起、边缘不清、生理凹陷消失，视网膜静脉充盈迂曲，视乳头周围视网膜水肿混浊、火焰状出血及黄白色渗出，有时可波及黄斑部导致黄斑部出现放射状水肿皱褶。球后视神经炎时，早期眼底基本正常，晚期视乳头颜色变淡，视神经萎缩。

（三）药物治疗

主张对视神经炎采用针对病因的治疗，最大程度挽救视功能同时，防止或减轻、延缓进一步发生神经系统损害。应首先明确视神经炎诊断，随之尽可能明确病变的性质和原因，从而选择相应针对性治疗。研究发现成人视神经炎早期应用免疫调节剂可明显降低致残率。

1. 病因治疗　因视功能障碍可能仅为潜在全身性疾病的症状之一，故如发现可能相关病症，应及时转诊至神经科、风湿免疫科、感染科、耳鼻喉科等相关专科进行全身系统性治疗。如对感染性视神经炎，应与相关科室合作针对病因给予治疗，同时保护视神经；自身免疫性视神经病也应针对全身性自身免疫性疾病进行正规、全程的糖皮质激素治疗。

2. 糖皮质激素治疗　糖皮质激素是非感染性视神经炎急性期治疗的首选用药。目前国内常用制剂有泼尼松、甲基强的松龙、地塞米松、氢化可的松等。常用用法包括静脉滴注和（或）口服，不推荐球后或球周注射糖皮质激素治疗。

急性病例，由于视神经纤维发炎肿胀，若时间过长或炎性反应过于剧烈，可使视神经纤维发生变性和坏死。因此，早期控制炎性反应，避免视神经纤维受累极为重要。

部分炎性脱髓鞘性视神经炎患者，不经治疗可自行恢复。尽管部分 IDON 患者可有自愈性，但糖皮质激素治疗可以加快视功能恢复，并降低复发率。推荐用法：甲基强的松龙静脉滴注 $1g/d \times 3d$，然后口服泼尼松每日 $1mg/kg$ 共 11 日，减量为 $20mg \times 1d$、$10mg \times 2d$ 后停用。国外研究提示单纯口服中小剂量糖皮质激素者 2 年内复发率较高，故不推荐对 IDON 患者进行单纯口服中小剂量糖皮质激素治疗。

使用糖皮质激素的目的是减少复发，缩短病程，据研究，单纯口服泼尼松的复发率是联合静脉注射组的 2 倍，其使用原则如下：

（1）患者为首次发病，以前并无多发性硬化或视神经炎病史，若 MRI 发现至少一处有脱髓鞘，可使用糖皮质激素冲击疗法，加速视力恢复、降低复发概率；MRI 正常者，发生多发性硬化（multiple sclerosis，MS）的可能很低，但仍可静脉给予糖皮质激素冲击治疗，加速视力的恢复。

（2）对既往已诊断多发性硬化或视神经炎的患者，复发期可应用糖皮质激素冲击疗法，或酌情选择免疫抑制剂、丙种球蛋白等，恢复期可使用维生素 B 族药物及血管扩张剂。

3. 免疫抑制剂　主要用于降低视神经炎患者的复发率，以及通过防止或降低脊髓和脑损害发生，降低从视神经炎发展为 MS 或 NMO 的概率。适用于：NMO - ON 以及自身免疫性视神经病患者的恢复期及慢性期治疗。因药物起效较慢（不同药物起效时间不同，多为 2 ~ 3 个月开始起效），建议与口服糖皮质激素有 2 ~ 3 个月叠加期。但副作用较大，可有肝肾功能损伤、骨髓抑制、重症感染、生育致畸等。常用药包括：硫唑嘌呤，环孢素 A，环磷酰胺，甲氨蝶呤，吗替麦考酚酯，利妥昔单抗等。尚无统一用法，推荐综合患者病情、耐受情况、经济条件等选择用药及用量。其中，AQP4 抗体阳性或复发性 NMO - ON 可考虑首选硫唑嘌呤（口服 25mg/次，2 次/日；可耐受者逐渐加量至 50mg/次，2 次/日）；如复发频繁，或已合并脊髓等其他部位受累，可换用环孢素 A、环磷酰胺等药物；但应特别注意硫唑嘌呤的严重骨髓抑制以及肝肾功能损害的副作用，需常规并及时检查血常规以及肝肾功能，发现副作用及时停用并酌情考虑更换其他免疫抑制剂；已合并系统性自身免疫病的自身免疫性视神经病患者应及时转诊至风湿免疫科予以专科免疫治疗。

4. 静脉丙种球蛋白　考虑作为患者急性期的治疗选择之一。但目前仍缺乏足够证据支持其确切疗效。参考用法：每日 0.2 ~ 0.4g/kg 体重，静脉滴注，连续 3 ~ 5d。

5. 营养神经药　如 B 族维生素（甲钴胺）、神经生长因子、神经节苷脂等，对视神经炎治疗有一定辅助作用。维生素 B_1 和维生素 B_{12} 肌内注射，每日一次，还可用三磷酸腺苷肌内注射，每日一次。

6. 抗感染治疗　对明确病原体的感染性视神经炎应尽早给予正规、足疗程、足量抗生素治疗。梅毒性视神经炎应参照神经梅毒治疗方案予驱梅治疗（包括青霉素静滴以及长效青霉素肌内注射）；结核性视神经炎应予规范抗结核治疗（包括异烟肼、乙胺丁醇、利福平、链霉素、吡嗪酰胺等联合治疗）；莱姆病应予长疗程头孢曲松治疗；真菌性鼻窦炎所致视神经炎应在适当外科干预基础上予足量抗真菌治疗等。

7. 中医中药　在以上治疗基础上，配合中医中药治疗，对于降低视神经炎复发、减少激素治疗副作用、促进视功能恢复有帮助。

（四）用药指导

1. 在启动糖皮质激素治疗前应常规筛查排除潜在感染；在启动糖皮质激素治疗前、后应常规监测血压、血糖浓度、心脏功能；用药期间注意监测眼部情况，关注有无糖皮质激素相关性青光眼、后发性白内障、视网膜神经上皮层脱离等发生；密切关注糖皮质激素的全身不良反应，包括睡眠障碍、抑郁症、急性胰腺炎、股骨头坏死等。

2. 预防糖皮质激素相关不良反应，建议用药前充分评估患者全身和眼部情况，询问有无严重骨质疏松、消化道出血、精神疾病、恶性肿瘤等病史，充分告知糖皮质激素治疗的潜在风险。在启动糖皮质激素治疗前应常规筛查排除潜在感染，包括细菌、真菌、病毒等，如结核杆菌、人类免疫缺陷病毒、梅毒螺旋体、丙型及乙型肝炎病毒等；在启动糖皮质激素治疗前、后应常规监测血压、血糖浓度（空腹和餐后 2 小时的血糖浓度）及心脏功能；出现血糖浓度和血压水平增高、心率异常时，请专科医师及时诊治。注意调整用药量，避免糖皮质激素减量期发生低血糖。

3. 建议硫唑嘌呤或吗替麦考酚酯（mycophenolate mofetil，MMF）等免疫抑制剂治疗期间应联合口服泼尼松 4 ~ 6 个月，且泼尼松剂量不低于 10 ~ 20mg（或同等有效剂量甲泼尼龙），待免疫抑制剂完全起效后糖皮质激素可逐渐减量至停药。

4. 治疗方案，如注射用甲泼尼龙琥珀酸钠 1g/d（儿童建议每千克体重 20 ~ 30mg/d），连续静脉输注 3 ~ 5 日，后序贯减量；改为口服醋酸泼尼松（每千克体重 1mg）或同等有效剂量甲泼尼龙。IDON 或 MS - ON 可快速停用糖皮质激素，其他亚型视神经炎序贯减量，至少维持 4 ~ 6 个月，以避免早期复发。

5. 利妥昔单抗（rituximab，RTX）治疗的常规输注方案：375mg/m²体表面积（最大剂量 1000mg），连续 2 次，间隔 2 周。RTX 治疗的小剂量输注方案：每周 100mg/次，连续 4 次；或 200mg/次，连续 2 次，间隔 2 周。每 6 个月重复注射，或当 CD19⁺B 淋巴细胞大于 1% 时重复注射初始方案同等剂量药物。

6. 免疫抑制剂用药期间临床判定为复发者首先应进行治疗剂量及用药期间患者依从性评估。一般认为，对于硫唑嘌呤或 MMF 有效治疗剂量治疗 6 个月以上期间出现 2 次及以上复发或 1 次及以上严重复发者，建议更换免疫抑制剂。

7. 小剂量糖皮质激素维持治疗方案：每天醋酸泼尼松口服剂量 5～10mg 或等效生物剂量的甲泼尼龙、醋酸泼尼松龙（建议体重 <40kg 者口服 5mg，体重 ≥40kg 者口服 10mg）。

五、赛证聚焦

技能竞赛　　　　　　资格证书考核

岗位对接

【实训目的】

1. 能制定眼科疾病的治疗方案。
2. 能审核常见眼科疾病处方。
3. 能完成常见眼科疾病的用药咨询、用药指导和用药宣教。

【实训准备】

结合给定的相关疾病指南，复习常见眼科疾病概况、治疗药物、治疗原则。

【实训步骤】

1. **治疗方案设计**　学生选择一个案例，设计出最佳治疗方案。

2. **处方审核**　每个学生选取 5 张处方审核，正确处方予以通过，错误处方应指出错处和建议修改方案。

3. **用药咨询**　分小组选择一个案例，设计相应岗位的情景模拟过程，由小组成员分别扮演药师和患者，模拟展示药师用药咨询过程。

4. **用药宣教**　分小组针对给定情况设计用药宣教方案，并进行展示。

【实训考核】

考核内容	标准分（100 分）	评分标准	得分
治疗方案设计	20 分	1. 药物品种选择与指南推荐的最佳方案相一致（10 分） 2. 药物的用量用法正确（3 分） 3. 给药途径正确（2 分） 4. 药物疗程正确（5 分）	
处方审核	30 分 （每张处方 6 分）	1. 判断正确（2 分） 2. 错误点指出（2 分） 3. 修改建议正确（2 分）	

考核内容	标准分（100分）	评分标准	得分
用药咨询	30分	1. 咨询内容设计符合岗位实际（10分） 2. 咨询内容正确（10分） 3. 药师提供咨询时表述流畅（8分） 4. 患者表达流畅（2分）	
用药宣教	20分	1. 形式美观（7分） 2. 内容适宜，有针对性，符合宣教对象认知水平（5分） 3. 表达流畅，有感染力（8分）	

一、治疗方案设计实训

（一）任务一

患者，男性，54岁，右眼视力下降7日，体重67.5kg，7日前患者在家中无明显诱因下出现右眼视力下降，自觉无明显眼前黑影，无视物变形及幕遮感，无伴眼球转动痛，无明显头晕头痛，无恶心呕吐，无眼红眼痛，无畏光流泪等眼部及全身不适，2日前至我院门诊就诊，诊断：视神经炎，建议住院治疗，门诊拟"右眼视神经炎"收住入院。

自发病来，患者神志清，精神可，胃纳一般，睡眠一般，大便黄软，小便清长，体重无明显变化。

训练：请为该患者制定完整的药物治疗方案（药品品种、用量用法、用药途径，疗程，注意事项）。

（二）任务二

患者，男性，3岁，15kg，发热、咳嗽5日，眼红4日。患儿5天前于家中无明显诱因下突然出现发热，体温波动于39.0~40.0℃之间，热高时无寒战、畏寒，无惊厥，伴咳嗽，呈阵发性，较剧，伴喉头有痰不易咳出。4天前出现双眼发红，眼睑黄色分泌物，无鼻塞，无流清涕，无喘息、气促，无恶心、呕吐，无腹痛腹泻，无尿频、尿臭、尿痛，至当地医院就诊，查血常规+CRP提示：白细胞计数、中性粒细胞比例、CRP均有升高，诊断"细菌性肺炎、结膜炎"可能，建议住院治疗，遂拟上述诊断直接收住入院。

训练：请为该患者制定完整的药物治疗方案（药品品种、用量用法、用药途径，疗程，注意事项）。

（三）任务三

患者，男性，53岁，因为腹痛便去医院就诊，医生诊断为"胆囊炎"，给予肌肉注射消旋山莨菪碱腹痛缓解，给予头孢曲松针抗炎治疗。可一周后，该患者感觉有眼部胀痛，经眼科检查后发现其眼压明显升高，诊断为"闭角型青光眼"，后转至眼科做青光眼手术，并给予相应药物治疗。其他血液检查未见明显异常。

训练：请分析该患者闭角型青光眼的病因，并制定完整的药物治疗方案（药品品种、用量用法、用药途径，疗程，注意事项）。

二、处方审核实训

请对以下处方进行点评。

处方一	处方二	处方三	处方四	处方五

处方六	处方七	处方八	处方九	处方十

三、用药指导实训

（一）任务一

患者体检时发现双眼结膜发红、痒，医生诊断结膜炎，前来咨询是不是要用滴眼液？请根据上述内容，进行用药咨询的情景模拟。

（二）任务二

患者（70 岁）体检时发现白内障早期，患者体型肥胖，高血压 20 年，糖尿病 10 年。医生建议可以先不做手术，保守治疗，患者前来咨询用哪种滴眼液？请根据上述内容，进行用药咨询的情景模拟。

（三）任务三

患者，男性，35 岁，突发视力下降，经检查后诊断为视神经炎，医生要求长期服用强的松片、碳酸钙咀嚼片、奥美拉唑片、氯化钾片。患者想知道每种药的用药目的及用药后需要注意什么，转诊至药物咨询门诊。请根据上述内容，进行药物咨询门诊的情景模拟。

四、用药宣教实训

（一）任务一

假设您是一位基层医院的药剂师，您需要向村镇老人宣传青光眼治疗的重要性，目的是提高基层患者对青光眼的知晓率、治疗率和控制率，请针对性地制作一个宣教 PPT，并进行宣教。

（二）任务二

假设您是一位三甲医院的临床药师，本月您需要对本院的初诊结膜炎患者进行用药宣教，目的是提高患者用药依从性，请制作一个宣教 PPT，并进行宣教。

（三）任务三

本地区的白内障治疗率和控制率不理想，需要进行一个系列宣教活动，请设计 3 份宣传手册和 1 份宣传海报或宣传视频，协助宣传。

结膜炎指南	青光眼指南	白内障指南

视神经炎诊断和治疗专家共识　　中国脱髓鞘性视神经炎诊断和治疗循证指南

书网融合……

微课　　　　　　　本章小结

项目十一　精神疾病的用药咨询与指导

学习目标

1. **掌握**　精神疾病的药物治疗、用药原则以及用药指导。
2. **熟悉**　精神疾病用药宣教的方法和途径。
3. **了解**　精神疾病的病因、诊断。
4. 能够制订精神疾病的治疗方案、审核处方以及用药宣教。
5. 培养精神疾病的药学服务技能。

岗位情景模拟

情景描述　患者，男性，61岁。因"消瘦、睡眠差伴情绪低落4个月"入院。患者有高血压、心脏病约5年，1年前退休。6个月前，患者开始出现情绪低落，缺乏兴趣，认为自己没有用，感到悲观，常感觉自己快要死了，食欲下降，体重不明原因下降，不愿出门和活动，夜间常醒来且不能再入睡。家族史无异常，无过敏史。体格检查显示：体质指数 $21.2 kg/m^2$，查体未见心肺腹部异常，双下肢无水肿，神经系统检查未见异常。根据CCMD-3抑郁症的诊断标准，该患者诊断为抑郁症。

讨论　请根据案例推荐治疗药物，并进行用药指导及健康教育。

理论知识

一、抑郁障碍

（一）诊断

1. 诊断标准　抑郁障碍为最常见的精神障碍之一，在国际疾病分类第11版（International Classification of Diseases 11，ICD-11）中的诊断分类隶属于"心境（情感性）障碍"，一般称为抑郁障碍，是指各种原因引起的以显著而持久的心境低落为主要临床特征的一类心境障碍。抑郁症是一类具有"发作性"特点的精神疾病，诊断时既要评估目前发作的特点，还要评估既往发作的情况。根据ICD-11，抑郁症的症状学标准里包括3条核心症状及7条其他症状，核心症状：①心境低落；②兴趣和愉快感丧失；③疲劳感、活力减退或丧失。其他症状：①集中注意和注意力降低；②自我评价和自信降低；③自罪观念和无价值感；④认为前途暗淡悲观；⑤自伤或自杀的观念或行为；⑥睡眠障碍；⑦食欲下降。当同时存在至少2条核心症状和2条其他症状，且以上病程满足2周以上，并存在对工作、社交有影响的严重程度标准，同时排除精神分裂症、双相情感障碍等严重性精神疾病和器质性精神障碍以及躯体疾病所致的抑郁症状群，即可诊断为抑郁症。

可借助抑郁症自评量表来筛检疑似病例进行筛查，其中患者的健康问卷抑郁自评量表和抑郁自评量表是常用的筛查抑郁症的自评工具；研究用抑郁障碍流行病学量表（CES-D）适用于一般人群流行病学调查研究中抑郁自评；Beck 抑郁问卷（BDI）是最早被广泛使用的评定抑郁的自评工具。

2. 分类　根据 ICD-11，抑郁障碍包括：抑郁发作、复发性抑郁障碍、持续性心境障碍、其他心境障碍、未特定的心境障碍。通常所说的抑郁症是抑郁障碍最常见的类型，表现为单次发作或反复发作，具有较高的复发风险；发作期存在显著的情感、认知和躯体症状，发作间期症状缓解；包括抑郁发作和复发性抑郁障碍。

3. 分级　抑郁症按严重程度分为轻、中、重度，见表6-11-1。

表6-11-1　抑郁症严重程度的分级标准

标准	轻度	中度	重度（是否伴精神病性症状）	
			否	是
症状学标准	2 条核心症状 + 2 条其他症状	2 条核心症状 + 3 条其他症状	3 条核心症状 + 4 条其他症状	3 条核心症状 + 4 条其他症状 + 幻觉、妄想或木僵
病程标准	上述表现 ≥2 周	上述表现 ≥2 周	上述表现 ≥2 周	
严重程度标准	持续进行日常的工作和社交活动有一定困难	进行社交、工作或家务活动有相当困难	几乎不可能继续进行社交、工作或家务活动	
排除标准 *	无引起上述表现的重性精神疾病、器质性精神障碍或躯体疾病病因			

注：* 同时适用于轻、中、重度。

（二）药物治疗

抗抑郁药能有效改善患者抑郁心境及伴随的焦虑、紧张等症状。根据作用机制或化学结构的不同分为以下几类：选择性5-羟色胺（5-hydroxytryptamine，5-HT）再摄取抑制剂（selective serotonin reuptake inhibitors，SSRIs），5-HT 和去甲肾上腺素（noradrenalin，NA）再摄取抑制剂（5-HT and NA reuptake inhibitors，SNRIs），去甲肾上腺素能和特异性5-羟色胺能抗抑郁药（norepinephrine and specific serotonin antidepressants，NaSSAs），5-HT 受体拮抗剂及5-HT 再摄取抑制剂（serotonin receptor antagonist and serotonin reuptake inhibitors，SARIs），NA 和多巴胺（dopamine，DA）再摄取抑制剂（norepinephrine and dopamine reuptake inhibitors，NDRIs），三环类抗抑郁药（tricyclic antidepressants，TCAs），去甲肾上腺素再摄取抑制剂（norepinephrine reuptake inhibitors，NRIs），单胺氧化酶抑制剂（monoamine oxi-dase inhibitors，MAOIs）等。

TCAs、NRIs 和 MAOIs 属传统的第一代抗抑郁药，其他均为新型抗抑郁药，后者在安全性、耐受性和用药方便性方面较前者更有优势，是临床推荐首选的药物，其中 SSRIs 又是最常用的一类。TCAs 类药物由于其耐受性和安全性问题，作为二线药物使用。

1. SSRIs　选择性抑制突触前膜5-HT 的再摄取，增加突触间隙内5-HT 的浓度，提高5-HT 能神经的传导。SSRIs 类药物具有抗抑郁和抗焦虑的双重作用，很少引起镇静作用，不损害精神运动功能，对心血管和自主神经系统功能影响很小。SSRIs 对其他各种神经递质受体的影响很小，不良反应显著少于三环类抗抑郁药物，安全性较高，是全球范围内公认的一线抗抑郁药物。目前临床应用的有氟西汀、帕罗西汀、舍曲林、氟伏沙明、西酞普兰及艾司西酞普兰等。可用于各种抑郁症，包括轻至重度抑郁症，双向情感性精神障碍抑郁及三环类抗抑郁药无效或不能耐受的老年人或伴躯体疾病的抑郁症患者。

2. SNRIs　通过抑制5-HT 和去甲肾上腺素（norepinephrine，NE）的再摄取发挥作用，而对肾上腺素能受体、胆碱能受体和组胺受体无亲和力。故无 TCAs 和 MAOIs 常见的不良反应，安全性和耐受性较好。代表药物为文拉法辛和度洛西汀。文拉法辛为前药，其活性代谢产物能有效拮抗5-HT 和 NA 再摄取，对 DA 再摄取也有一定的抑制作用。可用于各种抑郁症和广泛性焦虑症，对 SSRI 无效的严重抑郁症患者也有效。SNRIs 可诱发躁狂发作，不能与 MAOIs 合用。

3. NaSSAs 通过阻断突触前膜 α_2 肾上腺素受体而增加 NA 的释放，间接提高 5 – HT 的更新率而发挥抗抑郁作用，代表性药物为米氮平。米氮平还能减少快动眼（REM）睡眠，延长 REM 睡眠潜伏期，改善深睡眠。适用于各种抑郁症的治疗，特别是治疗伴有睡眠障碍或焦虑障碍的抑郁症、伴有焦虑激越或焦虑躯体化的抑郁症患者。起效比 SSRIs 快、安全、耐受性好，较少发生与 5 – HT 相关的不良反应，最常见的不良反应是体重增加，偶见直立性低血压。

4. SARIs 通过拮抗 5 – HT 受体并抑制 5 – HT 的重吸收。代表药物曲唑酮，是一种三唑吡啶类衍生物，低剂量时为 5 – HT 的拮抗剂，而高剂量时为其激动剂。它不增强儿茶酚胺的作用或抑制单胺氧化酶活性，具有镇静作用和轻微的肌松作用，但没有抗惊厥活性；且对催乳素的释放没有明显影响。曲唑酮对双向和单纯性抑郁的疗效相当，其抗抑郁治疗的优点是起效快、抗胆碱和心血管作用的发生率低。

5. NDRIs 主要通过抑制 NA 及 DA 再摄取，但效应较弱，代表药物安非他酮，其代谢产物具有抗抑郁效应，主要用于其他抗抑郁药疗效不佳的抑郁症患者的治疗。常见的不良反应有激越、口干、失眠、头痛、偏头痛、恶心、呕吐、便秘和震颤等。常见导致停药的不良反应有：面部潮红、恶心、激越和偏头痛。

6. TCAs 通过非选择性阻断 NE 和 5 – HT 递质的再摄取，从而使突触间隙 NE 和 5 – HT 递质浓度增高，促进突触传递功能而发挥抗抑郁作用。临床常用药物有丙米嗪、阿米替林、氯米帕明、多塞平等。适用于治疗各种原因引起的抑郁症，尤其对内源性抑郁症、更年期抑郁症疗效好，对精神分裂症伴发的抑郁症疗效差。失眠及焦虑症状突出者，宜选用 TCAs。该类药物不良反应较多，有抗胆碱能、心血管和过度镇静等不良反应，常见的有口干、便秘、视力模糊、排尿困难、心动过速、直立性低血压、心率改变和嗜睡等，可诱发躁狂发作。老年体弱患者用药剂量要减少，必要时应注意监护。严重心、肝、肾疾病，低压患者及孕妇慎用，急性心肌梗死、心律失常、前列腺增生、闭角型青光眼患者禁用。

7. NRIs 能阻断中枢神经突触前膜对 NA 的再摄取而发挥抗抑郁作用。代表药物有马普替林，瑞波西汀。其中马普替林不能阻断 5 – HT 的再摄取，具有广谱，奏效快和不良反应少的特点；瑞波西汀对 5 – HT 亦有较弱的抑制作用。主要用于治疗各种类型抑郁症，老年性抑郁症患者尤为适用。

8. MAOIs 主要通过抑制单胺氧化酶（MAO），提高脑内 NA、5 – HT 的浓度，起到抗抑郁作用。新型的单胺氧化酶抑制剂吗氯贝胺是一种可逆性、选择性单胺氧化酶 A 抑制剂，克服了非选择性、非可逆性 MAOIs 的高血压危象、肝毒性及直立性低血压等不良反应的缺点，适用于非典型性抑郁、恶劣心境、老年抑郁。不良反应有头晕、恶心、口干、便秘、失眠，少数患者血压降低。

除以上 8 类外，临床上用于治疗抑郁症的还有褪黑素受体激动剂阿戈美拉汀、中草药以及一些复方制剂等。

（三）用药指导

医学研究表明，典型病例抑郁心境具有晨重夜轻节律改变的特点，即情绪低落在早晨较为严重，而傍晚时可有所减轻。服用方法为长效抗抑郁药每日服用 1 次，宜在早上服用，能较好的改善白天的患者的低落情绪，又不会影响患者夜间睡眠；但米氮平、阿戈美拉汀等对睡眠有改善作用，故睡前服用。短效抗抑郁药物一般早中晚饭后服用。常用药物用法用量见表 6 – 11 – 2。

表 6 – 11 – 2　常用抗抑郁药物服用方法

口服抗抑郁药		常用剂量（mg/d）	服用频率（次）
SSRIs	西酞普兰	20 ~ 40	1
	艾司西酞普兰	10 ~ 20	1
	氟西汀	20 ~ 60	1
	帕罗西汀	20 ~ 50	1
	氟伏沙明	100 ~ 300	1
	舍曲林	50 ~ 200	1
SNRIs	文拉法辛	75 ~ 225	2 ~ 3
	度洛西汀	60 ~ 120	1 ~ 2
NaSSAs	米氮平	15 ~ 45	1 ~ 2
SARIs	曲唑酮	50 ~ 400	2 ~ 3
NDRIs	安非他酮	150 ~ 450	2 ~ 3
TCAs	丙米嗪	50 ~ 300	3
	阿米替林	50 ~ 250	3
	氯米帕明	50 ~ 250	2 ~ 3
	多塞平	50 ~ 250	3
NRIs	马普替林	50 ~ 200	2 ~ 3
	瑞波西汀	120 ~ 240	2
MAOIs	吗氯贝胺	100 ~ 600	2 ~ 3

注意事项：对于轻度抑郁障碍患者，就诊后可以暂时密切观察，2 周内再评估决定是否用药治疗；而中度及重度抑郁障碍患者，则应尽早开始药物治疗。对有自杀意念的患者避免一次处方大量药物，以防意外。起始剂量先根据患者药物耐受性的评估确定；而后根据药物代谢动力学特点在 1 ~ 2 周内将药物滴定至有效剂量范围；用药 2 周后若病情无改善且药物有剂量上调空间，可以增加剂量，若病情有改善，可维持相同剂量至第 4 周，再行评估决定是否进行剂量调整。若患者的治疗剂量达个体耐受的最大有效剂量或已经足量用药至第 4 周而无明显疗效，可以选择换药治疗：如同种类的抗抑郁药换药有效，则可以继续治疗，若无效需更换药物种类，仍无效时选择联合不同作用机制的药物进行治疗；如换用不同种类的抗抑郁药有效，则可以继续治疗，若无效，可以选择联合治疗。抑郁症是复发率高的精神障碍之一，停药有撤药反应及复发风险，应强调患者在停药前征求医生的意见；停止治疗后的 2 个月内复发危险最高，故在停药期间应坚持随访，仔细观察停药反应或复发迹象，需要时可快速回到原有药物的有效治疗剂量进行治疗。

二、焦虑障碍

（一）诊断

1. 诊断标准　焦虑障碍又称焦虑症，是一组以心理性焦虑症状为主要临床相的精神障碍的总称。其诊断主要依靠心理测查确定，患者可能需填写汉密顿焦虑量表（hamilton anxiety scale，HAMA）、状态焦虑 - 特质焦虑问卷（state - trait anxiety inventory，STAI）、社会功能缺陷筛选量表（social disability screening schedule，SDSS）或生活事件量表（life events scale，LES）。焦虑情绪反应一般都伴有生理、运动指标的改变，生理指标可间接反映焦虑的水平。通常使用的指标包括：皮肤电反应、皮肤导电性、皮肤温度、皮肤血流容积、肌电图、心率、血压、呼吸频率等。

（1）广泛性焦虑障碍（generalized anxiety disorder，GAD）符合神经症的诊断标准，以持续的原发性焦虑症状为主，并符合经常或持续的无明确对象和固定内容的恐惧或提心吊胆；且伴自主神经症状或运动性不安。以社会功能受损，患者因难以忍受又无法解脱而感到痛苦为严重标准。病程上符合症状标准至少已6个月。符合上述条件且排除以下情况：①排除甲状腺功能亢进、高血压、冠心病等躯体疾病的继发性焦虑；②排除兴奋药物过量，镇静催眠药物或抗焦虑药的戒断反应，强迫症、恐惧症、神经衰弱、躁狂症、抑郁症或精神分裂症等伴发的焦虑。

（2）惊恐障碍又称急性焦虑障碍，主要的症状特点是反复出现的、突然发作的、不可预测的、强烈的惊恐体验，一般历时5~20分钟，伴濒死感或失控感，患者常体会到濒临灾难性结局的害怕和恐惧。症状标准符合神经症的诊断标准；发作时需符合以下4项：①发作无明显诱因和相关的特定情境，不可预测；②在发作间歇期除害怕再发作外，无明显症状；③发作时表现强烈的恐惧、焦虑及明显的自主神经症状，并常有人格解体、现实解体、濒死恐惧，或失控感等痛苦体验；④发作突然开始，迅速达到高峰，发作时意识清晰，事后能回忆。患者因难以忍受又无法解脱而感到痛苦。1个月内至少发作3次，或在首次发作后继发害怕再发作的焦虑持续1个月。符合上述条件且排除以下情况：①排除恐惧症、抑郁症或躯体障碍等继发的惊恐发作等其他精神障碍；②排除癫痫、心脏病发作、嗜铬细胞瘤、甲亢或自发性低血糖等躯体疾病继发的惊恐发作。

2. 分类   按照临床表现和发病特点，常见的焦虑障碍主要包括广泛性焦虑障碍、惊恐障碍、恐怖性焦虑障碍（社交恐怖、广场恐怖和特定的恐怖等）。

（二）药物治疗

焦虑障碍的基本治疗原则为综合治疗、全病程治疗、个体化治疗。具体治疗目标为缓解或消除焦虑症状及伴随症状；恢复患者社会功能，提高生命质量；预防复发。治疗药物有苯二氮䓬类抗焦虑药、5－HT受体亚型1A受体（5－hydroxytryptamine receptor subtype 1A receptor，5－HT$_{1A}$受体）部分激动剂、具有抗焦虑作用的抗抑郁药及其他药物。

1. 苯二氮䓬类药物   为目前临床最常用的抗焦虑药。起效快，疗效确切，并能改善睡眠，且不良反应较小，安全范围较大，轻症患者可间断使用。但若长期大量使用，则易产生药物依赖和戒断症状；且本类药物存在耐受性。该类药物的选药原则如下。①依据临床症状选药：抗焦虑作用选用阿普唑仑、艾司唑仑、氯硝西泮等效果较好，抗惊恐作用宜选用地西泮、硝西泮、劳拉西泮等，镇静催眠作用宜选用地西泮、氟西泮、硝西泮和艾司唑仑。②依据焦虑特征和药物半衰期选药：入睡困难者和发作性焦虑选用短、中效药物；持续性焦虑可选用长效药物；易惊醒或早醒者选用中、长效药物。治疗时宜从小剂量开始，逐渐增加剂量至治疗焦虑症的最佳疗效。此外，苯二氮䓬类药物具有肌肉松弛作用，可能导致老年患者容易摔倒、骨折等。

2. 5－HT$_{1A}$受体部分激动剂   选择性作用于脑内5－HT$_{1A}$受体，从而发挥抗焦虑作用。抗焦虑作用与地西泮相似，但起效慢，需2~4周。目前临床常用代表药物是丁螺环酮和坦度螺酮，它们镇静作用轻，不易引起运动障碍、无抗惊厥和肌肉松弛作用，也不产生戒断症状和记忆障碍。适用于广泛性焦虑障碍，对焦虑伴有轻度抑郁症者也有效。对惊恐障碍无效。对焦虑伴严重失眠者，需合用镇静催眠药。

3. β受体拮抗剂   通过阻断周围交感神经的β受体，可减轻焦虑及伴有的心悸、震颤等神经功能亢进症状。适用于躯体性焦虑尤其是焦虑症的心血管症状者，或药物滥用倾向者。但对惊恐障碍无效。目前临床常用代表药物是普萘洛尔。不良反应常见恶心、呕吐、头晕、心动过缓等。禁用于哮喘，房室传导阻滞、低血压、心力衰竭患者。不能与单胺氧化酶抑制剂合用。

4. 具有抗焦虑作用的抗抑郁药　目前抗抑郁药物是临床治疗焦虑的主要选择，其具有与苯二氮䓬类相似的抗焦虑作用，对精神性焦虑和躯体性焦虑均有较好的疗效，且无成瘾性，临床常用的有 SSRIs、SNRIs 和 TCAs 等。SSRIs 和 SNRIs 类药物常被推荐为治疗焦虑障碍的一线药物；而 TCAs 因其对心脏的毒副作用等，临床应用受限。

（三）用药指导

焦虑障碍药物治疗时注意"滴定给药"和"维持给药"。"滴定给药"，即在患者耐受的情况下，药物从小剂量开始逐步递增至治疗剂量，尽可能采用最小有效量，减少不良反应。足量（有效药物剂量上限）和足疗程（4～12 周）治疗后效果仍不明显的，可换用同类其他药物，或作用机制不同的另一类药。"维持给药"指患者病情好转后，不调低原来的药物剂量，继续使用该剂量维持治疗 12 个月以上。应注意的是，在治疗目标达成、维持巩固时间充分后，可尝试逐渐减停药物，与"滴定给药"相似，减药时也需要遵守"逐渐减量"原则，避免突然及不恰当减停药引起的停药反应。

1. 苯二氮䓬类药物　本类药物存在耐受性，并有成瘾风险。因此，宜使用最低有效剂量，持续最短时间，通常不超过 4 周。实际使用中，该类药物的过度使用普遍存在，应提高警惕。最常见和最突出的不良反应是中枢性不良反应，如镇静、白天困倦，药物过量时可出现共济失调或言语不清，长期使用可能会影响对新事物的注意力和记忆力。

2. 5 – HT$_{1A}$受体部分激动剂　此类抗焦虑药不良反应较小，常见不良反应有头晕、头痛、恶心、不安等。无成瘾性和呼吸抑制作用，对认知功能影响小。严重肝肾功能不全、青光眼、重症肌无力患者禁用，儿童、孕妇及哺乳期妇女禁用。

3. 具有抗焦虑作用的抗抑郁药　该类药物无成瘾性，整体不良反应较轻。为快速控制焦虑症状，早期可合并使用苯二氮䓬类抗焦虑药。SSRIs 与 SNRIs 最常见的不良反应是胃肠道反应，如恶心、呕吐、腹泻；激越，如坐立不安加重、睡眠障碍；性功能障碍；神经系统反应，如偏头痛、紧张性头痛；体重增加等。另外 SNRIs 还有一些与去甲肾上腺素活动相关的不良反应，如血压升高、心率加快、口干、便秘。曲唑酮的总体不良反应发生较少，最常见的是镇静。另外还有体位性低血压。米氮平的常见不良反应包括口干、困倦、头晕头疼、食欲增加、水肿、白细胞减少等；使用时需注意过度镇静、防止跌倒，关注体重变化，定期监测血糖和白细胞。氟哌噻吨美利曲辛是第一代抗抑郁药和抗精神病药的复方制剂，适用于轻中度焦虑抑郁，有起效快的优点，但撤药反应大，长期使用可能发生锥体外系不良反应，不推荐作为常规药物。常见药物不良反应往往在服药的最初几天到 2 周明显，随着服药时间延长会逐渐减轻。

4. 用药方法　治疗焦虑障碍时，SSRIs 的初始剂量应为抑郁障碍治疗常规初始剂量的一半。实际用药可参考"滴定给药"原则。老年焦虑障碍患者常以 SSRIs 类药物为首选，建议小剂量起始，适当延长剂量递增周期，治疗和维持剂量常略低于普通成人剂量。三环类抗抑郁药不良反应多，尤其对心血管影响大，不作为老年患者首选。

常用抗焦虑药物的服用方法见表 6 – 11 – 3。

表 6 - 11 - 3　常用抗焦虑药物服用方法

抗焦虑药		起始剂量	最大剂量	剂量递增
苯二氮䓬类				
中效	氯硝西泮	0.5~1.0mg/次、2 次/d	6mg/d	1~2mg/w
	阿普唑仑	0.2~0.4mg/次、3 次/d	4mg/d	0.4mg/3~4d
长效	劳拉西泮	0.5~1.0mg/次、2 次/d	6mg/d	1~2mg/w
	艾司唑仑	0.5~1.0mg/次、3 次/d	6mg/d	1~2mg/w
	地西泮	2.5~5.0mg/次、3 次/d	30mg/d	2.5~5mg/w
SNRIs	文拉法辛	37.5~75.0mg/d、2~3 次/d	225mg/d	第 1 周 75mg；之后 37.5~75.0mg/2w
	度洛西汀	30~60mg/d、1~2 次/d	120mg/d	30mg/1~2w
SSRIs	帕罗西汀	10~20mg/d	50mg/d	10mg/1~2w
	艾司西酞普兰	5~10mg/d	20mg/d	10mg/1~2w
$5HT_{1A}$ 受体部分激动剂	丁螺环酮	10~15mg/d、2~3 次/d	60mg/d	5mg/3d
	坦度螺酮	5~10mg/次、2~3 次/d	60mg/d	15mg/2~4w
TCAs	马普替林	25mg/d，2~3 次/d	225mg/d	25mg/3~7d
	多塞平	25~50mg/d	300mg/d	25mg/4d，达 100mg 后，以 50mg/4d
其他抗抑郁药	曲唑酮	50mg 睡前	200mg/d	50mg/3~4d
	米氮平	15mg 睡前	45mg/d	15g/1~2w
	氟哌噻吨美利曲辛	1 片/次、1~2 次/d	4 片/d，老年患者 2 片/d	1 片/1~2w

三、睡眠障碍

(一) 诊断

1. 诊断标准　睡眠障碍是指心理社会因素引起的睡眠 - 觉醒过程中表现出来的各种功能障碍，包括失眠症、嗜睡症以及某些发作性睡眠异常情况，如睡行症、夜惊、梦魇等。

失眠症是指尽管有合适的睡眠机会和睡眠环境，但仍然对睡眠质量或数量感到不满足，达不到正常生理需求而影响日间功能的一种主观体验，是最常见的睡眠障碍性疾病。临床表现为入睡困难（入睡潜伏期超过 30 分钟）、睡眠维持困难（整夜觉醒次数≥2 次）、睡眠表浅（缺少深睡）、晨间早醒、睡眠质量下降和总睡眠时间减少（通常 <6.5 小时）等，同时伴有日间功能障碍。失眠的常见伴随症状有多梦，多为令人不快、恐怖的噩梦；宿醉，即醒后感到不适，依然疲乏，白天困倦；精神症状，如注意力不集中，思维迟钝等；身体症状，如食欲缺乏、消化不良、头痛等。

失眠的主要表现形式在睡眠脑电图或多导睡眠图上均有具体的量化标准。如入睡困难是指入睡潜伏期≥30 分钟；睡眠不实是指全夜≥5 分钟的觉醒次数 2 次以上，或者全夜觉醒时间≥40 分钟，或者觉醒时间占睡眠总时间的 10% 以上；早醒是指睡眠醒来时间比平时提前 30 分钟。

2. 分类　根据 ICD - 11 与《中国成人失眠诊断与治疗指南（2017 版）》，失眠障碍分为：慢性失眠（病程≥3 个月）、短期失眠（病程 <3 个月）。

慢性失眠的诊断标准，必须同时符合以下 (1) ~ (6) 项。

(1) 存在以下一种或者多种睡眠异常症状（患者自述或者照护者观察到）：①睡眠维持困难；②入睡困难；③在适当的时间不愿意上床睡觉；④比期望的起床时间更早醒来。

(2) 存在以下一种或多种与失眠相关的日间症状（患者自述或者照护者观察到）：①注意力不集中或记忆障碍；②疲劳或者全身不适感；③日间思睡；④社交、家庭、职业或学业等功能损害；⑤情绪易烦躁或易激动；⑥精力和体力下降；⑦行为问题（如多动、冲动或攻击性）；⑧易发生错误与事故；⑨过度关注睡眠问题或者对睡眠质量不满意。

（3）睡眠异常症状和相关的日间症状至少每周出现 3 次。

（4）睡眠异常症状和相关的日间症状不能单纯用没有合适的睡眠时间或不恰当的睡眠环境来解释。

（5）睡眠和觉醒困难不能被其他类型的睡眠障碍更好地接受。

（6）睡眠异常症状和相关的日间症状持续至少 3 个月。

短期失眠的诊断标准：符合慢性失眠第（1）～（3）、（6）条标准，但病程不足 3 个月和（或）相关症状出现的频率未达到每周 3 次。

（二）药物治疗

失眠可以独立存在，也可以作为各类型睡眠障碍中的一个症状，还可以并发或并存于其他多种躯体和精神疾病。帮助患者分析与寻找不良睡眠习惯产生的原因，并用适应人体精神活动规律的方法进行纠正，建立良好的睡眠习惯是治疗失眠的首要原则。

对于继发性失眠，以处理引起失眠的原发性疾病为主，一般来说，将失眠的病因解决后，失眠可不治而愈。如支气管炎所引起的咳嗽在夜间加重，会影响患者的睡眠，造成患者失眠，在使用止咳药后，患者即可入睡，如果原发病对患者失眠症状影响较重，也要适当应用催眠药物。治疗原发性失眠，根据病情选择合适的催眠药物和非药物治疗方法，同时配合调整睡眠习惯，恢复正常的生物节律。

药物治疗的关键是把握用药获益与风险的平衡，同时要考虑药物获取的难易程度、经济负担及患者主观意愿上的依从性。选择干预药物时要考虑症状的针对性、既往用药反应、患者情况、药品不良反应、与当前用药的药物相互作用及其他的现患疾病。目前临床治疗失眠的药物主要包括苯二氮䓬类受体激动剂（benzenedia zepine receptor agonists，BZRAs）、褪黑素及其受体激动剂、食欲素受体拮抗剂和具有催眠效果的抗抑郁药物。处方药加巴喷丁、奥氮平、喹硫平等治疗失眠的临床证据薄弱，不推荐作为失眠治疗的常规用药。抗组胺药物如苯海拉明、褪黑素以及缬草提取物虽然具有催眠作用，但是现有的临床研究证据有限，也不宜作为失眠常规用药。酒精不能用于治疗失眠。

1. BZRAs　分为传统的苯二氮䓬类药物（benzenediazepines，BZDs）和新型非苯二氮䓬类药物（non benzenedia zepines drugs，NBZDs），BZDs 可非选择激动 γ - 氨基丁酸 A 型受体上不同的 γ 亚基，具有镇静、催眠、抗焦虑、肌松和抗惊厥作用。20 世纪 80 年代开始，以唑吡坦和佐匹克隆为代表的 NBZDs 先后应用于失眠的临床治疗。

苯二氮䓬类药物种类较多，如艾司唑仑、三唑仑、氟西泮、夸西泮、替马西泮、阿普唑仑、地西泮、劳拉西泮，前 5 种药物获美国 FDA 批准用于失眠的治疗。其中，三唑仑属唯一的短半衰期催眠药，但由于其成瘾性和逆行性遗忘发生率高，在我国已被列为一类精神药品管理，其他所列 BZDs 均纳入二类精神药品管理。BZDs 可以缩短失眠者的睡眠潜伏期、改善失眠患者的入睡困难，增加总睡眠时间，但持续使用 BZDs 后，在停药时可能会出现戒断症状和反跳性失眠。对于有药物滥用史的失眠患者需要考虑到潜在的药物滥用风险。

NBZDs 包括唑吡坦、佐匹克隆、右佐匹克隆、扎来普隆等，其中唑吡坦、佐匹克隆、右佐匹克隆属于快速起效的催眠药物，能够诱导睡眠始发，治疗入睡困难和睡眠维持障碍。扎来普隆的半衰期较短，仅适用于治疗入睡困难。NBZDs 具有与 BZDs 类似的催眠疗效，但它们对 γ - 氨基丁酸受体 A 上 α1 亚基选择性激动，主要发挥催眠作用，故不良反应较 BZDs 轻，已经逐步成为治疗失眠的临床常用药物。由于 NBZDs 半衰期短，次日残余效应被最大限度地降低，一般不产生日间困倦，产生药物依赖的风险较传统镇静催眠药安全、有效，长期使用无显著药物不良反应，但 NBZDs 有可能会在突然停药后发生一过性的失眠反弹。

2. 褪黑素及其受体激动剂　褪黑素参与调节睡眠－觉醒周期，可改善时差变化所致睡眠觉醒障碍、睡眠觉醒时相延迟障碍等。但在引起睡眠时相延迟综合征和昼夜节律失调性睡眠障碍方面的应用，尚无一致性结论，故不建议将褪黑素作为催眠药物来使用。褪黑素受体激动剂包括雷美尔通（又称雷美替胺）、阿戈美拉汀等。雷美尔通属于褪黑素 MT1 和 MT2 受体激动剂，可缩短睡眠潜伏期、增加总睡眠时间，可用于治疗以入睡难为主诉的失眠以及昼夜节律失调障碍。雷美尔通对于合并睡眠呼吸障碍的失眠患者安全有效。由于没有依赖性，也不会产生戒断症状，故已获准长期治疗失眠。阿戈美拉汀既是褪黑素受体激动剂也是 5－羟色胺 2C 受体拮抗剂，具有抗抑郁和催眠双重作用，能够改善抑郁障碍相关的失眠，缩短睡眠潜伏期，增加睡眠连续性。褪黑素受体激动剂可以作为不能耐受其他催眠药的患者和已经发生药物依赖性患者的替代治疗。

3. 食欲素受体拮抗剂　为治疗失眠的一类新型药物。食欲素是一种由下丘脑外侧分泌的神经肽，被认为可以调节睡眠—觉醒周期。苏沃雷生是第一个被批准用于治疗失眠的双重食欲素受体拮抗剂。其可高度选择性地阻断神经递质肽激动剂食欲素 A、食欲素 B 与食欲素 1 受体、食欲素 2 受体结合，抑制清醒。苏沃雷生的半衰期较长，因此既可用于治疗失眠发作，又可用于睡眠维持，且食物不会干扰药物的吸收。药物剂量上建议剂量为夜间 10mg/ 次，最多可增加到 20mg。

研究表明，阻断食欲素受体可增加睡眠各阶段的时间，而不会改变睡眠状况。因此，苏沃雷生等双重食欲素受体拮抗剂可促进慢性失眠患者更好的睡眠。此外，食欲素信号的昼夜节律模式与高受体占有率促进睡眠需求的假设认为，随着身体恢复清醒，大脑中的食欲素信号增加，苏沃雷生更容易阻断食欲素介导的睡眠唤醒，从理论上减少了不良反应和滥用的可能性。该药主要作用于睡眠的开始和维持。

4. 抗抑郁药物　部分抗抑郁药具有催眠镇静作用，在失眠伴随抑郁时应用较为有效。

（1）三环类抗抑郁药物，阿米替林能够缩短睡眠潜伏期、减少睡眠中觉醒、增加睡眠时间、提高睡眠效率，但其同时减少慢波睡眠和快速眼动睡眠，且不良反应多，如抗胆碱能引起口干、心率加快、排尿困难等。因此不作为失眠的首选药物。小剂量的多塞平（3～6mg/d）因有特定的抗组胺机制，能改善成年和老年慢性失眠患者的睡眠状况，临床耐受性良好、无戒断症状，是近年来国外治疗失眠的推荐药物之一。

（2）SSRIs，包括氟西汀、帕罗西汀等，虽无明确催眠作用，但可通过治疗抑郁和焦虑障碍而改善失眠症状。部分 SSRIs 延长睡眠潜伏期中的觉醒，减少睡眠时间和睡眠效率，减少慢波睡眠，可能增加周期和慢相睡眠期的眼活动。某些患者在服用时甚至可能加重其失眠症，一般建议 SSRIs 在白天服用。

（3）SNRIs，包括文拉法辛和度洛西汀等。因可治疗抑郁和焦虑状态而改善失眠，更适合伴有疼痛的失眠患者。不足之处几乎与 SSRIs 相同。

（4）其他抗抑郁药物：小剂量米氮平（3.75～15mg/d）能缓解失眠症状，适合睡眠表浅和早醒的失眠患者；小剂量曲唑酮（25～150mg/d）具有镇静催眠效果，可改善患者的入睡困难，增强睡眠连续性，可以用于治疗失眠和催眠药物停药后的失眠反弹。

（5）抗抑郁药物与 BZRAs 联合应用：慢性失眠常与抑郁症状同时存在，部分 SSRI 与短效 BZRAs 联用，可以快速缓解失眠症状，提高生活质量，同时在改善抑郁症状方面达到协同作用。

5. 其他　加巴喷丁，可用于对其他药物治疗无效，对 BZRAs 禁忌的患者，对酒精依赖患者戒断后的焦虑性失眠、睡眠时相迁移者有效；喹硫平，第二代抗精神病药，小剂量（12.5～25mg）发挥抗组胺作用，通常不用于没有明显精神症状的患者，除非其他药物治疗失败；奥氮平，第二代抗精神病药，通过阻断组胺受体发挥镇静作用，用于治疗矛盾性失眠。

6. 安眠药辅助药 氯美扎酮、谷维素、乙酰天麻素等。此外，中药治疗、针灸治疗、芳香疗法对治疗失眠疾病也有较好的疗效，尤其是慢性失眠。

（1）氯美扎酮 具有抗焦虑、镇静、催眠、松弛肌肉痉挛的作用。适用于镇静催眠及解除各种肌肉痉挛性疼痛等。

（2）谷维素 具有调节自主神经功能，减少内分泌平衡障碍，改善精神失调症状，从而改善睡眠、稳定情绪、减轻焦虑和紧张。适用于助眠、更年期综合征、月经前期紧张症、神经官能征等。

（3）乙酰天麻素 具有恢复大脑皮层兴奋与抑制过程间的平衡失调，从而产生镇静、安眠作用；还可增加血流量并缓解脑血管痉挛，有镇痛的作用。常用于因焦虑、紧张、激动及慢性疲劳等引起的失眠、神经衰弱、头痛、偏头痛等。不良反应较少。

7. 中成药 失眠，中医称不寐，是一种常见病症。根据中医辨证，失眠可分心火旺、心阴虚、心脾两虚、肾虚等多种类型。病因不同，选择药物也不一样，必须对症用药，才能收到助眠效果。需要注意的是中成药在治疗失眠过程中，起效慢，适合于慢性失眠者，对于暂时性失眠效果不佳。常用的有：朱砂安神丸、天王补心丹、归脾丸、健脑补肾丸、脑乐静、枣仁安神颗粒、安神补心丸、柏子养心丸、安神补脑液、太太口服液等。

（三）用药指导

1. 给药方式 镇静催眠药每晚睡前服用1次，称为连续治疗。若非每晚服用，如每周数天服药而不是连续每晚用药为间歇治疗。间歇治疗的推荐频率为3～5次/周。服用方式应根据睡眠需求"按需"服用，具体决策可参考以下标准：①预期入睡困难时，应于上床前根据药物的半衰期提前服用；②根据夜间睡眠的需求，上床后30分钟仍不能入睡时，立即服用；③夜间醒来无法再次入睡，且距离预期起床时间大于5小时，可以服用短效药物；④根据次日白天活动的需要（有重要工作和事务），于睡前服用。对于慢性失眠患者，从安全性和服药的依从性方面考虑，推荐使用 non – BZDs 进行药物间歇治疗。褪黑素受体激动剂和具有镇静作用的抗抑郁药可于睡前服用。同时，由于药理机制的不同，抗抑郁药通常不采用间歇给药和按需给药的方式。临床常用具有镇静催眠作用药物服用方法见表6 – 11 – 4。

2. 服药疗程 雷美尔通、唑吡坦、佐匹克隆等少数药物具备长期应用的临床证据，但考虑到潜在的成瘾性问题，仍建议尽可能短期使用，一般不超过4周。4周内的干预可以连续用药，但超过4周需重新评估，必要时变更干预方案或根据患者睡眠改善情况采用间歇治疗。

3. 变换药物 失眠治疗药物换药的指征包括：①推荐的治疗剂量无效；②不良反应严重；③使用超过6个月；④产生耐受性；⑤有成瘾史的患者等高危人群。

4. 停药指征 当患者感觉能够自我控制睡眠时，可考虑逐渐停药。如失眠与生活事件或其他疾病息息相关，当病因去除后，应考虑停用药物。长期连续使用药物治疗的患者应注意避免突然终止药物治疗，后者可能带来潜在的失眠反弹和严重的精神症状。常用的药物减量方法包括逐步减少夜间用药剂量和变更连续治疗为间歇治疗。当规范的药物治疗无法获得满意的治疗效果时，应将认知行为干预作为添加或替代的治疗手段。

5. 精神药品管理 大多数苯二氮䓬类受体激动剂作为精神药品管理，长期应用会产生一定耐受性，久服可发生依赖性和成瘾性，停药时出现反跳和戒断症状。因此失眠的药物治疗是在非药物疗法无效的情况下使用，但又不能完全依赖药物，只有在失眠较严重的情况下，用镇静催眠类药物对症治疗。睡眠改善后，要缓慢减量停药，防止停药反跳和药物依赖性的发生。老年人使用镇静催眠药物时宜用年轻人的半量，效果不佳时再加至全量，但不能过量应用；如患者同时有慢性肺功能障碍或睡眠呼吸暂停综合征，应慎用苯二氮䓬类催眠药，以免引起呼吸抑制；对镇静催眠药物容易产生耐受的患者，应在医生指导下采用递减药量撤药法和轮换替代撤药法逐步停药，或用中药调理；对于已经产生依赖性的患者，特别是长期使用镇静催眠药物的老年人，在纠正不良睡眠习惯的前提下，可以考虑使用安慰剂或以中药进行治疗。

6. 其他 服用催眠药的患者不可驾驶车辆和操纵机器，以免发生事故。儿童不宜用，老年患者应慎重使用，肝肾功能减退者慎用，哺乳期妇女及孕妇忌用。

表 6-11-4 常用具有镇静催眠作用药物服用方法

类别	药物名称	成人睡前服用量	达峰时间
苯二氮䓬类	氟西泮	15~30mg	≤0.5h
	阿普唑仑	0.4~0.8mg	1~2h
	劳拉西泮	2.0~4.0mg	≤2h
	艾司唑仑	1.0~2.0mg	3h
	地西泮	5.0~10.0mg	0.5~2h
	替马西泮	15~30mg	1.2~1.6h
	三唑仑	0.125~0.5mg	0.25~0.5h
	夸西泮	7.5~15.0mg	≤0.5h
非苯二氮䓬类	唑吡坦	10.0mg	0.5~3h
	佐匹克隆	7.5mg	1.5~2h
	右佐匹克隆	1~3mg	≤1h
	扎来普隆	5.0~10.0mg	≤1h
褪黑素类	雷美替胺	8mg	0.75h
	阿戈美拉汀	25~50mg	——
	褪黑素缓释片	2.0mg	——
具有催眠作用的抗抑郁药	阿米替林	10~25mg	2~5h
	多塞平	6mg	1.5~4h
	曲唑酮	25~150mg	1~2h
	米氮平	3.75~15mg	0.25~2h
食欲素受体拮抗剂	苏沃雷生	10~20mg	0.5~6h

7. 治疗药物的不良反应

（1）苯二氮䓬类药物的副作用有日间困倦、头昏、肌张力减退、跌倒、认知功能减退等。老年患者使用时尤须注意药物的肌松作用和跌倒风险。持续使用 BZDs 后，在停药时可能会出现戒断症状和反跳性失眠。对于有物质滥用史的失眠患者需要考虑到潜在的药物滥用风险。肝肾功能损害、重症肌无力、妊娠或泌乳期妇女、中重度阻塞性睡眠呼吸暂停综合征以及重度通气功能障碍患者禁用 BZDs。

（2）苏沃雷生在早期的临床试验中已被证实药物不良反应较少，最常见的为嗜睡，其他常见的不良反应包括腹泻、口干、上呼吸道感染、头痛、头晕、异常梦境和咳嗽。患者每晚服用量不应超过 20mg，否则，可能增加运动协调障碍、睡眠麻痹、幻觉和白天嗜睡的风险。特别是与其他中枢神经系统抑制剂和乙醇一起使用时。本品经 CYP3A4 酶代谢，所以服用时要特别注意药物的相互作用，不建议使用克拉霉素、酮康唑等强 CYP3A4 酶抑制剂及卡马西平、利福平、苯妥英钠等 CYP3A4 诱导剂。

（3）三环类抗抑郁药的副作用较大，如口干、便秘、视物模糊、排尿困难和体位性低血压，老年患者可导致尿潴留，肠麻痹等；对血压的影响和对心脏的毒性较大，可引起心肌损害，应密切观察心律及心电图变化。还有诱发躁狂、双手细震颤及抗胆碱能性谵妄状态等副作用。

（4）氯美扎酮的不良反应有疲倦、眩晕、皮肤潮红、恶心、药疹、水肿、排尿困难、无力、头痛等，停药后即可消失；谷维素的不良反应可有轻微的胃部不适、恶心、呕吐、口干、皮疹、皮肤瘙痒、乳房胀痛、油脂分泌过多、脱发、体重迅速增加等不良反应，停药后可消失。

四、赛证聚焦

技能竞赛　　　　　资格证书考核

🔗 知识链接

传奇抗抑郁药——氟西汀的历史

氟西汀是第一个上市的选择性 5 - 羟色胺再吸收抑制剂类抗抑郁药，其创造了诸多辉煌，堪称一代传奇，开辟了抑郁症药物治疗的新篇章。但很多人不知道，它的发现历程。第一代抑郁症治疗药物为三环类抗抑郁剂，通过抑制突触间隙中 5 - HT 和 NA 的再摄取，以增加突触间隙中单胺递质的浓度。但该类药物具有较为明显的毒副作用。

1970 年，礼来药物化学家 Bryan Molloy 和药理学家 Robert Rathburn 合作开发能够克服 TCAs 类心脏毒性和抗胆碱能作用的抗抑郁药物。Molloy 经研究发现一些抗组胺类药物能够增强 NA 并抑制其它单胺类再摄取。Molloy 对苯海拉明进行结构改造及优化，设计合成了一系列 3 - 苯氧苯丙氨基化合物。药理测试发现化合物 LY9493 具有与 TCAs 类抗抑郁药物相同活性，是一个彻头彻尾的 NA 再摄取抑制剂，对 5 - HT 和 DA 均无活性。

1971 年，在 David T. Won 的建议下，Molloy 又设计合成了五十多个化合物，并对之前 3 - 苯氧苯丙氨基类化合物重新进行了体外 5 - HT、NA、DA 再摄取抑制活性测试。一年后，礼来科学家总结出了 3 - 苯氧苯丙氨基系列化合物构效关系，发现氟西汀体外 5 - HT 再摄取活性最强。进一步研究结果显示，氟西汀对其它神经递质靶点结合力较弱，具有较强靶点选择性。

1986 年，比利时首先批准其上市用于抑郁症的治疗，1987 年底获得 FDA 批准进入美国市场，商品名 Prozac，随后又在英国、法国等许多上市，目前已在全球销售。

岗位对接

【实训目的】

1. 能制定精神疾病的治疗方案。
2. 能审核常见精神疾病处方。
3. 能完成常见精神疾病的用药咨询、用药指导和用药宣教。

【实训准备】

结合给定的相关疾病指南，复习抑郁障碍、焦虑障碍和睡眠障碍的疾病概况、治疗药物，治疗原则。

【实训步骤】

1. 治疗方案设计 学生选择一个案例，设计出最佳治疗方案。

2. 处方审核 每个学生选取 5 张处方审核，正确处方予以通过，错误处方应指出错处和建议修改方案。

3. 用药咨询 分小组选择一个案例，设计相应岗位的情景模拟过程，由小组成员分别扮演药师和患者，模拟展示药师用药咨询过程。

4. 用药宣教 分小组针对给定情况设计用药宣教方案，并进行展示。

【实训考核】

考核内容	标准分（100分）	评分标准	得分
治疗方案设计	20分	1. 药物品种选择与指南推荐的最佳方案相一致（10分） 2. 药物的用量用法正确（3分） 3. 给药途径正确（2分） 4. 药物疗程正确（5分）	
处方审核	30分 （每张处方6分）	1. 判断正确（2分） 2. 错误点指出（2分） 3. 修改建议正确（2分）	
用药咨询	30分	1. 咨询内容设计符合岗位实际（10分） 2. 咨询内容正确（10分） 3. 药师提供咨询时表述流畅（8分） 4. 患者表达流畅（2分）	
用药宣教	20分	1. 形式美观（7分） 2. 内容适宜，有针对性，符合宣教对象认知水平（5分） 3. 表达流畅，有感染力（8分）	

一、治疗方案设计实训

（一）任务一

患者，女性，58 岁，退休教师。因"心慌，睡眠障碍 1 个月"入院。入院时患者自诉心慌气促，每日睡眠时间不足 4 小时，曾服用多种抗心律失常药效果不明显，心电图检查各导联出现宽大畸形的 QRS 波，其前无 P 波，其后 T 波与主波反向相反，呈二联律，提示室性早搏，其他检查无特殊，入院后每日睡眠时间仅 2~3 小时。

就诊后，予相关血液检查及心电图、心脏彩超、颈动脉 B 超、腹部 B 超等检查未发现明显异常。观察该患者情绪激动易怒，对检查有偏见，对治疗半信半疑，不予配合。

训练：请为该患者制定完整的药物治疗方案（药品品种、用量用法、用药途径、疗程、注意事项）。

（二）任务二

患者，男性，52 岁，自诉感染新型冠状病毒，偶有胸闷，近期食欲下降，晚上睡不佳，多梦、易醒，睡眠节律明显被打乱，无消极言行。就诊后，予相关血液检查及心电图、X 线等检查，未见异常。

对李先生进行 9 条目患者健康问卷（PHQ－9）、7 项广泛性焦虑障碍量表（GAD－7）、中文版压力知觉量表（CPSS）评估，测量结果：PHQ－9：18 分；GAD－7：15 分；CPSS：24 分。李先生 CPSS 量表提示有较高的心理压力，PHQ－9 提示有中度抑郁；GAD－7 提示有严重焦虑。

训练：请为该患者制定完整的药物治疗方案（药品品种、用量用法、用药途径、疗程、注意事项）。

（三）任务三

患者，女性，42 岁，医务人员，育有 1 女（10 岁），生活状况良好，配偶为银行高管。十年前因为父亲早逝，开始出现一系列症状：精神萎靡、兴趣减退、经常自责、食欲差、失眠，自服安眠药（具体药物未知）能保证睡眠，持续约 2 个月后症状渐好转；后来因为亲友及诊疗患者离世或者天气变冷偶尔会出现上述症状，持续时间 1 个月；今年 3 月份因工作上的事情再次出现上述症状，但是较前加重，还有对前途悲观、无助、感到活着没意义，注意力不集中、不思饮食、失眠，不能正常工作，，自我调整、用药后无效果，近 2 日时有心慌、焦虑不安症状，前来咨询。诊断为抑郁症。

训练：请为该患者制定完整的药物治疗方案（药品品种、用量用法、用药途径，疗程，注意事项）。

二、处方审核实训

请对以下处方进行点评。

处方一	处方二	处方三	处方四	处方五

处方六	处方七	处方八	处方九	处方十

三、用药指导实训

（一）任务一

患者，女性，19 岁，大一学生，因学习压力较大，近两周出现入睡困难，其余情绪正常，到某某医院就诊。医生处方：酒石酸唑吡坦片 10mg，po，qn，请根据上述内容，进行用药指导的情景模拟。

（二）任务二

患者，女性，17 岁，高一住校生，家庭经济状况一般，无家族精神疾病史。家庭和睦，无重大躯体疾病，学习认真，中考成绩不理想，有很大心理落差，人际关系不好，学习也没有了兴趣，对前途感觉无望。患者主诉：因中考失利，开学一月来情绪低落，兴趣减退，乐趣丧失，上课注意力不集中，遇事自卑自责。医生经过 CES－D；BDI 问卷等，初步诊断为：抑郁症，处方为：盐酸氟西汀片 20mg，po，qd，请根据上述内容，进行用药指导的情景模拟。

（三）任务三

患者，男性，19 岁，未婚，体态正常，父母均为农民，现在家务农。患有乙肝但具体病情不详，家族中无精神疾病史。自从舅舅因为乙肝去世、母亲也有肝炎以及知道自己患乙肝后出现紧张不安、焦虑、睡眠困难等症状，生活懒散，社交减少，话少，不敢到医院去检查，食欲减退，持续近 3 个月。就诊后经 SAS、STAI、SDS 问卷等，测肝功能结果为正常，初步诊断：①抑郁症；②焦虑症。医生处方：①盐酸曲唑酮片 50mg，qn，po；②盐酸舍曲林片 50mg，qd，po。请根据上述内容，进行用药指导的情景模拟。

四、用药宣教实训

（一）任务一

假设您是一位基层医院的药师，您需要向村镇老人宣传睡眠障碍药物与非药物治疗的重要性，目的是提高基层患者对睡眠障碍的知晓率、治疗率和控制率，请针对性地制作一个宣教 PPT，并进行宣教。

（二）任务二

假设您是一位三甲医院的临床药师，本月您需要对本院的住院的抑郁障碍患者进行用药宣教，目的是提高患者用药依从性，请制作一个宣教 PPT，并进行宣教。

（三）任务三

本地区的抑郁障碍就诊率、治疗率和控制率不理想，需要进行一个系列宣教活动，请设计 3 份宣传手册和 1 份宣传海报或宣传视频，协助宣传。

抑郁症基层诊疗指南　　　广泛性焦虑障碍基层诊疗指南　　　中国成人失眠诊断与治疗指南（2017 版）

书网融合……

微课　　　本章小结

参考文献

1. 中国高血压防治指南修订委员会，高血压联盟（中国），中华医学会心血管病学分会，等．中国高血压防治指南(2018 年修订版)［J］．中国心血管杂志，2019，24（01）：24－56.

2. 吕菁君，赵光举，赵宏宇，等．中国成人流行性感冒诊疗规范急诊专家共识(2022)［J］．中国急救医学，2022，42（12）：1013－1026.

3. 中华医学会呼吸病学分会哮喘学组．支气管哮喘防治指南(2020 年版)［J］．中华结核和呼吸杂志，2020，43（12）：1023－1048.

4. 中华医学会呼吸病学分会慢性阻塞性肺疾病学组，中国医师协会呼吸医师分会慢性阻塞性肺疾病工作委员会．慢性阻塞性肺疾病诊治指南(2021 年修订版)［J］．中华结核和呼吸杂志，2021，44（3）：170－205.

5. 中华消化杂志编辑委员．消化性溃疡诊断与治疗共识意见(2022 年，上海)［J］．中华消化杂志，2023，43（3）：176－192.

6. 中华医学会神经病学分会帕金森病及运动障碍学组，中国医师协会神经内科医师分会帕金森病及运动障碍学组．中国帕金森病治疗指南(第四版)［J］．中华神经科杂志，2020，53（12）：973－986.

7. 中华医学会糖尿病学分会．中国 2 型糖尿病防治指南(2020 年版)［J］．中华内分泌代谢杂志．2021，37（4）：311－397.

8. 中华医学会，中华医学会杂志社，中华医学会全科医学分会，等．甲状腺功能亢进症基层诊疗指南(2019 年)［J］．中华全科医师杂志，2019，18（12）：1118－1128.

9. 中华医学会骨质疏松和骨矿盐疾病分会．原发性骨质疏松症诊疗指南(2022)［J］．中华内分泌代谢杂志，2023，39（5）：377－406.

10. 中华医学会内分泌学分会．中国高尿酸血症与痛风诊疗指南(2019)［J］．中华内分泌代谢杂志，2020，36（1）：1－13.

11. 中华医学会血液学分会红细胞疾病（贫血）学组．铁缺乏症和缺铁性贫血诊治和预防的多学科专家共识(2022 年版)［J］．中华医学杂志，2022，102（41）：3246－3256.

12. 中华医学会血液学分会白血病淋巴瘤学组．中国成人急性髓系白血病（非急性早幼粒细胞白血病）诊疗指南(2021 年版)［J］．中华血液学杂志，2021，42（08）：617－623.

13. 中华医学会，中华医学会杂志社，中华医学会皮肤性病学分会，等．寻常痤疮基层诊疗指南(2023 年)［J］．中华全科医师杂志，2023，22（02）：138－145.

14. 中华医学会皮肤性病学分会免疫学组．中国特应性皮炎诊疗指南(2020 版)［J］．中华皮肤科杂志，2020，53（02）：81－81.

15. 中华医学会，中华医学会杂志社，中华医学会全科医学分会，等．抑郁症基层诊疗指南(2021 年)［J］．中华全科医师杂志，2021，20（12）：1249－1260.